MARTIN SPRENGER

Das Corona-Rätsel

MARTIN SPRENGER

Das Corona-Rätsel

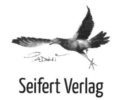

Seifert Verlag

Umwelthinweis:
Dieses Buch und der Schutzumschlag wurden auf chlorfrei gebleichtem Papier gedruckt. Die Einschrumpffolie – zum Schutz vor Verschmutzung – ist aus umweltverträglichem und recyclingfähigem PE-Material.

Editorische Notiz:
Aus Gründen der besseren Lesbarkeit wurde auf ein strenges Gendern verzichtet. Auch wurden mitunter auftretende Wiederholungen mit Rücksicht auf die Authentizität des Tagebuchs und der integrierten Artikel des Autors belassen.

1. Auflage
Copyright © 2020 by Seifert Verlag GmbH, Wien
Umschlaggestaltung: Michi Schwab, UnionWagner, Wien
Umschlag-Grafik: Davor Kujundzic, auf Basis einer
    Illustration von CDC/Alissa Eckert, MS; Dan Higgins,
    MAMS
Verlagslogo: © Padhi Frieberger
Druck und Bindung: CPI books GmbH, Leck
ISBN: 978-3-904123-34-1

INHALT

Vorwort	7
Prolog in China	11
Europas Fehleinschätzung	13
Österreichs Ibiza der Alpen	15
Glossar	293

VORWORT

Mein Tagebuch umfasst drei Monate einer Zeit, in der, wie viele meinen, ein »Jahrhundertereignis« stattgefunden hat. Ich sehe das nicht so. Mit Sicherheit ist die Corona-Pandemie aber ein außergewöhnliches Ereignis. Sowohl in Bezug auf das Erkrankungs- und Sterbegeschehen als auch in Bezug auf die daraus resultierenden wirtschaftlichen und gesellschaftlichen Folgen. Viele Dinge, die im Jänner noch undenkbar schienen, wurden im März Wirklichkeit. Mit einer vorher noch nie wahrgenommenen Klarheit wurden globale, europäische, nationale und regionale Strukturschwächen offengelegt. Aber auch auf der menschlichen und sozialen Ebene wurden Facetten sichtbar, die ansonsten gut verborgen werden.

Schneller als das Virus infizierte die Angst Gesellschaften und Individuen und führte zu Verschiebungen von Wahrnehmung, Moral und Ethik, demokratischen Werten und Normen und von vielem mehr. Für unerschütterlich gehaltene Fundamente unserer Lebensweise bröckelten. Dies alles erfolgte mit einer Geschwindigkeit, dass einem beim Betrachten schwindlig wurde. Auch die Wissenschaft fand lange keinen festen Boden und schlingerte durch das Geschehen, auf der Suche nach Daten und Informationen, um wieder Halt und Sicherheit zu erlangen. Diese erschienen aber nur zaghaft und widersprüchlich, waren voller Rätsel und Fragen. Keine guten Voraussetzungen, um erfolgreich durch eine Pandemie zu kommen.

Ich habe mich bemüht, nicht nur meine Lernkurve zu beschreiben, sondern parallel dazu auch die Veränderung der Wahrnehmung von Medien, Politik und Wissenschaft. Trotzdem ist ein Tagebuch immer etwas sehr Persönliches, sehr Subjektives. Keinesfalls ersetzt es eine objektive wissenschaftliche Aufarbeitung. Es ist aber auch immer selektiv und kann nur Bruchstücke des Geschehens beleuchten. Trotzdem ergeben auch diese ein Bild, das bei der Betrachtung und Reflexion der Geschehnisse in Österreich helfen kann. Die Puzzlesteine sind meine E-Mails, Texte und Stellungnahmen, die ich in den letzten drei Monaten gesammelt und für dieses Tagebuch sortiert habe. Mit Ausnahme einer Korrektur der Rechtschreibung, der Verwendung besser verständlicher Begriffe oder dem Ausschreiben von Abkürzungen werden diese ohne Veränderung wiedergegeben.

Dass ich damit angreifbar werde, nehme ich gerne in Kauf. Bewusst habe ich darauf verzichtet, die oft brisanten Zeilen der anderen Seite des Dialogs wortwörtlich zu veröffentlichen. Die Leser verstehen auch so, worum es gegangen ist. Ich zitiere viele kluge Stimmen aus diversen Medien und verweise auf wissenschaftliche Ergebnisse. Im Gegensatz zu einer wissenschaftlichen Arbeit wurden nur wenige Fußnoten eingefügt. Die meisten Texte und Videos findet man auch so. Das Archiv Internet hat zum Glück die meisten Schlüsselmomente gut konserviert. Dazu gehören vor allem die vielen Pressekonferenzen und für immer nachlesbaren und nachschaubaren Stellungnahmen aus Politik, Wissenschaft und dem Journalismus.

Das Tagebuch hat, so wie jedes Tagebuch, eine Chronologie. Trotzdem werden an geeigneter Stelle manche Aspekte der Pandemie näher ausgeführt und Querverbindungen zwischen Vergangenheit, Gegenwart und Zukunft hergestellt. Das ist das Privileg des Rückblicks. Während die Zukunft der Pandemie ungewiss in der Glaskugel flimmert, ist ihre Vergangenheit gut dokumentiert und nachlesbar. Ich möchte mich an dieser Stelle herzlich bei Maria Seifert bedanken, die den Impuls zum Schreiben gegeben hat. Ihre Unabhängigkeit hat mich überzeugt. Ein großer Dank gilt auch meinen Eltern, die mich zu einem kritischen, fröhlichen, neugierigen und jegliche Rangordnung ablehnenden Menschen gemacht haben. Ihnen verdanke ich die Liebe zur Natur, den Respekt vor anderen Meinungen, aber auch meine Furchtlosigkeit vor »Mächtigen«, deren Nacktheit mein Vater immer schon erkannte. Devot zu sein habe ich nie gelernt, es war aber aufgrund meiner behüteten wie wilden Kindheit, meiner guten Ausbildung und meinem Privileg der Unabhängigkeit auch nie notwendig. Ich bedanke mich bei all den Menschen, die ich in meinem Leben kennenlernen und lieben lernen durfte. Viele von ihnen sind kantige, schrullige und bunte Charaktere, Freigeister und lebensbejahend. Mit manchen bin ich durch die wildesten Abenteuer gegangen, vertraue ihnen bei meinem Leben. Sie sind der wahre Schatz, den ich gefunden habe. Der größte davon ist meine Familie, die ich spät, aber umso bewusster genießen darf.

Interessenskonflikt:
Bei der Einreichung jeder wissenschaftlichen Publikation, am Beginn jedes wissenschaftlichen Vortrags, steht die Offenlegung der eigenen Interessenskonflikte. Die etwas sperrig klingende Definition lautet: »*Interessenkonflikte sind definiert als Gegebenheiten, die ein Risiko dafür schaffen, dass professionelles Urteilsvermögen oder Handeln, welches sich auf ein primäres Interesse beziehen, durch ein sekundäres Interesse*

unangemessen beeinflusst werden.« Konkret bedeutet das: Jede entgeltliche oder unentgeltliche Zuwendung muss offengelegt werden (Transparenzprinzip); jede entgeltliche oder unentgeltliche Zuwendung muss unabhängig von Entscheidungen beziehungsweise Geschäften sein (Trennungsprinzip); Leistung und Gegenleistung müssen in einem angemessenen Verhältnis stehen (Äquivalenzprinzip); alle Leistungen müssen schriftlich festgehalten werden (Dokumentationsprinzip).

Hier also meine Interessenskonflikte in Bezug auf dieses Tagebuch. Ich habe in den gesamten drei Monaten keinen einzigen Cent Honorar oder Spesenersatz für irgendeine Tätigkeit, wie zum Beispiel die im Beirat des Gesundheitsministeriums, oder für irgendeinen Artikel, ein Interview oder einen Medienauftritt erhalten. Zwei unentgeltliche Zuwendungen habe ich bekommen. Erstens hat Christian Jungwirth mir einige seiner Portraitaufnahmen unentgeltlich zu Verfügung gestellt, unter der Auflage, dass diese mit dem korrekten Foto-Kredit versehen werden, und Flo Rudig hat mich im Hinterzimmer auf zwei Bier (eines davon alkoholfrei) und eine Jause eingeladen. Beide Zuwendungen hatten keinen Einfluss auf das Geschriebene in diesem Tagebuch.

Weltende

Dem Bürger fliegt vom spitzen Kopf der Hut,
In allen Lüften hallt es wie Geschrei.
Dachdecker stürzen ab und gehn entzwei
Und an den Küsten – liest man – steigt die Flut.
Der Sturm ist da, die wilden Meere hupfen
An Land, um dicke Dämme zu zerdrücken.
Die meisten Menschen haben einen Schnupfen.
Die Eisenbahnen fallen von den Brücken.
(Jakob van Hoddis, 1911)

PROLOG IN CHINA

Die Stadt Wuhan ist über 8.000 Kilometer von Wien entfernt und hat gleich viel Einwohner wie Österreich. Trotzdem wusste ich – und sicher auch die meisten Menschen in Europa – bis vor Kurzem nicht, dass sie überhaupt existiert. Als dort am 17. November 2019 der erste Fall von COVID-19 dokumentiert wurde, blieb dies weitgehend unbeachtet. Erst am 31. Dezember verständigte China die Weltgesundheitsorganisation (WHO) über Fälle von Lungenentzündungen unbekannter Ursache.[1] Drei Wochen später, am 21. Jänner 2020, zählte die WHO bereits 314 bestätigte COVID-19-Fälle, davon 309 in China.[2] Am 23. Jänner sind es 830, und ganz Wuhan wird in Quarantäne geschickt. Gleichzeitig wird das soziale, aber auch wirtschaftliche Leben mittels eines »Lockdowns« fast vollkommen stillgelegt.[3] Der Mathematiker Adam Kucharski schätzt, dass es Ende Jänner bereits zehn Mal mehr Erkrankungen gegeben hat,

---

1 WHO. Pneumonia of unknown cause in China. 05.01.2020. Online: https://bit.ly/2Uoki9y
2 WHO. Situation Report. 21.01.2020. Online: https://bit.ly/2Uf5qdR
3 WHO. Situation Report. 23.01.2020. Online: https://bit.ly/2Jc1t3k

als offiziell bestätigt.⁴ Andere schätzen, dass es sogar 40 Mal mehr waren.⁵

Anfang März kamen Forscher der Universität Southampton zu dem Ergebnis,⁶ dass eine Vorverlegung der strikten Maßnahmen um eine Woche, also auf den 16. Jänner, die Anzahl der infizierten Personen in Wuhan um 66% reduziert hätte. Bei einer Vorverlegung von zwei Wochen wären es 86% und bei drei Wochen sogar 95% gewesen. Rückblickend hätte somit die Ausbreitung des neuartigen Coronavirus SARS-CoV-2 schon in China unterbunden werden können. Welche gesundheitlichen, psychischen, sozialen und ökonomischen Schäden wären der Welt erspart geblieben, wenn das gelungen wäre? Wir werden es nie erfahren.

---

4   Kucharski, AJ; et al. Analysis and projections of transmission dynamics of nCoV in Wuhan. Lancet 2020.
5   Mizumoto, K; et al. Early epidemiological assessment of the transmission potential and virulence of coronavirus disease 2019 (COVID-19) in Wuhan City: China, January-February, 2020. 13.03.2020. Online: https://bit.ly/3byHRTl
6   Shengjie, Lai; et al. Effect of non-pharmaceutical interventions for containing the COVID-19 outbreak in China. 13.03.2020. Online: https://bit.ly/3dANqCu

EUROPAS FEHLEINSCHÄTZUNG

Das Europäische Zentrum für die Prävention und die Kontrolle von Krankheiten (ECDC) veröffentlicht am 09. Jänner eine erste Risikoabschätzung zur SARS-CoV-2 Epidemie in China.[7] Der Ausbruch wird als ein lokales Ereignis eingeschätzt, eine Reisewarnung ausgesprochen und die Gefahr einer Einschleppung nach Europa als niedrig klassifiziert. Die Leitung des Europäischen Labornetzwerks für aufkommende virale Erkrankungen[8] bezeichnet die europäischen Kapazitäten und Fähigkeiten einer Diagnostik auf Coronaviren als ausreichend. Eine am 26. Jänner aktualisierte Risikoabschätzung[9] des ECDC empfiehlt allen Mitgliedsländern, ihre Testkapazitäten zu überprüfen und gegebenenfalls auszubauen. Verdachtsfälle sollen über das Europäische Frühwarn- und Reaktionssystem (EWRS) gemeldet werden. Eine Kontaktverfolgung von positiv getesteten Fällen wird empfohlen, eine Quarantäne für asymptomatische Personen jedoch nicht. Am Ende des Dokuments wird noch auf die vielen Unsicherheiten und offenen Fragen eingegangen.

---

7 ECDC. Pneumonia cases possibly associated with a novel coronavirus in Wuhan, China. 09.01.2020. Online: https://bit.ly/2UepzR9
8 EVD-LabNet. Online: www.evd-labnet.eu
9 ECDC. Outbreak of acute respiratory syndrome associated with a novel coronavirus, China; First cases imported in the EU/EEA; second update. 26.01.2020. Online: https://bit.ly/2WFJ1rC

Wie wäre die Risikoabschätzung des ECDC Anfang Jänner 2020 ausgefallen, wenn alle heutigen Informationen zur Verfügung gestanden hätten? Wo würde die Europäische Union (EU) heute stehen, wenn es einen abgestimmten Pandemieplan mit allen erforderlichen Kapazitäten und ab Mitte Jänner eine gemeinsame Überwachung gegeben hätte? Welche gesundheitlichen, psychischen, sozialen und ökonomischen Schäden wären Europa erspart geblieben, wenn eine gemeinsame Eindämmungsstrategie erfolgreich gewesen wäre? Wir werden es nie erfahren. Am 28. Jänner werden in Rom zwei chinesische Touristen positiv auf SARS-CoV-2 getestet. Am 23. Februar war Italien mit 76 bestätigten Fällen bereits das meistbetroffene Land außerhalb von Asien.[10]

---

10 WHO. Situation Report. 23.02.2020. Online: https://bit.ly/3agXY7x

ÖSTERREICHS IBIZA DER ALPEN

Zwei Tage später, am 25. Februar, ist das neue Coronavirus auch offiziell in Österreich angekommen. Ein in Österreich arbeitendes italienisches Paar aus der Lombardei kommt im Krankenhaus Innsbruck unter Quarantäne. Ihr Arbeitsplatz, ein Hotel in der Innenstadt, wird behördlich gesperrt. Am 29. Februar fliegt eine isländische Reisegruppe von ihrem Skiurlaub in Ischgl nach Hause. Nach Ankunft in Reykjavik werden einige aus der Gruppe positiv auf SARS-CoV-2 getestet. Am 05. März erklärte Island Ischgl zum Risikogebiet. Alle Isländer, die sich dort aufgehalten haben, müssen für 14 Tage in häusliche Quarantäne. Am 07. März wird ein Barkeeper aus Ischgl positiv getestet. Noch am 08. März hält die Landessanitätsdirektion Tirol »*eine Übertragung des Coronavirus auf Gäste der Bar aus medizinischer Sicht für eher unwahrscheinlich.*« Am 10. März müssen alle Après-Ski-Lokale in Ischgl mit sofortiger Wirkung geschlossen werden. Am 15. März werden alle Skigebiete in Tirol und am 16. März auch alle Beherbergungsbetriebe behördlich gesperrt. Zeitgleich treten das COVID-19-Gesetz und die bundesweiten Maßnahmen zur physischen Distanzierung in Kraft.

Wie wäre die Risikoabschätzung der österreichischen Behörden ausgefallen, wenn alle heutigen Informationen zur Verfügung gestanden hätten? Wo würde Österreich heute stehen, wenn die Skigebiete Anfang März geschlossen und die Maßnahmen der Regierung zur physischen Distanzierung eine Woche früher, also am 09. März in Kraft getreten wären? Welche gesundheitlichen, psychischen, sozialen und ökonomischen Schäden wären Österreich erspart geblieben, wenn das gelungen wäre? Wir werden es nie erfahren, es wird für immer ein Rätsel ohne Lösung bleiben.

Sonntag, 02. Februar

Die WHO hat gerade ihren 13. Situationsbericht veröffentlicht.[11] Weltweit gibt es bereits 14.557 bestätigte Fälle von COVID-19, davon 146 außerhalb von China, 23 in Europa, und davon wiederum acht in Deutschland, sechs in Frankreich, zwei in Italien, zwei in Großbritannien und einer in Schweden. Meine Lebensgefährtin und ich hatten uns am Vortag »The Hills are Alive« mit den genialen Puppenspielern Nikolaus Habjan und Neville Tranter angeschaut und waren noch immer beeindruckt von der Geschwindigkeit, wie auf der Bühne unterschiedliche Figuren die schönen, aber auch hässlichen Seiten von uns Menschen sichtbar machen. »*Gebeutelt zwischen Lachen, Fremdschämen, Staunen und einem aufkommenden Unbehagen, das einem sagt: Das hier ist zwar Theater, aber die Grenze zum realen Leben – wo ist die noch scharf auszumachen?*«, wie es Michaela Preiner treffend in ihrer Kritik beschreibt.

* * *

Zum ersten Mal poste ich etwas zum neuen Coronavirus SARS CoV-2 im Public Health Forum. Es ist auch das al-

---

11 WHO. Situation Report. 02.02.2020. Online: https://bit.ly/2XrsTds

lererste Posting zu diesem Thema in der im Frühjahr 2018 vom Public-Health-Aktivisten Florian Stigler begründeten Google Gruppe. Gemeinsam haben wir sie mit Leben gefüllt. Recht schnell wuchs die Anzahl der Mitglieder auf 400 an. Darunter renommierte nationale und internationale Expertinnen und Experten aus zahlreichen gesundheitswissenschaftlich relevanten Disziplinen. Wie immer in solchen Gruppen gibt es intensivere und ruhigere Zeiten. Vor der Pandemie ging es vor allem um Themen wie Regierungsprogramm und Alkoholpolitik. In der Corona-Krise steigt die Anzahl der Teilnehmer in diesem größten österreichischen Public Health Forum auf über 600 an. Allein im März und April gibt es fast 700 Postings, das sind in Summe fast 500.000 E-Mails. Alle nur zu einem einzigen Thema, der Corona-Pandemie. Aufgrund des hohen Niveaus enthalten sie fast immer wichtige Informationen, gute Analysen, interessante Links, aber durchaus auch zugespitzte Kritik. So kann es schon einmal passieren, dass auch in diesem Forum die Debatten etwas emotionaler werden. Trotzdem versuchen wir gemeinsam, unsere Lernkurve steil zu halten, die vielen offenen Fragen zum Corona-Rätsel zu lösen.

Mein Posting bezieht sich auf ein Ende Jänner veröffentlichtes Video von Franz Allerberger[12] und dessen Interview in der Neuen Vorarlberger Tageszeitung. Er ist Leiter der Abteilung Öffentliche Gesundheit in der Österreichischen Agentur für Gesundheit und Ernährungssicherheit (AGES) und ein ausgewiesener Experte für Infektionskrankheiten und hat als einer der ersten Österreicher eine Public-Health-Ausbildung an der renommierten Johns Hopkins Universität in den USA absolviert. Allerberger beurteilt auf der vorliegenden Datenbasis die Gefährlichkeit von SARS-CoV-2 als

---

12 AGES informiert. 24.01.2020. Online: https://bit.ly/3eJbu5R

deutlich geringer als die der letzten beiden neuen Coronaviren SARS-CoV-1 und MERS-CoV.

SARS ist die Abkürzung für »Schweres Akutes Respiratorisches Syndrom«, womit der Name schon die Ernsthaftigkeit dieses Virus vermittelt. MERS bedeutet »Nahost-Respiratorisches Syndrom«. SARS-CoV-1 hat im Winter 2002/2003 von Südchina ausgehend Menschen in vielen Ländern infiziert und fast 1.000 Todesopfer gefordert. Im Sommer 2003 ging die Zahl der Neuinfizierten weltweit beständig zurück, und seit 2004 wurde SARS-CoV-2 nicht mehr gesichtet. MERS-CoV ist im Jahr 2012 erstmals aufgetreten und wurde ebenfalls in mehreren Ländern nachgewiesen. Hauptsächlich im arabischen Raum und Südkorea. MERS-CoV ist immer noch aktiv und hat offiziell bisher ebenfalls fast 1.000 Todesopfer gefordert. An SARS-CoV-1 ist kein einziger und an MERS-CoV sind nur zwei Österreicher erkrankt. Allerberger schätzt das neuartige Coronavirus nicht gefährlicher ein als die ständig zirkulierenden Influenzaviren und empfiehlt, bei Hygienemaßnahmen, vor allem beim Händewaschen, aufmerksamer und sorgsamer zu sein. Den Nutzen von Mund-Nasen-Masken beurteilt er außerhalb von Krankenhäusern als eher gering, eventuell sogar kontraproduktiv.

Ich teile die Sichtweise von Allerberger und halte vor allem den Anteil von asymptomatischen Verläufen bei Infektionskrankheiten für sehr wichtig. Erstens spielen Menschen ohne Symptome oft eine wichtige Rolle bei der Übertragung von Viren, und außerdem ist ihr Anteil bei der Berechnung der Infektionssterblichkeit von entscheidender Bedeutung. Der Anteil von asymptomatischen Verläufen liegt beim Poliovirus über 95%, beim Masernvirus unter 10% und beim Influenzavirus, je nach Saison, irgendwo zwischen 10 und

90%.[13] Bei MERS-CoV liegt er bei Erwachsenen zwischen 10 und 20% und bei Kindern zwischen 40 und 80%.[14] Ob diese Annahmen auf das neuen Coronavirus SARS-CoV-2 übertragbar sind, gilt es meiner Meinung nach, rasch herauszufinden.

Dienstag, 04. Februar

Die Corona-Pandemie hat jetzt zunehmend meine Aufmerksamkeit. Im Public Health Forum schreibe ich einen kurzen Text zum Begriff der Sterblichkeitsrate. Diese errechnet sich aus dem Verhältnis der Anzahl der Todesfälle aufgrund einer bestimmten Krankheit (=Zähler) zur Anzahl der Personen, die an dieser Krankheit erkrankt sind (=Nenner). Die Sterblichkeitsrate bezieht sich immer auf eine definierte Population und einen definierten Zeitraum. Dabei wird noch zwischen der Fallsterblichkeit und der Infektionssterblichkeit unterschieden. Bei der Fallsterblichkeit stehen nur die offiziell positiv getesteten Fälle im Nenner, bei der Infektionssterblichkeit alle infizierten Personen. Das kann bei der Berechnung der Sterblichkeitsrate einen gewaltigen Unterschied machen. Vor allem wenn die sogenannte Dunkelziffer, also der Anteil der unbekannten, weil zumeist ohne Symptome verlaufenden Krankheitsfälle sehr groß ist.

Die WHO gibt für SARS-CoV-2 zu diesem Zeitpunkt

---

13 Galanti, M; et al. Rates of asymptomatic respiratory virus infection across age groups. Epidemiology & Infection 2019.
14 Al-Tawfiq, JA; et al. Asymptomatic Middle East Respiratory Syndrome Coronavirus (MERS-CoV) infection: Extent and implications for infection control: A systematic review. Travel Medicine and Infectious Disease. 2019.

eine Fallsterblichkeit von 2,1% an. Ich berechne unter der Annahme, dass die Anzahl der Infizierten doppelt bis dreimal so groß sein könnte wie angenommen, eine Infektionssterblichkeit von unter 1%. Wie bei allen viralen Infekten der Atemwege haben vor allem ältere und hochbetagte Menschen mit schweren Vorerkrankungen das höchste Risiko, durch das neue Coronavirus schwer zu erkranken und zu versterben. Das Risiko von Kindern, Jugendlichen und gesunden Erwachsenen scheint sehr gering zu sein. Wirklich ernst nehme ich SARS-CoV-2 noch nicht.

Donnerstag, 13. Februar

In Brüssel treffen sich die europäischen Gesundheitsminister. Die WHO hat gerade ihren 24. Situationsbericht veröffentlicht.[15] Weltweit gibt es bereits 46.997 bestätigte Fälle, davon 447 außerhalb von China, 46 in Europa, und davon wiederum 16 in Deutschland, neun in Großbritannien, acht in Frankreich, drei in Italien und einer in Schweden. Beim Eintreffen in Brüssel meint Rudolf Anschober: *»Reisebeschränkungen halte ich derzeit in Europa für nicht angebracht. Wir müssen schon darauf achten, dass wir aus einer Situation, wo in Europa Ernsthaftigkeit, Vorsicht und Aufmerksamkeit angebracht ist, keine Panik erzeugen. Panik ist in Europa derzeit völlig unangebracht, wäre ein schlechter Ratgeber, sondern wir müssen mit ruhiger Hand darauf reagieren, was notwendig ist, um das Hauptziel zu erreichen, nämlich Europa zu schützen, und das geht mit einem starken gemeinsamen Vorgehen am besten.«* In der Abschlusserklärung betonen die Gesundheitsminister die Bedeutung von Solidarität und gemeinsamem Handeln.

---

15 WHO. Situation Report. 13.02.2020. Online: https://bit.ly/3cx9pIF

Samstag, 15. Februar, bis Sonntag, 23. Februar

Ich bin mit meiner Familie in Tirol Skifahren. Auf den Pisten und in den Gondeln ist sehr viel los. Ich verfolge zwar das Fortschreiten der Epidemie in Asien, eine Bedrohung für Europa oder Österreich sehe ich aber so wie Anschober nicht. Tagsüber sind wir oft bei meinen Eltern, die in einem renovierten, über 300 Jahre alten Bergbauernhof auf fast 1.300 m leben. Beide sind 86 Jahre alt und trotz diverser Wehwehchen noch ziemlich fit. In der Lombardei und Venetien wurden bislang 29 Erkrankungen und ein zweiter Todesfall gemeldet. Anschober meint in einem Interview, dass in Österreich erhöhte Aufmerksamkeit und Vorsicht gelten, es aber nach wie vor keinen Grund zur Panik gibt. Österreich ist eines der am besten vorbereiteten Länder der EU. Die Staatengemeinschaft unternähme unter Anleitung der WHO alles, damit aus der regionalen Epidemie keine globale Pandemie wird. Ich stimme ihm in allen Punkten zu.

Mit Interesse lese ich ein Interview von Martin Haditsch in den Oberösterreichischen Nachrichten. Haditsch ist Grazer, hat Medizin und Biologie studiert und ist ein anerkannter Experte. Er hat 2015 mit Herwig Kollaritsch, der ebenfalls Facharzt für Hygiene, Mikrobiologie und Tropenmedizin und Mitglied des Beraterstabs der Corona-Taskforce im Gesundheitsministerium ist, eine Firma gegründet, die Fortbildungen für Reise- und Tropenmedizin, Infektiologie und Migrationsmedizin anbietet. Im Gespräch mit der Tageszeitung gibt Haditsch vorsichtig Entwarnung, beurteilt das Virus als nicht besonders gefährlich und findet die Erregung rund um Covid-19 rational nicht nachvollziehbar. Er vermutet eine sehr hohe Dunkelziffer und eine Infektionssterblichkeit von 0,3%. Das höchste Sterberisiko haben hochbetagte Menschen mit chronischen Erkrankungen. Der

Ursprung vieler Virus-Epidemien in Asien ist für ihn kein Zufall. Im »Dreieck Mensch, Vogel und Schwein« steigt die Wahrscheinlichkeit für das Überspringen eines Virus vom Tier auf den Menschen. Vor allem wenn Tiere und Menschen unter schlechten Hygienebedingungen eng zusammenleben. Regelmäßiges Händewaschen sei der wichtigste Schutz, das Tragen eines Mund-Nasen-Schutzes hält Haditsch nur für nützlich, wenn dieser mit dem Gesicht eng abschließt, was aber meistens nicht der Fall ist, da man dann schlecht Luft bekommt.

MITTWOCH, 26. FEBRUAR

Meine Haupteinnahmequelle ist die Lehrtätigkeit an diversen Fachhochschulen und Universitäten quer durch Österreich. Ich bin in diese Tätigkeit eher zufällig hineingerutscht, nachdem ich 2002 nach dem Abschluss einer postgradualen Masterausbildung in Public Health von Neuseeland nach Österreich zurückgekehrt bin. Es hat mir von Anfang an Spaß gemacht, und ich habe auch sehr darauf geachtet, dass das so bleibt. Vor Neuseeland war ich ein Workaholic, der bis zu 300 Stunden pro Monat im Krankenhaus als Notarzt und Stationsarzt verbrachte. Eine verrückte, aber auch schöne Zeit. Eher zufällig bin ich im Sommer 2000 auf ein Stipendienprogramm vom Land Steiermark gestoßen, das 30 Personen mit Interesse an einer Public-Health-Ausbildung umgerechnet 10.000 Euro Unterstützung versprach. Eine solche Ausbildung ist seit Jahrzehnten in vielen Ländern eine Grundvoraussetzung für Führungstätigkeiten im Gesundheitssystem, existierte aber damals in Österreich noch nicht.

Spontan schrieb ich eine Bewerbung, und einige Monate später reisten meine damalige Frau und ich für 20 Monate ins Land der langen weißen Wolke. Es war eine großartige Zeit, in einem fantastischen Land mit damals noch uneingeschränkten Möglichkeiten, wild zu campieren, bergzusteigen, zu klettern, und einsame Gegenden tagelang zu durchwandern. Die Masterausbildung war spannend und neu, aber die wiedergewonnene Freiheit und das Gefühl, nach Jahren endlich wieder einmal ausgeschlafen zu sein, war lebensverändernd. Ich fuhr im Herbst 2002 mit drei Vorsätzen zurück nach Österreich. Erstens, nie mehr in einem hierarchischen System zu arbeiten, wo mir jemand sagt, was zu tun ist. Zweitens, nur mehr Tätigkeiten anzugehen, die mich interessieren, und drittens, sukzessive immer mehr Zeit zu gewinnen, über die ich frei verfügen kann. Zeit wurde zur wichtigsten Ressource in meinem Leben.

Am Aschermittwoch gestalte ich einen ganzen Tag im Universitätslehrgang für Führungskräfte im Gesundheitswesen im Schloss Sankt Martin bei Graz. Die WHO hat gerade ihren 37. Situationsbericht veröffentlicht.[16] Weltweit gibt es bereits 81.109 bestätigte Fälle von COVID-19, davon 2.918 außerhalb von China, 379 in Europa, davon 18 in Deutschland, 13 in Großbritannien, 12 in Frankreich und zwei in Österreich. Italien ist mit 322 Fällen bereits am stärksten betroffen. Aufgrund der wachsenden Bedeutung des Themas für das österreichische Gesundheitssystem starte ich damit in den Vormittag. Die Studierenden sind alle erfahrene Führungskräfte im steirischen Gesundheitssystem. Rasch wird klar, dass in den Krankenhäusern und Pflegeheimen zu wenig Schutzausrüstung vorhanden ist und deren Beschaffung ein fast unlösbares Problem darstellt. Wir diskutieren ausführlich über Eindämmungsmaßnahmen und die Notwen-

---

16 WHO. Situation Report. 26.02.2020. Online: https://bit.ly/3eJe4c3

digkeit, Personen mit hohem Risiko gut zu schützen. Ich bin noch immer der festen Überzeugung, dass es den Mitgliedstaaten der Europäischen Union gemeinsam gelingt, die Epidemie einzudämmen und die Zahl der infizierten Personen klein zu halten. Was für ein Irrtum!

Freitag, 28. Februar

Ich poste folgenden Text in das Public Health Forum:

»Das Coronavirus SARS-CoV-2 ist in Österreich angekommen. Zeit für ein Zwischenfazit aus der Public-Health-Perspektive:

1) Noch nie wurde einer Erkrankung so viel Aufmerksamkeit geschenkt wie COVID-2019, noch nie hat ein Thema die Weltbevölkerung so dominiert. Es wird in den Medien live-getickert, es gibt ein Live-Update im Internet, in den sozialen Medien brodelt die Gerüchteküche, und viele wissenschaftliche Journals, aber auch führende Gesundheitsorganisationen haben Informationsplattformen eingerichtet.

2) Die Weltgesundheitsorganisation (WHO) spricht nach wie vor von einer Epidemie, und alle Maßnahmen zielen darauf ab, das Virus zu eliminieren, bevor es sich, so wie die Influenza, zu einem saisonalen globalen Ereignis bzw. einer Pandemie ausweitet. Darum auch diese drastischen Maßnahmen, wie Zwangsquarantäne, Betriebs- und Schulschließungen, die Suche nach Kontaktpersonen, Flächendesinfektionen, Polizeieinsätze, Zuganhaltungen usw. Bei welchem Szenario diese Strategie aufgegeben und mit SARS-CoV-2 ähnlich umge-

gangen wird wie mit der saisonalen Influenza bleibt offen. Interessant dazu das Interview mit Cornelia Lass-Flörl, Direktorin des Departments für Hygiene und Medizinische Mikrobiologie der Medizinischen Universität Innsbruck.[17]

3) Die Zahl der infizierten Personen im Ursprungsland China geht inzwischen leicht zurück. Derzeit wurden zirka 80.000 positiv getestet, und bei zirka 3.000 wird SARS-CoV-2 als Todesursache angegeben. Das scheint einer Letalitätsrate von 3,8% zu entsprechen. In Wirklichkeit dürfte sie viel niedriger liegen und hat viele potentielle Verzerrungen, wie Demografie, Gesundheitszustand, Raucherstatus, Qualität der Krankenversorgung etc.

4) In Österreich erfolgen die Risikobewertung und Risikokommunikation recht gut. Die Politik agiert besonnen, und auch alle interviewten ExpertInnen informieren sachlich und unaufgeregt. Die AGES hat eine informative Website eingerichtet. Auf Seiten der Medien ist Ö1 wie immer ein verlässlicher Fels inmitten einer vor allem vom Boulevard zelebrierten, irrationalen Medienhysterie. Wie dadurch die öffentliche Wahrnehmung beeinflusst wird, erklärt Gerd Gigerenzer, Direktor des Harding-Zentrum für Risikokompetenz in Berlin.[18]

5) In Österreich gibt es nach über tausend negativen Testungen sechs positive Fälle. SARS-CoV-2 assoziierte Todesfälle sind bis dato nicht aufgetreten. Ich wage wieder einmal eine optimistische Prognose und rechne hierzulande mit weniger als 1.000 positiv

---

17 Tiroler Tageszeitung. 28.02.2020. Online: https://bit.ly/3gQsF7h
18 Gerd Gigerenzer. 21.02.2020. Online: https://bit.ly/3crszjf

getesteten Fällen und weniger als 10 bis 20 SARS-CoV-2 assoziierten Sterbefällen im Jahr 2020. Das entspräche einer Letalitätsrate von 0,1 bis 0,2%. Entscheidend wird sein, ob es gelingt, die Infektion von besonders vulnerablen Bevölkerungsgruppen, v. a. Hochbetagten mit mehreren chronischen Erkrankungen oder Menschen mit Immunschwäche, zu verhindern. Also exakt jenen Personen, für die auch die anderen 300 bis 400 Erkältungsviren mehr oder weniger gefährlich werden können.[19] Das RNA-Virus SARS-CoV-2 wird uns, wahrscheinlich in genetisch modifizierten Formen, wohl noch mehrere Jahre begleiten.

6) Genau deshalb wird es, so wie bei der Influenza, schwierig sein, einen effektiven Impfstoff zu entwickeln. Bis dieser verfügbar ist, werden noch Monate vergehen. Und so wie bei der Influenza ist auch der Nutzen von antiviralen Medikamenten aufmerksam und kritisch zu bewerten. Einen zweiten Milliardenflop und Datenschwindel wie beim Neuraminidase-Hemmer Tamiflu® sollte die wissenschaftliche Community verhindern.[20]

7) Österreichs Krankenhäuser hatten zwei Monate Zeit, sich auf die ersten nationalen Fälle vorzubereiten. Gesichtsmasken sind zwar schon knapp, aber ansonsten scheinen die Prozesse gut zu laufen. Auf die Primärversorgung wird hierzulande wie immer so lange vergessen, bis Land oder Österreichische Gesundheitskasse bemerken, dass auch im Falle einer

---

19   Kutter, JS; et al. Transmission routes of respiratory viruses among humans. Current Opinion in Virology 2018.
20   Dyer, O. What did we learn from Tamiflu? BMJ 2020.

Epidemie dort 90% aller Kontakte mit dem Gesundheitssystem stattfinden und DistriktsärztInnen keine unwichtige Berufsgruppe sind. Auf Empfehlungen bzw. Leitlinien für HausärztInnen oder Infomaterial für die Ordinationen wurde lange vergessen. Bleibt zu hoffen, dass alle Gesundheits- und Sozialberufe in der Primärversorgung zumindest ausreichend Schutzausrüstung erhalten haben.

8) Mit zweimonatiger Verspätung reagieren auch die Börsen. Der wirtschaftliche Schaden ist enorm. Wie die Maßnahmen gegen die Ausbreitung von SARS-CoV-2 andere Determinanten von Gesundheit in den betroffenen Ländern beeinflussen und wie hoch der gesundheitliche (Kollateral-)Schaden dieser Maßnahmen ist, hat bis dato noch keine Studie erhoben. Mit Sicherheit werden diese gesundheitlichen Auswirkungen weit länger andauern als jene von SARS-CoV-2.«[21]

So falsch ich mit meiner viel zu optimistischen Einschätzung bei den österreichischen Erkrankungs- und Todesfällen lag, so korrekt erkannte ich schon damals die Dimension möglicher indirekter Schäden und Nebenwirkungen, die durch die Eindämmung der Pandemie entstehen.

SAMSTAG, 29. FEBRUAR

Am Freitag hat Claudia Wild, Leiterin des Austrian Instituts of Health Technology Assessment (AIHTA), über die Me-

---

21 McCartney, G; et al. Impact of Political Economy on Population Health: A Systematic Review of Reviews. AJPH 2019.

thoden und Anwendungsgebiete von Technologiefolgenabschätzung im Gesundheitsbereich referiert. Ich kenne Claudia schon lange und schätze sie sehr. Gemeinsam haben wir einige Texte verfasst und zwei Pandemien wissenschaftlich begleitet. Zuletzt die vom H1N1 Influenzavirus ausgelöste Schweinegrippe im Winter 2009/2010.

Nach Kontaktaufnahme mit Epidemiologen auf der Südhalbkugel stellten wir schon im Sommer 2009 fest, dass dieser H1N1 Influenzavirus nicht so tödlich ist, wie manche Virologen, darunter auch Christian Drosten, nicht müde wurden zu betonen. Drosten hatte damals der Süddeutschen Zeitung gesagt: »*Bei der Erkrankung handelt es sich um eine schwerwiegende allgemeine Virusinfektion, die erheblich stärkere Nebenwirkungen zeitigt, als sich irgendjemand vom schlimmsten Impfstoff vorstellen kann.*«[22]

Am Ende der Virensaison waren in Deutschland offiziell 257 Menschen an den Folgen der Schweinegrippe gestorben. In Österreich waren es 40. Alle verstorbenen Personen hatten Vorerkrankungen. Im Sommer 2010 erklärte die WHO die Pandemie für offiziell beendet und zählte 18.500 Tote in 200 Ländern, bei denen im Labor der H1N1 nachgewiesen wurde.

Im März 2010 erschien das von Claudia Wild und Brigitte Piso herausgegebene Buch »Zahlenspiele in der Medizin«, zu dem ich zwei Kapitel, unter anderem eines zur Schweinegrippe, beitragen durfte. Das Fazit dieses Kapitels lautet: »*Da Politik ›aktivitätsgetrieben‹ ist, ist ein ›vernünftiger/angemessener‹ und kosteneffektiver Umgang mit heutigen und zukünftigen Risiken notwendig. Eine Kultur von evidenzbasierter Risikokommunikation ist dringend zu empfehlen und jedenfalls kosteneffektiver, als ›Getriebene von Bedrohungen‹ zu sein. Zu*

---

22 Süddeutsche Zeitung. 17.05.2010. Online: https://bit.ly/2Bvda4A

einer Risikokommunikation gehören die in diesem Buch immer wieder gesagten Dinge: Unterscheidung zwischen absoluten und relativen Zahlen, Hinterfragung der Datenqualität, Risiken in Relation betrachten, alternative Mittelverwendung bedenken, Interessen der Hauptakteure erkennen, Profitierende sehen und benennen. Denn in einem Jahrhundert, in dem die private und geschäftliche Reisetätigkeit hoch ist, wird jedenfalls ab jetzt wohl öfter von Pandemien die Rede sein.«

Am Freitagabend chauffiere ich Claudia zum Bahnhof nach Graz. Wir haben uns über viele Dinge unterhalten, das neuartige Coronavirus war nur kurz Thema. Am Samstag bin ich wieder im Führungskräftelehrgang an der Reihe. Der Lehrgangsleiter liegt mit einer Lungenentzündung im Landeskrankenhaus Salzburg. Schuld ist, trotz Grippeimpfung, ein Influenzavirus. Im Lehrgang reden wir wieder über das Coronavirus, aber nur kurz. Am Abend gehen meine Lebensgefährtin und ich wieder in das Grazer Schauspielhaus und schauen uns das Stück »Vögel« von Wajdi Mouawad an. Es ist ausverkauft.

Sonntag, 01. März

Ich poste folgenden Text in das Public Health Forum:

> *»Im aktuellen New England Journal of Medicine (NEJM) erschien ein Update zur Situation in China.[23] Dazu wurden 14,2% (n=1.099) von gesamt 7.736 Patientinnen und Patienten analysiert, die in Krankenhäuser aufgenommen wurden. Das Durch-*

---

23 Guan, W; et al. Clinical Characteristics of Coronavirus Disease 2019 in China. NEJM 2020.

schnittsalter lag bei 47 Jahren, 42% waren weiblich, 58% männlich. 5% mussten intensivmedizinisch behandelt werden, 1,4% (n=15) verstarben. Die mittlere Verweildauer betrug 12 Tage. Nachdem bei allen nicht verstorbenen Personen von einer vollständigen Genesung – zumindest in Bezug auf COVID-2019 – ausgegangen werden kann, sollte der Fokus auf den Charakteristika dieser 15 Personen liegen. Leider liefert die Studie »Clinical Characteristics of Coronavirus Disease 2019 in China« trotz ihres vielversprechenden Titels dazu keine detaillierten Angaben. Anzunehmen ist, dass es sich ausschließlich um hochbetagte, multimorbide, immunschwache Personen handelt. Die aktualisierte Letalitätsrate von 1,4% entspricht somit jener von hospitalisierten, aber noch immer nicht jener aller infizierten Personen. Das erwähnen die Autorinnen und Autoren auch im Diskussionsteil der Studie. So wurden sicher auch in China viele asymptomatische und milde Verläufe in kein Krankenhaus aufgenommen und damit auch nicht Teil der Auswertung in dieser Studie (Selektionsbias). Sollte diese Gruppe 50% bzw. 90% der Infizierten ausmachen, läge die Letalitätsrate bei 0,7% bzw. 0,2%.

Was heißt das für Österreich? Hierzulande sind wir auf COVID-2019 viel besser vorbereitet, als es China war. Allein die rasche Ausbreitung deutet darauf hin, dass die Anzahl der asymptomatischen und milden Verläufe deutlich über den immer publizierten 81% liegt. Damit würde auch der Prozentsatz der intensivmedizinischen Fälle deutlich sinken. Letztendlich wird auch die im Vergleich bessere intensivmedizinische Versorgung in Österreich die Letalitätsrate weiter senken. Erst im

Rückblick werden wir feststellen können, wie hoch sie in China oder anderen Ländern wirklich war. Für Österreich erscheinen 0,1 bis 0,2% durchaus plausibel. Dieser Einschätzung folgt auch das Editorial in der gleichen Ausgabe des NEJM.[24] *Sollten sich also in den nächsten Wochen 10.000 Menschen in Österreich mit SARS-CoV-2 infizieren, müssten wir mit 10 bis 20 SARS-CoV-2 assoziierten Todesfällen rechnen. Bei 100.000 Infizierten wären es 100 bis 200 Todesfälle. Eine noch höhere Anzahl von Infizierten erscheint uns bei der derzeitigen hohen Aufmerksamkeit und Intensität der Gegenmaßnahmen sehr unrealistisch. Zum Vergleich: Jährlich sterben zwischen 50 und 500 Personen an der Influenza (2009/2010 waren es exakt 40) und 2.500 bis 3.000 an einer im Krankenhaus erworbenen (nosokomialen) Infektion.«*

Innerhalb von zwei Tagen habe ich meine Glaskugel neu kalibriert, und plötzlich liege ich mit meinen damaligen Prognosen nicht mehr ganz so falsch.

Montag, 02. März

Das Public Health Forum erwacht, und es ergibt sich eine intensive Debatte darüber, ob das neue Coronavirus mit den bekannten Influenzaviren verglichen werden kann. Ich eröffne diesen wissenschaftlichen Austausch:

»Normalerweise sollten wir uns bei der Influenza-

---

[24] Fauci, AS; et al. Covid-19 — Navigating the Uncharted. NEJM 2020.

spezifischen Mortalität auf das Todesursachenregister verlassen können. Aber aus mehreren, empirisch noch nicht wirklich gut erhobenen Gründen ist das nicht so. Also modellieren wir. In der Regel nach EuroMomo – www.euromomo.eu. Vereinfacht gesagt: Die Übersterblichkeit (Excess Mortalität) an Influenza wird aus der Differenz zwischen beobachteter Gesamtmortalität während einer Influenzasaison und der Mortalität, die in der gleichen Periode ohne erhöhte Influenzaaktivität zu erwarten wäre, berechnet. Und plötzlich ist die Influenza-spezifische Mortalität 100-mal so hoch wie im Todesursachenregister. Ein echter Zaubertrick.

Kritik an diesen Modellierungen gibt es erstaunlich wenig, obwohl sie natürlich viele Limitierungen haben. Die Diskussion belebt hat die Influenzasaison 2009/2010, in der wir, dank Pandemiegesetz, die Influenza-spezifische Mortalität relativ genau bestimmt haben. Jeder Verdachtsfall wurde serologisch abgeklärt. Zwischen Oktober 2009 und April 2010 waren es exakt 40 Influenza-assoziierte Sterbefälle. Alles schwer vorerkrankte Personen. Haben wir einfach nur Glück gehabt? Oder war unsere Aufmerksamkeit trotz Pandemiegesetz nicht hoch genug? Ich glaube nicht.

Die großen Unterschiede zwischen prognostizierten und tatsächlichen Influenza-assoziierten Sterbefällen in der Saison 2009/2010 führten zu einigen Diskussionen. So schreibt der kanadische Mediziner Kumanan Wilson vom Department für Medizin in Ottawa 2012 im European Journal of Public Health: ›Die großen Unterschiede zwischen prognostizierten und tatsächlichen Influenza-assoziierten

Sterbefällen lässt annehmen, dass es ein grundsätzliches Problem gibt, wie Influenzasterblichkeit geschätzt, gezählt oder verglichen wird.‹[25]

2017 hat eine Systematische Übersichtsarbeit verschiedene Modellierungsmethoden zur Influenzaspezifischen Mortalität verglichen. Wenig überraschend: ›Die Schätzungen stiegen mit dem Alter und variierten sehr von -0,3 bis 1,3 respiratorischen Todesfällen pro 100.000 Kindern und 0,6 bis 8,3 pro 100.000 Erwachsenen, bis zu 4 bis 119 respiratorischen Todesfällen pro 100.000 älteren Menschen.‹[26]

Die Ergebnisse der Modellierungen variieren also um den Faktor 10 bis 100! Mein persönliches Fazit: Ich traue diesen Modellierungen nicht. Auch nicht der Modellierung der AGES. Aber ich hätte, neben dem oben angeführten Review, natürlich auch gern mehr belastbare Evidenz, die mein Misstrauen gut belegen.«

Auch andere Wissenschaftler im Forum stellen Vergleiche mit der Influenza an, und ich beende das Match zwischen den beiden Erkältungsviren mit einem Hinweis auf die Notwendigkeit eines Risikomanagements:

»Letztendlich ist es immer eine Frage der Risikobewertung und Risikokommunikation. Es ist aber

---

25   Wilson. K. Revisiting influenza deaths estimates–Learning from the H1N1 pandemic. EJPH 2011.
26   Li, L; et al. Heterogeneity in Estimates of the Impact of Influenza on Population Mortality: A Systematic Review. American Journal of Epidemiology 2017.

ein sehr großer Unterschied, ob ich die Situation als verantwortlicher Gesundheitspolitiker bewerte und kommuniziere oder als Expertin im Nachrichtenstudio oder in einer relativ geschützten Public Health Google Gruppe.

Es ist für eine abschließende Bewertung viel zu früh. Trotzdem sehe ich schon ein Muster, das sich bei diesen epidemiologischen Großereignissen wiederholt. Anfangs ist die Wissenschaft vorsichtig. Es gibt wenig Daten und eine Vielzahl an Szenarios. Die Wissenschaft kommuniziert diese Unsicherheit. Ungeachtet dessen beginnt sich in den Medien (v. a. sozialen Medien) die Eskalationsspirale hochzuschrauben. Tausende Tote werden aufgrund der H1N1-Pandemie oder Ebola prognostiziert. Im weiteren Verlauf werden die Informationen immer besser und genauer. Gezielt beantwortet die Wissenschaft wichtige Fragestellungen. Aber auch wenn diese wissenschaftliche Bewertung professionell kommuniziert wird, dauert es unendlich lange, bis auch in den Medien und der Bevölkerung die Deeskalation beginnt. Statt Tausender Tote nur mehr Hunderte – und am Ende sind es, auch dank erfolgreicher wissensbasierter Gegenmaßnahmen, bei H1N1 in Österreich 40 und bei Ebola in ganz Europa 0 (null).

Ganz das Gleiche passiert jetzt wieder. Anfangs herrschte auch in der Wissenschaft große Unsicherheit, wie das Risiko aufgrund dieses neuen Coronavirus zu bewerten ist. Inzwischen haben wir aber deutlich mehr Informationen über das Virus und wichtige epidemiologische Kennzahlen. Die Letalitätsrate sank von 7% auf inzwischen 0,1% (über alle Bevölkerungsgruppen und Infizierten gerechnet), die Zahl der Neuinfektionen ist in manchen Regionen rückläufig, die Zahl der prognostizierten Sterbefälle in Österreich wird auch bald sinken. Wäre einmal eine Public-Health-Tagung wert; ›Risikobewertung und Risikokommunikation im Kontext des Public Health Action Cycles‹. Da könnten wir auch ausführlich über die Influenza debattieren.«

Dienstag, 03. März

Die WHO hat gerade ihren 43. Situationsbericht veröffentlicht.[27] Weltweit gibt es 90.869 bestätigte Fälle, davon 10.565 außerhalb von China, 2.732 in Europa, davon 2.036 in Italien, 191 in Frankreich, 157 in Deutschland, 114 in Spanien, 39 in Großbritannien und 18 in Österreich.

In den letzten zwei Wochen haben sich fast 1.000 Menschen bei der erst seit wenigen Monaten flächendeckend angebotenen Hotline 1450 gemeldet. 100 hatten verdächtige Symptome, wurden aber alle negativ getestet. Der Internationale Währungsfonds rechnet wegen Corona mit weniger Wachstum in Österreich. Im Unternehmen eines schwer erkrankten Wiener Juristen werden drei Mitarbeiter positiv getestet. In der Lombardei und Venetien sind elf Gemeinden in Quarantäne, und Ryanair-Chef Michael O'Leary meint: *»Wenn sich die Lage über Ostern beruhigt, werden sich die Menschen schnell auf Sommerreisen konzentrieren.«*[28]

---

27 WHO. Situation Report. 26.02.2020. Online: https://bit.ly/2XVTKgS
28 Wiener Zeitung. 03.03.2020. Online: https://bit.ly/36VTse1

Am Vormittag diskutieren wir im zweiköpfigen Public-Health-Team die kommenden Veranstaltungen im Universitätslehrgang Public Health. Noch sind wir überzeugt, dass diese wie geplant stattfinden werden. Auch der für 24. bis 25. April geplante Primärversorgungskongress 2020, bei dem ich Kongressleiter bin, scheint mir nicht in Gefahr zu sein.

Mittwoch, 04. März

In ganz Italien werden Schulen und Universitäten zunächst bis zum 15. März geschlossen, und alle Sportveranstaltungen sollen vorerst ohne Publikum stattfinden. In China geht die Zahl der bestätigten Fälle weiter zurück.

Donnerstag, 05. März

In der Früh höre ich zum ersten Mal den NDR-Podcast mit dem Virologen der Charitè Berlin Christian Drosten und bin begeistert. In der bereits fünften Folge dieses Podcast redet Drosten mit Anja Martini über die Situation von niedergelassenen Ärzten. Er spricht mir aus der Seele, als er meint, dass sich die Hausärzte schlecht informiert fühlen und sehr unterschiedlich damit umgehen. Er hält die aktuelle Anzahl der infizierten Personen für vernachlässigbar und ist optimistisch, dass sich das Infektionsgeschehen eindämmen lässt. Er spricht sich deutlich gegen verstärkte Maßnahmen, wie einen Lockdown, aus und hat auch sonst einen aus meiner Sicht vernünftigen, pragmatischen Zugang. Obwohl mir eine gesamtgesellschaftliche Betrachtung viel zu kurz kommt, freue ich mich über die sachlichen Informationen. Drosten hat als Virologe keine Public-Health-Perspektive, aber in seinem

Fachgebiet zählt er zu den Weltbesten. Im Public Health Forum empfehle ich den NDR-Podcast und schreibe:

> *»Die wichtigsten Ziele der Weltgesundheitsorganisation betreffen die Steigerung der gesunden Lebenserwartung (Health Life Expectancy, HLE) und die Minimierung des Verlustes an gesunden Lebensjahren (Disability-Adjusted Life Years, DALYs). Auch in der Europäischen Union und in Österreich stehen diese Ziele ganz oben, zumindest im Gesundheitsbereich.*
>
> *Global gesehen, sind vor allem die hohe Säuglingssterblichkeit und die hohe Sterblichkeit in jungen Lebensjahren die Hauptursachen für eine reduzierte gesunde Lebenserwartung.*[29] *In reicheren Ländern wie Österreich sind es vor allem chronische Erkrankungen und Krebserkrankungen. 2017 waren weltweit fünf Infektionskrankheiten die wichtigsten Ursachen von DALYs (Lungenentzündung, Malaria, Durchfallerkrankungen, HIV/AIDS und Tuberkulose). In Österreich stehen chronische Erkrankungen und Krebserkrankungen an der Spitze. In Bezug auf Infektionskrankheiten sind es in Österreich vor allem die nosokomialen, in der Krankenversorgung erworbenen Infektionen, die uns Probleme bereiten. Die Plattform ›Kampf gegen Krankenhauskeime‹ (Österreichische Gesellschaft Krankenhaushygiene, Patientenanwaltschaften, Plattform Patientensicherheit) schätzt in ihrem Positionspapier, dass jährlich 4.500 bis 5.000 Personen daran versterben.*
>
> *In ärmeren Ländern sterben viele junge Menschen*

---

29 https://vizhub.healthdata.org/gbd-compare/

an Infektionskrankheiten. In Österreich sterben vor allem ältere, multimorbide und immunschwache Menschen daran. In ärmeren Ländern sind Infektionskrankheiten hauptverantwortlich für den Verlust an gesunden Lebensjahren. In Österreich ist das nicht so. COVID-2019 betrifft vor allem ältere, multimorbide und immunschwache Menschen. SARS-CoV-2 ist, so wie das Infuenzavirus, nur eine von vielen Ursachen, die im höheren Alter zum Tod führen können. Die Maßnahmen zur ›Bekämpfung‹ der Ausbreitung von SARS-CoV-2 betreffen alle Altersgruppen. Die psychologischen, sozialen und ökonomischen Folgen dieser Maßnahmen betreffen die Gesundheit aller Altersgruppen. Weltweit. Dieser Aspekt wurde bis dato kaum thematisiert, meines Wissens gibt es auch keinen Versuch, diese Auswirkungen empirisch, im Sinne einer Gesundheitsfolgenabschätzung (Health Impact Assessment), abzuschätzen. Warum ist das so?

Dafür gibt es mehrere Erklärungen. Die Welt ist im Alarmzustand, und es gibt keine Alternative zu den von der WHO empfohlenen Maßnahmen. Die Auswirkungen von COVID-2019 sind noch immer so ungewiss, dass eine solche Abschätzung nur rückblickend erfolgen kann. Eine solche Abschätzung ist viel zu komplex, zu ungenau und unseriös. Alle diese Gründe sind plausibel. Trotzdem sollte bei keiner Therapie, keiner Intervention und auch bei keinem Public-Health-Notfallplan auf potentielle Nebenwirkungen und (Kollateral-)Schäden vergessen werden. Die richtige Balance zu finden ist derzeit eine beinahe unbewältigbare Herausforderung für internationale Gesundheitsorganisationen, nationale Gesundheitspolitiker und Krisenstäbe.

> Österreich bewältigt diese Herausforderung bis dato hervorragend. Die Gesundheitspolitik wird exzellent beraten und trifft in Zeiten hoher Unsicherheit sehr ruhige und angemessene Entscheidungen. Auf ›Kriegsrhetorik‹ und Populismus wird vollkommen verzichtet. Alles deutet darauf hin, dass mit diesem umsichtigen Risikomanagement nicht nur die Versorgung von vulnerablen Gruppen gesichert werden kann, sondern auch die durch das Risikomanagement verbundenen negativen Gesundheitsfolgen möglichst gering bleiben.«

Siegfried Walch, Departmentleiter am Management Center Innsbruck kontaktiert mich aufgrund dieses Postings und schlägt vor, meine Lehrveranstaltung im März dem Thema COVID-19 zu widmen. Noch gehen wir beide von einer Präsenzveranstaltung aus, die er gerne via Live-Stream in das Internet stellen möchte.

Sonntag, 08. März

In Österreich liegt die Anzahl der positiv getesteten Fälle noch immer unter 100. Fast 500 Personen befinden sich in Heimquarantäne. Einige Schulen werden wegen positiver Fälle geschlossen. Gesundheitsminister Rudolf Anschober wird für seinen gelassenen Umgang mit der Krise gelobt, und er spricht von einer »*schwierigen Situation, dass die Zahlen in Südkorea und Iran eine drastische Steigerung erfahren und auch in der Lombardei sehr ernst zu nehmende Zunahmen zu verzeichnen sind.*«

Am Abend hole ich meinen Freund Hans vom Grazer Hauptbahnhof ab, und wir fahren wie jedes Jahr um diese

Zeit nach Kroatien klettern. Eine Schlechtwetterfront hat unseren ursprünglichen Plan etwas durcheinandergewirbelt, aber die kommenden Tage schauen gut aus.

In Slowenien bekomme ich ein SMS von Brigitte Piso aus dem Kabinett des Gesundheitsministers: »*Hab dir grad eine Mail geschickt.*« Hans hat das Steuer übernommen, und so habe ich Zeit, meine E-Mails zu checken. »*Lieber Martin, wie telefonisch vorangekündigt, darf ich Dich im Namen des Herrn Bundesministers Anschober dazu einladen, Mitglied des Beraterstabs ›Corona‹ zu werden.*«

Ich schreibe eine kurze Bestätigung, und die nächsten drei Tage genießen wir Sonne, wasserzerfressenen Felsen mit Meerblick, sternenklare Nachthimmel, unsere Freiheit, Freundschaft und kroatisches Bier.

Es sind meine letzten Corona-freien Tage.

Mittwoch, 11. März

Am Vortag wurde ganz Italien zur Sperrzone erklärt, und die italienische Regierung hatte gerade beschlossen, dass zahlreiche Geschäfte und Restaurants geschlossen werden müssen. In Österreich wurden ebenfalls alle Veranstaltungen in geschlossenen Räumen ab 100 Personen und solche im Freien ab 500 Personen vorübergehend verboten. Die Bevölkerung wird gebeten, das soziale Leben für einige Wochen zu reduzieren, um die Ansteckungsgefahr für ältere Menschen zu verringern. In der Pressekonferenz am Vormittag wird bekannt gegeben, dass auch die Schulen geschlossen werden.

Die abendliche Rückfahrt von Šibenik nach Graz muss Hans alleine übernehmen. Er ist Zimmerer und Spezialist für Holzwürmer. Ich sitze mit dem Laptop auf dem Beifahrersitz und kümmere mich um das Virus. Unter Nutzung der Schwarmintelligenz des Public Health Forums erstelle ich während der Fahrt eine Kommunikationsstrategie, die auf vielen Ebenen, vertikal und horizontal, ansetzt, um einen möglichst hohen Anteil an Hochrisikopersonen zu erreichen. Außerdem lese ich alle E-Mails, die ich vom Gesundheitsministerium erhalten habe. Als Vorbereitung auf die Taskforce-Sitzung am 09. März wird auf ein Schreiben des Umweltwissenschaftlers Gerald Maier an Bundesminister Anschober verwiesen, in dem dieser eindringlich vor einem exponentiellen Wachstum warnt:

> *»Das Virus breitet sich in Österreich grob nach einer Funktion der Art $f(x)=1,5\^n$ aus: täglich gibt es das 1,5-Fache an Neuinfektionen, verglichen zum Vortag. Dabei ist es unwesentlich, ob dieser Faktor jetzt 1,15 oder 1,8 ist und ob der Anteil der Intensivpatienten 20% oder 5% ist: Die Geschichte bleibt dieselbe, nur verschiebt sie sich um eine Woche nach vorne oder nach hinten. Am Ende warten ein Kollaps des Gesundheitssystems und Chaos. Wir sind im Epidemieverlauf circa 10 bis 12 Tage hinter Italien. Wir wissen heute schon, wie viele Fälle wir in einer Woche oder zwei Wochen haben werden. Jeder, der morgen getestet wird, hat sich vor einer Woche angesteckt und das Wochenende über in der Skihütte, der Disko, der Ferienmesse oder beim Gottesdienst weitere Menschen angesteckt. Sie werden erst in einer weiteren Woche bei den Fallzahlen aufscheinen. Wenn wir Maßnahmen ergreifen, welche den heutigen Zahlen angepasst sind, werden wir das Rennen verlieren. Wir sind immer eine, eher zwei Wochen hinter dem Virus her!*
>
> *1) Man darf sich von den derzeit niedrigen Zahlen*

nicht täuschen lassen: Die Gesetze der Mathematik und der Natur, der exponentiellen Ausbreitung werden uns in wenigen Tagen auf eine Rutschbahn führen, bei der es nur noch bergab geht. An deren Ende wartet aber kein Sandkasten, sondern Chaos, ein kollabiertes Gesundheitssystem, das auch keine Herzinfarkte oder Verkehrsunfälle mehr versorgen kann und viele Tausende Tote (durch Corona oder andere unversorgte Krankheiten). Die gesellschaftlichen Folgen sind nicht abschätzbar.

2) Genau deshalb haben die Chinesen bei Wuhan so energisch reagiert: Sie haben gerechnet!
Beim Lockdown von Wuhan am 23.1.2020 waren 0,05 Promille der Bevölkerung infiziert (ca. 570 Fälle). Die Fallzahl hat sich dennoch in sechs Wochen um das 160-Fache auf ca. 80.000 erhöht, bevor sie sich dank der drastischen Maßnahmen stabilisiert hat.

3) Umgerechnet auf Wien würde das bedeuten, dass ein Lockdown schon bei 93 Fällen stattfinden müsste. Legt man die Zahlen von Wuhan nach Einführung der drastischen Maßnahmen zugrunde, würden sich die Fallzahlen in Wien nach 6 Wochen bei circa 14.000 einpendeln, davon ca. 1000 bis 2000 Intensivpatienten. Das ist eigentlich schon nicht mehr schaffbar, aber ein Zuckerschlecken im Vergleich zu dem, was folgt, wenn man den Kopf in den Sand steckt.«

Dann folgt die Anleitung für die Benutzung einer beigefügten Excel-Tabelle, in der die Verläufe in China und Italien erfasst und weitergeschrieben werden, die es aber auch erlaubt, unterschiedliche Parameter einzugeben. Gerald Maier geht auch auf die Limitierungen seiner Berechnungen ein, fordert das Ministerium auf, einen »Reality Check« durchzuführen, und verweist auf ähnliche Berechnungen anderer Modelle. Am Ende der E-Mail wird noch ein umfangreiches Maßnahmenpaket angeführt.

Mich beeindruckt diese E-Mail sehr. Sie ist sehr eindringlich, aber auch sehr sachlich geschrieben. Nach Wochen der Gelassenheit verspüre ich nun selbst eine gewisse Anspannung. Zeitgleich stellt der Internist Franz Wiesbauer, der einen Master of Public Health an der Johns Hopkins Bloomberg School of Public Health abgeschlossen hat, ein 6-minütiges Youtube-Video mit dem Titel *»Die wahrscheinlich wichtigste Abbildung der Coronavirus-Epidemie«* online,[30] in dem er das Prinzip und die Notwendigkeit einer Abflachung der Kurve von erkrankten Personen exzellent erklärt. Seine Botschaft ist klar und deutlich. Ohne ein effektives Abbremsen des Infektionsgeschehens wird es auch in Österreich zu einer Überlastung der Krankenversorgung kommen. Während Franz Wiesbauer weiterhin regelmäßig exzellente kurze englischsprachige Videos auf YouTube stellt, gibt es von Gerald Maier keine einzige öffentliche Stellungnahme.

Am Abend studiere ich noch rasch die Methodik der COVID-19-Simulation der Technischen Universität Wien, die vom Gesundheitsministerium verschickt worden ist[31], und schreibe eine E-Mail an den Simulationsforscher Niki Popper:

---

30 Franz Wiesbauer. COVID-19 Update 1: Die wahrscheinlich wichtigste Abbildung der Coronavirus-Epidemie. 11.03.2020. Online: https://bit.ly/2XtCr7z
31 dwh. Weitere Verbreitung von Corona in Österreich. 26.02.2020. https://bit.ly/3060Q4U

»Sehr geehrter Herr Popper, wir werden uns morgen beim Meeting der Beratungsgruppe treffen. Ich würde Ihnen gerne vorab ein paar Gedanken / Fragen zur Modellierung schicken. Die schweren Verläufe von COVID-2019 betreffen eine relativ genau beschreibbare Hochrisikogruppe (Studien aus China, Italien, Schweiz, ...). Für eine Modellierung müssten wir höchstbetagte Personen (91 und älter), hochbetagte Personen (76 bis 90 Jahre) mit chronischen Erkrankungen, vor allem chronischen Lungenerkrankungen, Herz-Kreislauf-Erkrankungen und/oder Diabetes und/oder Krebserkrankungen, ältere Menschen (61 bis 75 Jahre) mit chronischen Erkrankungen, vor allem chronischen Lungenerkrankungen, Herz-Kreislauf-Erkrankungen und/oder Diabetes und/oder Krebserkrankungen, immunsupprimierte Personen aller Altersgruppen und evtl. noch spezielle andere Personen mit erhöhtem Risiko in allen Altersgruppen quantifizieren. Geht das überhaupt?

Für mich eine der wichtigsten Kennzahlen ist die Anzahl der infizierten (serologisch bestätigten) Hochrisikopersonen. Wie viele der 250 aktuellen Fälle gehören zu dieser Gruppe? Wie hoch ist der Anteil der infizierten (serologisch bestätigten) Hochrisikopersonen, die in Österreich eine stationäre / intensivmedizinische Versorgung brauchen? Zeitlicher Verlauf und Vergleich mit Zahlen aus anderen EU-Ländern. Wie entwickelt sich die Anzahl der infizierten (serologisch bestätigten) Hochrisikopersonen im zeitlichen Verlauf? Exponentialfunktion? Anzahl der Tage für Verdoppelung? Ab welcher Anzahl der Tage zur Verdoppelung der Fälle bleibt die Prävalenz stabil? 14 Tage? Wie viele Hochrisikoper-

sonen brauchen eine Beatmung, ECMO? Wie lange ist die durchschnittliche Verweildauer auf Intensiv? Ab welcher Anzahl der Tage zur Verdoppelung der Fälle bleibt der Zustrom von Fällen auf Intensivstationen stabil? 21 Tage? Wie wirken sich spezifische Maßnahmen zum ›Schutz‹ der Hochrisikopersonen aus? Zum Beispiel: Zirka 80.000 befinden sich in Langzeitpflegeeinrichtungen, zirka 400.000 PflegegeldbezieherInnen werden zu Hause versorgt, es gibt zirka 600.000 DiabetikerInnen in Österreich etc. Was sind die, evidenzbasiert oder basierend auf Erfahrungswissen, effektivsten Maßnahmen, um diese Hochrisikogruppen zu erreichen, zu informieren und Verhalten anzupassen?

Derzeit lesen alle in verschiedenen Glaskugeln. Umso wichtiger sind Modellierungen. Ich würde Sie bei dieser wichtigen Aufgabe gerne unterstützen. Was wir aber viel mehr nutzen sollten ist die Schwarmintelligenz von Studierenden, Lehrenden, Forschenden, national und international. Allein die Public Health Google Group in Österreich hat 400 ExpertInnen, die gezielt befragt werden könnten.«

40 Minuten später schreibt Niki Popper zurück, bedankt sich und schlägt eine Telekonferenz vor, um meine Punkte mit dem Simulationsteam zu besprechen.

Donnerstag, 12. März

Die WHO erklärt das globale Infektionsgeschehen offiziell zur Pandemie und veröffentlicht ihren 52. Situationsbericht.[32] Weltweit gibt es 125.260 bestätigte Fälle, davon 44.279 außerhalb von China, 23.049 in Europa, davon 12.462 in Italien, 2.269 in Frankreich, 2.140 in Spanien, 1.567 in Deutschland und 302 in Österreich.

Nach einem arbeitsreichen Vormittag auf der Universität fahre ich am frühen Nachmittag mit einem Freund nach Wien, um an der vierten Sitzung des Beraterstabs der Corona-Taskforce teilzunehmen. Während der Fahrt erreicht uns das Gerücht, dass ein Lockdown für Wien geplant ist. Ich gehe also mit gemischten Gefühlen in Richtung Bundeskanzleramt. Weil ich wie immer zu früh bin, drehe ich eine Runde durch den Volksgarten und genieße die Sonne. Um halb fünf gehe ich durch die Sicherheitsschleusen und werde von einer netten Dame in den Vorraum eines großen Saals geführt. Es gibt Wasser, und ich sehe Gesichter, die ich nur aus dem Fernsehen kenne. Es ist ein bisschen wie im Film. Bekannte Politiker und Wissenschafter haben sich um Stehtische versammelt und sind in Gespräche vertieft.

Brigitte Piso freut sich, mich zu sehen. Wir kennen uns vom Grazer Public-Health-Lehrgang, den sie 2007 abgeschlossen hat. Im Anschluss arbeitete sie am Ludwig-Boltzmann-Institut für Health Technology Assessment und war dort bis 2017 stellvertretende Institutsleiterin und Ressortleiterin für »Public Health und Versorgungsforschung«. Dann folgte die Tätigkeit als Geschäftsbereichsleiterin des Bundesinstitut für Qualität im Gesundheitswesen (BIQG) an der Gesundheit Österreich GmbH (GÖG), und Anfang Februar 2020 wechselte sie in das Kabinett von Bundesminister Anschober. Sie ist eine der integersten und schlauesten Menschen, die ich im österreichischen Gesundheitssystem kennengelernt habe.

---

32 WHO. Situation Report. 12.03.2020. Online: https://bit.ly/2Mo4xuM

Pünktlich um 17 Uhr geht es los. Von den 14 Teilnehmern des Beraterstabs sind nur zwei Personen keine Mediziner. Wochen später werde ich in einem Addendum-Artikel diesen Abend folgendermaßen beschreiben:

> »*Am 12. März fand die vierte Sitzung der Coronavirus-Taskforce im Bundeskanzleramt statt. 26 Personen waren anwesend, darunter Bundeskanzler, Vizekanzler, Gesundheitsminister und Innenminister. Hände wurden keine geschüttelt, Masken getragen aber auch nicht. Die Stimmung war angespannt, die Bilder aus der Lombardei waren präsent. Aber auch die Zahlen aus Tirol waren besorgniserregend, und der Druck aus den skandinavischen Ländern, die schon eine Woche zuvor Tirol als Hotspot für eigene Infektionen identifiziert hatten, war spürbar. Die Sitzung wurde vom Bundeskanzler ausgezeichnet moderiert, alle Beiträge waren kompetent und sachlich. Beim Punkt Kommunikation war auch das Mittel der Angst kurz Thema. Die diesbezügliche Diskussion war für mich vollkommen adäquat, der Situation angepasst. Die Entscheidung, mittels eines Lockdowns Geschwindigkeit aus dem Infektionsgeschehen zu nehmen, wurde von allen Mitgliedern der Coronavirus-Taskforce unterstützt. Rückblickend hätte nichts besser gemacht werden können. Das Timing des Lockdowns war nahezu perfekt.*«

Im Protokoll dieser Sitzung werde ich nicht unter den Teilnehmenden gelistet, aber wie folgt zitiert: »*Sprenger schließt daran an, wonach es primär um den Schutz der verhältnismäßig kleineren, vulnerablen Gruppe gehe. Social distancing müsse rasch in die Köpfe der Bevölkerung. Dafür bedürfe es einer professionellen Kommunikationsstrategie, für die alle verfügbaren Kanäle zu nützen seien. Die entsprechenden Informationen müsse man ›in die hintersten Winkel bringen‹, dies unter Einbeziehung der Gemeinden. Diesbezüglich sei eine Informationskampagne in den nächsten Tagen entscheidend. Die Wachstumskurve müsse vor allem in der Risikogruppe flach gehalten werden.«*

Ich sage in dieser Sitzung deutlich mehr, aber es wird nicht alles protokolliert. Nachdem ein Aufnahmegerät herumgereicht wird, sollte die gesamte Sitzung als Audio verfügbar sein. Primäres Ziel dieses Taskforce-Meetings ist es, eine Überforderung der Krankenhäuser und Intensivstationen zu verhindern. Das exponentielle Wachstum der Infektionen muss abgebremst werden. Die Modellierungen zeigen, dass dafür eine Reduktion der Kontaktzahl um 25 % ausreichend ist.

Das Niveau der Sitzung ist sehr beeindruckend. Kurz und Anschober stellen sehr gute Fragen, sind wertschätzend und interessiert. Sachpolitik pur. Gerry Foitik vom Roten Kreuz präsentiert sich als professioneller und erfahrener Krisenmanager, und auch alle anderen Beiträge sind sehr konstruktiv.

Im Vordergrund steht eindeutig das gemeinsame Bemühen, die österreichische Bevölkerung vor unnötigem Schaden zu bewahren. Nach der Sitzung kommt Sebastian Kurz auf mich zu und meint: »*Ich habe Ihre Botschaft verstanden, ich nehme sie ernst.*« Ich übergebe die mit dem Public Health Forum erstellte Kommunikationsstrategie an Gerry Foitik und mache mich auf den Weg zum Bahnhof.

Freitag, 13. März

In einem Interview mit dem Standard sagt Anschober:[33] »*Das Befürchtete ist passiert. Aus einer regionalen Epidemie, die in China ausgebrochen ist, ist binnen sehr kurzer Zeit, also seit Jahresbeginn, eine globale Pandemie geworden. Das bedeutet eine weltweite Krise, was die Gesundheitssysteme betrifft. Darauf gibt es, so sagen uns die Experten, nur eine Antwort: Wir alle müssen unsere sozialen Kontakte reduzieren, um damit das Ansteckungsrisiko zu verringern.*«

In den meisten österreichischen Krankenhäusern und Pflegeheimen wird ein Besuchsverbot verhängt. Auch Spitalsambulanzen sollten nur aufgesucht werden, wenn dies wirklich notwendig ist. Die Österreichische Gesundheitskasse beschließt ein Maßnahmenpaket, das die unbürokratische und sichere Versorgung der Patienten garantieren soll. Eine Medikamentenverordnung nach telefonischem Kontakt und die Abholung in der Apotheke ohne Papierrezept wird ermöglicht. Die Bewilligungspflicht bei den meisten Medikamenten entfällt, eine telefonische Arbeitsunfähigkeitsmeldung und Krankschreibung auf Basis einer telefonischen Konsultation wird eingeführt. Was jahrelang undenkbar war, wird plötzlich ganz rasch und unkompliziert Realität.

Auf der Homepage der von Niki Popper mitgegründeten dwh GmbH – Simulation Services und Technical Solutions werden unter dem Titel »COVID-19: Maßnahmen sollten bald Wirkung zeigen« die schon im Taskforce-Meeting kommunizierten Prognosen veröffentlicht:[34]

---

33 Der Standard. 13.03.2020. Online: https://bit.ly/36VRN80
34 dwh. COVID-19: Maßnahmen sollten bald Wirkung zeigen. 13.03.2020. Online: https://bit.ly/3eMWjsc

»*Laut dem Modell sollten erste Auswirkungen – wenn die Einschränkung der Kontakte auch wirklich umgesetzt wird – bereits Ende nächster Woche zu sehen sein. Die Zahl der Neuinfizierten wird trotzdem weiter ansteigen, aber in weitaus geringerem Maße als in den bisher verbreiteten Hochrechnungen (...) Die Schulschließungen werden zu einer Reduktion zwischenmenschlicher Kontakte um etwa 10% in der Gesamtbevölkerung führen. Wenn man annimmt, dass Menschen über 65 ihre Kontakte in der Freizeit um die Hälfte reduzieren, geht die Gesamtzahl der Kontakte in der Gesamtbevölkerung um weitere 8% nach unten. Das reduziert den Peak, also die Maximalzahl an Personen, die gleichzeitig krank sein werden, bereits um 40%. Und was noch wichtiger ist: Die Maximalanzahl der gleichzeitigen schweren Fälle insgesamt reduziert sich laut unserem Modell dadurch sogar um 55% – auf 45% des ursprünglichen Wertes, den wir ohne diese Maßnahmen hätten. Der Grund ist, dass besonders viele Menschen aus der Risikogruppe sich in diesem simulierten Fall nicht anstecken.*«

Siegfried Walch vom Management Center Innsbruck hat so wie ich die Bedeutung von Netzwerken in dieser Krise erkannt. Er leitet die Kommunikationsstrategie an seine Kontakte in Tirol und Vorarlberg weiter. In den nächsten Wochen ist er ein aktiver Verbündeter im Westen Österreichs, der mir hilft, wichtige Botschaften zu verteilen und Systemverantwortliche auf die Bedeutung von Risikokommunikation oder den Schutz von Pflegeheimen hinzuweisen.

Samstag, 14. März

Um 07:00 in der Früh schickt Franz Allerberger eine sehr reflektierte E-Mail an alle Mitglieder der Taskforce, in der er empfiehlt, von der Botschaft »*ganz gefährliches Virus*« wegzukommen. Er weist darauf hin, dass jeden Tag in Österreich im Schnitt 230 Menschen sterben und alle ein Recht auf Begleitung haben. Außerdem sollen die durch das Virus bedingten Kollateralschäden so klein wie möglich gehalten werden.

Ich schicke kurz darauf eine E-Mail an die Gruppe:

> *»Ich kann die von Prof. Allerberger angesprochenen Punkte nur unterstützen. In den nächsten Wochen (Monaten) wird entscheidend, wie gut es uns gelingt, die sehr gut beschreibbare Hochrisikopopulation vor einer Infektion zu schützen. Ich habe derzeit nicht das Gefühl, dass diese Botschaft schon in allen Bereichen unserer Bevölkerung angekommen ist. Faktum ist, je besser uns dieser ›Schutz‹ gelingt, desto weniger Ressourcen brauchen wir ›downstream‹ in der Krankenversorgung. Es braucht rasche und schlaue Kommunikationsstrategien, v. a. für jene Gruppen, die, aus welchem Grund auch immer, schwer erreichbar sind. Diese Kommunikation braucht es rasch, nicht nur auf Bundes- und Landesebene, sondern vor allem in den Gemeinden, Bezirken und Grätzeln.*
>
> *Derzeit fühlen sich viele junge und gesunde Menschen bedroht, obwohl für sie das Risiko, schwer zu erkranken, sehr gering ist. Im Gegensatz dazu negieren viele Hochrisikopersonen ihr Risiko oder halten es für sehr gering. Am wichtigsten ist das social distancing zwischen diesen beiden Gruppen. Das*

muss kommuniziert werden. Innerhalb der wenig gefährdeten Gruppen (Großteil der Bevölkerung) ist das nicht so wichtig und auch deutlich schwerer zu praktizieren. Dazu gehören ja auch Kinder, Jugendliche und aktiv im Berufsleben stehende Erwachsene. Die Immunisierung eines unbestimmten Anteils dieser Bevölkerung wird in einem unbestimmten Zeitraum stattfinden. Das können wir nicht verhindern. ENTSCHEIDEND ist, dass es parallel dazu zu möglichst wenig Infektionen in den Hochrisikogruppen kommt. Idealerweise bis zur Verfügbarkeit einer Impfung.

Jetzt kommt es auf die Solidarität der wenig gefährdeten Gruppen (Großteil der Bevölkerung) mit den höher gefährdeten Gruppen (Kleiner Teil der Bevölkerung) an. Wie das gehen kann, und worauf es dabei ankommt, müssen wir rasch kommunizieren!»

Allerberger war mir schon vor der Corona-Krise ein Begriff. Ich schätze seine mutige, offene Art und seine Expertise schon lange. Eigentlich bin ich davon ausgegangen, dass zwischen uns aufgrund der sehr ähnlichen Sichtweisen eine Seilschaft entsteht. Normalerweise tu ich mir auch nicht schwer, auf Menschen zuzugehen, die ich mag. Bei Allerberger ist mir das aus unerfindlichen Gründen nicht gelungen. Er ist auf meine Annäherungsversuche nicht eingestiegen. Aber dafür wird es sicher gute Gründe geben.

Sonntag, 15. März

In der Früh schreibe ich Niki Popper eine E-Mail, in der ich ihn bitte, auch eine Modellierung für die allgemeinmedizinische Versorgung zu erstellen. Diese wäre für die Planung und Vorbereitung der Allgemeinmedizin extrem wichtig. Auf Basis einer solchen Modellierung könnten dann Handlungsanleitungen für die Hausärzte in den kommenden Wochen abgeleitet werden. Popper verspricht Unterstützung, und wir vereinbaren, am Abend bei der Taskforce-Sitzung darüber zu sprechen. Auf der Titelseite der Kleinen Zeitung steht über dem Porträt des Landeshauptmann Schützenhöfer in Größtbuchstaben »*Gnade uns Gott*...«.

Genau das braucht's jetzt, Politiker, die Weltuntergangsstimmung verbreiten, denke ich mir.

Als Nächstes telefoniere ich mit Christoph Pammer. Er ist Sozialarbeiter im Gesundheitszentrum Medius in Graz und hat eine Public-Health-Ausbildung in der Schweiz absolviert. Wir haben mehrere Jahre zusammen im Grazer Public-Health-Lehrgang gearbeitet, und er ist einer dieser seltenen Typen mit starkem Rückgrat, sozialem Engagement, viel Methodenwissen und praktischer Erfahrung sowie einem klaren Blick auf Gewinner und Verlierer. Mit einem Wort, Christoph ist ein echter Allrounder, und noch dazu ein cooler Typ. Wir reden über die Notwendigkeit, vor allem jene Bevölkerungsgruppen zu erreichen und zu informieren, die mit herkömmlichen Kommunikationsstrategien kaum bis gar nicht erreicht werden. Typisch Christoph, werden sofort Nägel mit Köpfen gemacht.

In wenigen Tagen mobilisiert er den Grazer Gesundheitsstadtrat Robert Krotzer von der KPÖ, zahlreiche Einrichtungen und Vereine, wie Jukus, Ikemba, Omega und Zebra, die exakt mit jenen Zielgruppen arbeiten, die wir erreichen wollen. Es entsteht die »Grazer Telefon-Kette gegen COVID-19«. Das Herzstück des Projekts stellt ein Gesprächsleitfaden für ein telefonisches, motivierendes Interview dar, der in Deutsch und acht weiteren Sprachen (Türkisch, Bosnisch/Kroatisch/Serbisch, Rumänisch, Slowakisch, Arabisch, Dari/Farsi, Russisch und Englisch) abgefasst wird.

Wenn Christoph in Fahrt ist, dann geht was weiter:[35]

> *»Schon am Ende der ersten Projektwoche standen wir mit zahlreichen lokalen, regionalen, nationalen und internationalen Organisationen im Austausch. Viele haben sich der Projektidee angeschlossen, nachdem sie sich über die Qualität der Projektmaterialen versicherten und über die Einsatzmöglichkeiten in Telefongesprächen erkundigt hatten. Eines der entscheidenden Konstruktionsthemen des Projekts waren die Bestimmungen der Datenschutzgrundverordnung, die letztlich allesamt eingehalten wurden. Bis 27. März sind große steirische Einrichtungen (Hilfswerk Steiermark, Psychosoziale Dienste, Gerontopsychiatrie) zu Umsetzungspartnern geworden. Österreichweit adaptierten Trägerorganisationen das Projektkonzept, stellten von ›Hotline‹ auf ›präventive Anrufe‹ um, um sozial Schwache und schwierig gelagerte Einzelfälle zu erreichen. Ebenso machten die lokalen Seniorenbünde der ÖVP, SPÖ, Grünen und KPÖ mit. In Oberösterreich (Haslacher Ges-Zentrum) wird das Projekt direkt nachgeahmt. Die ÖGK Steiermark sprang auf und rief chronisch Kranke zu Hause an, die in ihren Kursen (Diabetes-Schulungen etc.) teilgenommen hatten. In Wien erkundigen sich der Fonds Gesundes Österreich und die Hotline 1450 bezüglich der Erfahrungen. Das früh in der Krise bestehende Projekt ›Telefon-Kette‹*

---

35 Pammer C. Sozialepidemiologische Aktivitäten in der Primärversorgung. Online: https://bit.ly/2Xvtriq

initiert auf diese Art und Weise Nachfolgeprojekte. Der UNHCR empfiehlt das Projekt zur Nachahmung. Letztlich initiiert der FGÖ dieser Tage ein Förderprogramm für Nachbarschafts- und Stadtteilzentren und übernimmt die Projektmaterialien.«

Am Nachmittag fahre ich mit dem Zug nach Wien. Es ist die letzte Sitzung, die noch Face to Face stattfindet. Diesmal moderiert Anschober in seiner ruhigen und sachlichen Art die Sitzung alleine. Das Niveau der Diskussion ist wiederum sehr hoch. Etwas aus der Reihe fallen die Beiträge des Ärztekammerpräsidenten Szekeres, der Bundesheersoldaten vor den Ordinationen fordert. Aber ich bin da vorbelastet. Bei diesem Typus von Mediziner und Mensch entwickle ich eine Abneigung, die mich manchmal selber überrascht. Sprenger und Ärztekammerfunktionäre, das ist so wie Tiroler und Wiener, Bayern und Preußen, nur noch viel schlimmer.

Niki Popper prognostiziert bei einer Reduktion der Kontaktzahl um 40% eine ausreichende Verflachung der Kurve von positiv getesteten Fällen und meint humorvoll in Richtung Anschober: »*Ich weiß, dass die Politik daraus schließt, dass 80% Kontaktreduktion noch besser ist.*«

Fast alle Anwesenden verstehen, dass die täglich von Zigtausenden Menschen angestarrte Kurve auf dem Dashboard überhaupt keine reale Abbildung des Infektionsgeschehens darstellt. Erstens hängt die Anzahl der positiv getesteten Fälle immer von der Anzahl der durchgeführten Tests und der getesteten Bevölkerungsgruppe ab. Zweitens bleibt immer eine unbekannte Dunkelziffer von aus verschiedensten Gründen nicht getesteten Personen, und drittens läuft die Kurve mit den positiv getesteten Fällen dem wahren Infektionsgeschehen immer um die Inkubationszeit, also ein bis zwei Wochen, hinterher.

Das erklärt auch, dass die effektive Reproduktionszahl (Reff) in Österreich[36] ab dem 13. März abnimmt und kurz vor Ostern unter 1 fällt. Einen ähnlichen Verlauf errechnete das Robert Koch Institut (RKI) für Deutschland,[37] wo sich Reff schon Ende März um den Wert 1 stabilisiert und am 09. April bei 0,9 liegt.

Die Hauptgründe für diese erfreuliche Entwicklung sind die abgesagten Großveranstaltungen ab 11. März, das zunehmende Bewusstsein in der Bevölkerung, die schon vor dem Lockdown deutlich abnehmende Mobilität und Kontaktzahl, die zunehmende Aufmerksamkeit für Hygiene, aber auch die erfolgreiche Kontaktverfolgung und Eindämmung durch die Gesundheitsbehörden.

Die Basisreproduktionszahl R0 (R Null) und die effektive Reproduktionszahl (Reff) bleiben die am häufigsten falsch verstandenen, berechneten und präsentierten Parameter in dieser Pandemie. Auch ich habe in der Hitze so mancher Interviews die Begriffe falsch verwendet.

Christa Cuchiero, Professorin für Quantitatives Risikomanagement an der Universität Wien, und Josef Teichmann, Professor für Finanzmathematik an der ETH Zürich, liefern im Falter eine der besten Erklärungen:[38] »*Die Basisreproduktionszahl muss kleiner gleich 1 werden, um exponentielles Anwachsen der Gesamtinfizierten zu verhindern. R ist die Anzahl der Personen, die ein infektiöser Mensch während der Ansteckungsperiode im Schnitt ansteckt, zu einem gewählten Zeitpunkt und an einem bestimmten Ort. Zur Bezeichnung: Die 0*

---

36   AGES. Epidemiologische Parameter des COVID19 Ausbruchs – Update 03.04.2020, Österreich, 2020. Online: https://bit.ly/2yZxnhY
37   RKI. Epidemiologisches Bulletin. 23.04.2020. Online: https://bit.ly/3eNXPuk
38   Falter. 08.04.2020. Online: https://bit.ly/2A1DlPM

in R bezieht sich auf den Zeitpunkt der Messung. Klarerweise ist R zeitlich veränderlich sowie veränderbar: Es hängt zum Beispiel davon ab, wie viele Nichtinfizierte es noch gibt, und welche Maßnahmen wir setzen, weshalb man manchmal auch von Rt oder Reff liest.«

Insgesamt stimmt mich auch diese Sitzung optimistisch, dass Österreich sehr gut durch die Krise kommen und es keine Überlastung der Krankenversorgung geben wird. Diesen Eindruck versuche ich auch allen Personen zu vermitteln, die in diesen Tagen Kontakt mit mir aufnehmen. Darunter auch Führungskräfte aus dem österreichischen Gesundheitssystem, die einen Zusammenbruch der Versorgung prophezeien und sich von mir kaum beruhigen lassen. Um ein Gefühl für die Belastung der hausärztlichen Versorgung zu bekommen, beschließe ich, Prognosen für die nächsten Wochen zu erstellen. Umso mehr freut mich, dass Niki Popper mir nach der Sitzung erzählt, dass es bereits Gespräche wegen eines COVID-Prognose-Consortium gibt und er optimistisch ist, dass sich eine eigene Gruppe für die Primärversorgung bilden wird. Um Mitternacht bin ich wieder zurück in Graz.

MONTAG, 16. MÄRZ

Die am Wochenende im Eilverfahren beschlossene COVID-19-Verordnung ist in Kraft getreten. Sie bringt eine enorme Einschränkung der Bewegungsfreiheit, aber auch des gesamten sozialen Lebens. Wie Popper in der Sitzung befürchtet hat, geht die Politik auf Nummer sicher und reduziert die Kontaktzahl auf über 80%, was deutlich über dem modellierten Erfordernis liegt. Sie verstärkt aber auch den Überwachungsstaat.

Auf der Straße angehaltene Personen müssen vor der Polizei glaubhaft machen, dass sie sich gesetzlich erlaubt im öffentlichen Raum aufhalten. Die Verordnung greift massiv in unsere Grundrechte ein. Als Nicht-Jurist kann ich nicht einmal annähernd das Ausmaß abschätzen, was das für eine Demokratie, ihre Verfassung und individuelle Rechte bedeutet.

Obwohl ich viele Details nicht verstehe, sehe ich, dass die Verordnung zeitlich befristet ist. Aber das Ganze ist mir trotzdem unheimlich, und ich hoffe, dass diese Verordnung bald wieder aufgehoben wird. Mit so einer massiven Intervention hatte ich nicht gerechnet.

In der Früh habe ich einen Zahnarzttermin und schaue nach dem Eintreten in ernste Gesichter. Eigentlich hängt ein Zettel an der Tür, dass vor dem Eintritt angerufen werden soll. Den habe ich doch glatt übersehen. Nachdem ich der einzige Patient bin, haben wir rasch eine intensive Diskussion über das Risiko von Zahnärzten und Praxisteams aufgrund der Aerosole, die vor allem beim Kühlen der hochtourig arbeitenden Instrumente entstehen. Diese Suspension aus Flüssigkeit und Feststoffpartikeln mit einem Durchmesser bis zu 50µm, so mein Zahnarzt, können mehrere Meter weit getragen und bis zu 30 Minuten in der Raumluft nachgewiesen werden.

Na bumm, denke ich mir, schon wieder etwas gelernt. Meine Krone wird fachmännisch fixiert, und ich verspreche, mich schlau zu machen und Informationen zu schicken. Zu Hause angekommen, poste ich im Public Health Forum eine erste Prognose für die kommenden Wochen:

Im Folgenden versuche ich, die derzeit wohl wichtigsten zwei Fragen zu beantworten: Was bedeutet das für die Bevölkerung und die Krankenversorgung in den nächsten 5 Wochen?

(Achtung! Glaskugel)

KW12: *Die Anzahl der infizierten Personen wird weiter pro Tag um 40% zunehmen. Hoffentlich steigt der Anteil der infizierten Personen in der Hochrisikogruppe deutlich geringer. Die derzeitigen Quarantänemaßnahmen bleiben aufrecht. Junge und gesunde Personen können sich entsprechend den geltenden Regeln aber im Freien aufhalten und bewegen. Hochrisikopersonen sollten möglichst zu Hause und/oder auf Distanz bleiben und hoffentlich von der Gesellschaft gut unterstützt werden. Auf allen Ebenen der Krankenversorgung wird die Vorbereitung immer strukturierter. Regeln wie Testung und Quarantäne werden sinnvoll angepasst. Schutzausrüstung in ausreichendem Maß im Inland produziert. Es gibt einheitliche Algorithmen für alle Gesundheits- und Sozialberufe. Diese werden von ihren Fachgesellschaften tagesaktuell mit korrekten und praxisrelevanten Informationen versorgt. Das Chaos wird langsam geordnet, die Risikobewertung, Risikokommunikation und das Risikomanagement immer professioneller.*

KW13: *Die Anzahl der infizierten Personen wird weiter pro Tag um 30% zunehmen, sich der Anstieg aber verflachen. Hoffentlich steigt der Anteil der infizierten Personen in der Hochrisikogruppe deutlich geringer. Die derzeitigen Quarantänemaßnahmen werden für junge und gesunde Personen langsam gelockert. Sie können sich vermehrt entsprechend den geltenden Regeln im Freien aufhalten und bewegen. Hochrisikopersonen sollten möglichst zu Hause und/oder auf Distanz bleiben und hoffentlich von der Gesellschaft gut unterstützt werden. Auf allen*

Ebenen der Krankenversorgung steigt die Anzahl der COVID-19-Fälle. Vor allem in der Pflege und Allgemeinmedizin gibt es präzise und wissenschaftlich akkordierte Algorithmen, wie mit Verdachtsfällen und Krankheitsfällen umzugehen ist. Die Kommunikation innerhalb der Krankenversorgung wird immer professioneller. Schutzausrüstung ist in ausreichendem Maß vorhanden.

KW14: *Die Anzahl der infizierten Personen wird weiter pro Tag um 15% zunehmen, sich der Anstieg also noch mehr verflachen. Hoffentlich bleibt der Anteil der infizierten Personen in der Hochrisikogruppe gering. Die derzeitigen Quarantänemaßnahmen werden für junge und gesunde Personen weiter gelockert. Hochrisikopersonen sollten möglichst zu Hause und/oder auf Distanz bleiben und hoffentlich von der Gesellschaft gut unterstützt werden. Auf allen Ebenen der Krankenversorgung steigt die Anzahl der COVID-19-Fälle weiter. Vor allem in der Pflege und Allgemeinmedizin wird die Kombination aus Regelversorgung und Versorgung von COVID-19 zu einer immer größeren Herausforderung. In stark betroffenen Regionen fallen pro Woche bis zu 5% des Gesundheitspersonals wegen einer eigenen Infektion mit SARS-CoV-2 aus. Das erhöht die Belastung der anderen. In den Ambulanzen, auf den Stationen ist Hochbetrieb, ebenso auf den Intensivstationen. Die Situation bleibt aber gut bewältigbar. Die zusätzlich errichteten Kapazitäten werden nicht gebraucht.*

KW15: *Die Kurve mit der Anzahl der infizierten*

Personen hat den Peak erreicht und ist in manchen Regionen rückläufig.

KW16: *Die Kurve mit der Anzahl der infizierten Personen fällt deutlich.*

KW17: *Das soziale Leben in Österreich beginnt wieder. Die Bevölkerung atmet sichtbar durch. Auch die Hochrisikogruppe darf unter der Einhaltung bestimmter Regeln wieder am sozialen Leben teilhaben. Die Belastung der Krankenversorgung nimmt auf allen Ebenen spürbar ab.*

Sommer und Herbst 2020: Die politische, gesellschaftliche und wissenschaftliche Aufarbeitung beginnt.

Am Nachmittag halte ich das erste von einer Reihe an Webinaren am Management Center Innsbruck. Die Zusammenarbeit mit Siegfried Walch funktioniert exzellent, und die Diskussion mit den Studierenden via Chat macht richtig Spaß.

DIENSTAG, 17. MÄRZ

Ich schicke eine E-Mail an die steirische und österreichische Zahnärztekammer sowie meinen Zahnarzt, in der ich anhand von aktuellen Studien zeige, wie extrem hoch das Risiko von Zahnärzten und ihren Teams ist, sich anzustecken. Auf den Websites der Kammern finde ich dazu keine schnell auffindbaren Informationen. Auch an das Kabinett des Gesundheitsministers schreibe ich eine E-Mail: »*Die Stimmung in der Allgemeinmedizin droht zu kippen, bevor es richtig losgeht. Es braucht jetzt rasch zwei wichtige Botschaften: 1) Neue Testkriterien, die wissenschaftlich akkordiert (haben wir ja schon gemacht), alltagstauglich und im EU-Vergleich konsistent sind. Auch die Schweiz hat bereits neue Kriterien! Diese müssen rasch an alle niedergelassenen Allgemeinmediziner und alle anderen involvierten Akteure kommuniziert werden. Letztendlich auch der Bevölkerung. 2) Es braucht ein offizielles Informationsschreiben betreff Schutzausrüstung für die Allgemeinmedizin. Dieses sollte die aktuelle Situation ehrlich und korrekt kommunizieren. Was, bis wann, wie viel!*«

Tanja Stamm vom Institut für Outcomes Research an der MedUni Wien kontaktiert mich mit der Idee einer Erfassung von symptomatischen Personen. Was in der Folge passiert ist ein Musterbeispiel an wissenschaftlicher Vernetzung: Ich hole Angelika Rzepka vom Austrian Institute of Technology (AIT) in die Gruppe, und gemeinsam mit Siegfried Walch haben wir innerhalb kürzester Zeit ein Studienprotokoll, Ethikantrag, App und die Unterstützung der Bürgermeister auf Tiroler und Vorarlberger Seite des Arlbergs.

Bereits eine Woche nach der Idee erfolgt die praktische Umsetzung einer vollkommen anonymisierten Online-Befragung. Solche Studien helfen dabei, Leitsymptome von COVID-19 und deren Verlauf besser zu erfassen. Ich bin begeistert von so viel engagierter Wissenschaft. Genau so etwas braucht es in so turbulenten Zeiten.

In der Süddeutschen Zeitung erscheint unter dem Titel »Die Dunkelziffer« ein sehr verständlicher und gut geschriebener Artikel über die Schwierigkeiten bei der Abschätzung der tatsächlichen Anzahl der Infizierten.[39] Die wesentlichen Botschaften lauten, dass die offiziellen Zahlen zur Corona-Pandemie nur einen Teil der Realität wiedergeben und die tatsächliche Zahl der Infizierten weit höher liegen dürfte. So meint der Mathematiker Thomas Götz von der Universität Koblenz-Landau: »*Ich halte es durchaus für plausibel, dass die realen Fälle um einen Faktor zehn oder mehr über der offiziellen Statistik liegen.*«

Auch Daten aus China zeigen, dass die Tests dem Krankheitsbeginn um eine gute Woche hinterherlaufen und viele Infektionen unerkannt bleiben.

Gérard Krause vom Helmholtz-Zentrum für Infektionsforschung ist aber zuversichtlich und meint: »*Wir bereiten aktuell einen Bluttest auf Covid-19-Antikörper vor, mit dem wir hoffentlich in einigen Monaten feststellen können, wie sich die Durchseuchung in der allgemeinen Bevölkerung entwickelt hat. Das erlaubt dann bessere Rückschlüsse auf die Dunkelziffer.*«

In dem auf den Gesundheitsbereich spezialisierten Online-Journal STAT hat John PA Ioannidis einen Artikel über das Evidenzdesaster rund um die Corona-Pandemie geschrieben.[40] Ich bewundere Ioannidis schon lange. Er ist Internist, Epidemiologe, Statistiker und einer der weltweit führenden Gesundheitswissenschaftler. Seine Meinung gilt mir viel, umso mehr freut mich, dass er sich in der Pandemie zu Wort meldet.

Der Grundtenor des Artikels ist, dass wir noch viel zu wenig über das neuartige Coronavirus wissen und die drasti-

---

39 Süddeutsche Zeitung. 17.03.2020. Online: https://bit.ly/2XV5qAt
40 Ioannidis, JPA. A fiasco in the making? As the coronavirus pandemic takes hold, we are making decisions without reliable data. 17.03.2020. Online: https://bit.ly/3gQB0bb

schen Maßnahmen, die zu dessen Eindämmung empfohlen werden, mittel- und langfristig mehr gesundheitlichen, psychologischen, sozialen und ökonomischen Schaden anrichten als das Virus selbst. Seine Aussage »*Wenn sich das Virus eines Tages als gar nicht so todbringend erweise, wie befürchtet, dann wäre ein Elefant aus Angst vor einer Katze von der Klippe gestürzt*« wird in den kommenden Wochen noch oft zitiert, aber auch kritisiert.

Zeitgleich erscheint eine Modellierung des Imperial College of London unter der Federführung des Epidemiologen und Biomathematikers Neil Ferguson.[41] Er vergleicht für Großbritannien und die USA eine Strategie der Abschwächung (»mitigation«) mit der einer Eindämmung (»containment«). Das Ergebnis ist eindeutig. Großbritannien muss mit mehr als 500.000 und die USA mit über 2.000.000 Todesfällen rechnen, sofern die Regierung nichts unternimmt. Boris Johnson und das Weiße Haus reagieren und kündigen strengere Maßnahmen und Lockdowns an. Auch Holland und die Schweiz, die zunächst ebenfalls einen Kurs der Abschwächung präferierten, folgen. Die einzige Ausnahme bleibt Schweden, das zwar strengere Maßnahmen einführt, aber auf einen Lockdown verzichtet. Das Modell von Ferguson rechnet mit einer Sterblichkeit von 0,9%, einer Reproduktionszahl zwischen 2 und 2,6, einer Inkubationszeit von 5,1 Tagen, einer Infektiösität nach zwölf Stunden, auch bei asymptomatischen Fällen.

Alle diese Parameter können in dieser Phase der Pandemie nur geschätzt werden. Dazu gehört auch die Annahme, dass

---

41 Ferguson, NM; et al. Report 9: Impact of non-pharmaceutical interventions (NPIs) to reduce COVID-19 mortality and healthcare demand. 16.03.2020. Online: https://bit.ly/3faOY6d

es keine natürliche Immunität gibt und die gesamte Bevölkerung anfällig für eine Erkrankung ist. Das Papier errechnet eine Lockdown-Phase von bis zu 18 Monaten. Vollkommen irre. Als ob es rund um das Virus kein Krankheitsgeschehen und keine anderen Determinanten von Gesundheit mehr gibt.

Ich stehe solchen apokalyptischen Modellierungen sehr kritisch gegenüber, auch wenn sie von einer renommierten Adresse kommen. Aber ich kenn mich viel zu wenig aus, um wirklich fundiert etwas auszusetzen und die Methode im Detail analysieren zu können. Vielleicht sind solche Studien auch einfach nur Warnungen, den Ernst der Lage keineswegs zu unterschätzen. Bleibt zu hoffen, dass sich die Realität deutlich positiver entwickelt, als es solche mathematischen Modelle prophezeien.

Im Moment scheint genau das Gegenteil der Fall zu sein. In der Region Bergamo wird die Situation immer dramatischer. Die Berichte und Bilder zeigen ein Krankenversorgungssystem nahe am Kollaps. Was zu dem Zeitpunkt kaum jemand weiß ist, dass die Gesundheitsbehörden massive Fehlentscheidungen getroffen haben. Anstatt mildere Verläufe zu Hause zu versorgen, werden diese in die nächstgelegenen Krankenhäuser gebracht. Diese waren, wie immer um die Jahreszeit, rasch überfüllt, und viele infizierte hochbetagte Menschen wurden in Pflegeheime weiterverlegt. Schutzausrüstung ist Mangelware. Es infizieren sich unzählige Rettungskräfte, Ärzte, Pflegepersonen, Pflegeheimbewohner und Krankenhauspatienten.

Eine Hilfe der Europäischen Union ist nicht vorhanden. Stattdessen kommt sie aus China und Kuba. Während in der naheliegenden Schweiz und Österreich Intensivstationen leer stehen, kollabieren sie in den Städten Bergamo und Brescia. Einsparungen der von der rechten Lega geführten

Regionalregierung haben in den letzten Jahren dazu geführt, dass es in der reichen Lombardei nur 700 Intensivbetten für 10 Millionen Einwohner gibt. Das ist ein Viertel der österreichischen Kapazitäten.

Korruption, Misswirtschaft und Verantwortungslosigkeit sind der Grund dafür, dass die Region Bergamo zu einem der wichtigsten Hotspots Europas wurde. Auch die Lombardei hat, so wie Österreich, ein sehr »Krankenhaus-zentriertes« System. »*In riesigen Wartesälen wartet man stundenlang auf den Termin, muss zuerst die Zuzahlung leisten, pro Arztbesuch auch schon einmal 150 Euro, um dann wieder in langen Korridoren, immer dicht an dicht gedrängt, vor dem Arztzimmer zu warten. Das Krankenhaus als ideale Virenschleuder. Tatsächlich kam es zu den ersten Massenansteckungen in drei Krankenhäusern der Lombardei: in Nembro, Alzano Lombardo und Codogno.*«[42]

Viele Hausärzte infizieren sich, weil sie keinen Schutz haben, aber ihre Praxen deshalb nicht schließen wollen. Über 150 Ärzte versterben. Zum Teil sind sie aus der Pension zurückgekehrt, um zu helfen. In der Lombardei sterben Tausende von Altersheimbewohnern, weil infizierte Personen dort untergebracht werden.

Nach dem Lockdown verlegte sich das Infektionsgeschehen in die Mehrgenerationenhaushalte. So wie in den Krankenhäusern und Pflegeheimen, werden nun auch dort hochbetagte Personen infiziert.

Weil die Bestatter Angst vor einer Infektion haben, muss die italienische Armee aushelfen, um die vielen Toten vom Hauptfriedhof Bergamos in andere Regionen zu transportieren. Sie machen dies am Tag, die Bilder gehen um die

---

42 ntv. 23.05.2020. Online: https://bit.ly/3eI9L0C

Welt. Die österreichische Regierung wird nicht müde, sie als Argument für alle Maßnahmen zu benützen, die sie in den kommenden Wochen beschließen wird. Die Geschehnisse in Bergamo werden zur Regel der Pandemie stilisiert. Dabei waren sie eine katastrophale Ausnahme und die dort eskalierte Situation mit Österreich nie vergleichbar.

Um 17:15 schicke ich eine E-Mail an die gesamte Chefetage der Österreichischen Gesundheitskasse:

»*Sehr geehrtes Management der ÖGK, die KW12 ist die letzte ruhige Phase vor einer immensen Belastung des österreichischen Gesundheitssystems. Nutzen wir sie! Die kommenden Wochen werden auch die Primärversorgung und insbesondere die allgemeinmedizinische hausärztliche Versorgung an ihre Grenzen bringen.*

Ich bitte Sie dringend, folgende Maßnahmen am besten heute noch umzusetzen:

*1) **BITTE** schützen Sie Ihre Versicherten. Die ÖGK ist für das Wohl von 7,2 Millionen Versicherten verantwortlich. Darunter mindestens 1 Million Menschen, die der Risikogruppe, und zirka 100.000 Menschen, die der Hochrisikogruppe für eine schwere COVID-19-Erkrankung angehören. Die ÖGK kann anhand der Versichertendaten und Medikamentenverschreibung diese Personengruppe identifizieren und gezielt informieren. BITTE tun Sie es! Derzeit sind nicht Medikamente entscheidend, derzeit ist es entscheidend, verständliche Informationen rasch an die richtige Zielgruppe zu* bringen. Das kann Leben retten! und die zukünftige Belastung in der Krankenversorgung reduzieren.

2) BITTE schützen Sie Ihre VertragspartnerInnen. Derzeit sind unzählige Hausärztinnen und Hausärzte ohne Schutzausrüstung unterwegs. Das gefährdet ihre Patienten und sie selber. Jeder von ihnen wird gebraucht. Es sollten sich möglichst wenige infizieren. Sorgen Sie bitte dafür, dass sie bei der Verteilung von Schutzausrüstung nicht vergessen werden. Jetzt ist keine Zeit für eine Debatte über Verantwortlichkeiten mit der Ärztekammer!

3) BITTE kommunizieren Sie mit den Ländern. Derzeit haben alle Spitäler einen Aufnahmestopp für elektive Eingriffe. Immer öfter kommt es zu Entlassungen und/oder Verweigerungen der Aufnahme von schwerkranken Patienten. Aktuelle Berichte aus den Ordinationen lassen befürchten, dass schon jetzt mehr Menschen dadurch einen Schaden erlitten haben als durch COVID-19. Wie viele, wird erst ein wissenschaftlicher Rückblick zeigen. Die Regelversorgung MUSS auch in Zeiten von COVID-19 gesichert sein!

4) BITTE kommunizieren Sie mit dem Bund. Es braucht dringend neue Testkriterien. Schon jetzt fallen unzählige Ordinationen aus, weil ein einziger Patient positiv getestet wurde. Das muss aufhören! Sonst haben wir in den entscheidenden Wochen keine Hausärztinnen und Hausärzte mehr.

BITTE nehmen Sie dieses Schreiben ernst. Tun Sie alles, was in Ihrer Macht steht, um die Versorgung zu sichern. Wir brauchen jetzt einen Schulterschluss zwischen allen Akteuren, auf allen Ebenen! Mit hoffnungsvollen Grüßen – Martin Sprenger«

Ich erhalte keine einzige Antwort auf dieses Schreiben. Die Österreichische Gesundheitskasse ist auf Tauchstation gegangen. Alle Einrichtungen werden für Patienten geschlossen. Die Ärztinnen und Ärzte in den Ambulatorien werden angewiesen, sich nicht an der Behandlung von Personen mit COVID-19 zu beteiligen. Bis auf die Erleichterungen bei der E-Medikation gibt es keinerlei Bemühen, die Versicherten und Vertragspartner zu unterstützen. Es wird acht Wochen dauern, bis sich die Führungskräfte der Österreichischen Gesundheitskasse wieder aus ihren Verstecken trauen. Hochbezahlt wurden sie selbstverständlich die gesamte Zeit. Im Gegensatz zu vielen ihrer Versicherten mussten sie niemals um ihren Job, ihre Wohnung oder um ihre Zukunft fürchten. Mich schockiert so eine Einstellung. Ich will mir gar nicht vorstellen, was passiert wäre, wenn das Infektionsgeschehen nicht so rasch abgenommen hätte.

Es ist immer das Gleiche. Wenn es darauf ankommt, werden die Gesundheits- und Sozialberufe von den Behörden alleine gelassen. Da unterscheidet sich Österreich nicht von der Lombardei. Wenn allerdings die Bedrohung vorbei ist, dann werden wieder große Reden geschwungen, die Hochglanzmagazine quellen über vor Selbstlob, und die Verdienstkreuze fliegen tief.

Mittwoch, 18. März

Es ist noch immer schwierig, an Daten zu kommen. Deshalb schreibe ich an die Mitglieder der Taskforce: »*Wir brauchen rasch eine für alle zugängliche (open source) Übersicht darüber, welche Ordinationen in welchen Regionen bereits aufgrund der Quarantänebestimmung (seit wann?) geschlossen haben (Ärztekammer? Österreichische Gesundheitskasse?), und welche täglich dazukommen. Ohne diesen systemischen Blick auf die Kapazitäten der allgemeinmedizinischen Versorgung, übersehen wir evtl. zu lange, wie sich deren ›Zustand‹ verschlechtert und es zu Dominoeffekten kommt, z. B. Ausfall anderer Ordinationen wegen Überlastung. (Also nicht wegen positiver Testung und Quarantäne).*«

Im Public Health Forum initiiere ich auf Basis eines Open-Google-Dokuments eine Forschungsagenda für Österreich.[43] In der Einleitung steht: »*Zahlreiche aktuelle Publikationen verweisen auf die hohe Bedeutung der Versorgungsforschung, sowohl auf globaler, internationaler, aber auch nationaler und regionaler Ebene. Nur damit können wesentliche Wissenslücken geschlossen und essentielle Erkenntnisse über das pandemische Geschehen gewonnen werden. Demokratiepolitisch sensible und die gesamte Gesellschaft betreffende Entscheidungen MÜSSEN möglichst wissensbasiert erfolgen. Hier hat Österreich einen großen und dringenden Aufhol- und Abstimmungsbedarf. ZIEL dieser Forschungsagenda ist eine Skizzierung der aus Public-Health-Sicht wichtigsten Forschungsbereiche und zugehörigen Forschungsfragen. NICHT-ZIEL ist eine Beschreibung der zugehörigen Methodik und Umsetzung.*«

In kürzester Zeit werden mehr als 70 Forschungsfragen zu

---

43   Forschungsagenda. Online: https://bit.ly/2Mo7fk3

unterschiedlichsten Bereichen, wie Risikostratifizierung, epidemiologische Fragestellungen, Versorgungsforschung, Begleit- und Präventionsforschung, kreiert. Am 27. März schicke ich die Forschungsagenda nach telefonischer Rücksprache an das Gesundheitsministerium.

Eine Gruppe, die in Österreich immer übersehen wurde, rückt nun immer mehr in den Blickpunkt des politischen Interesses: die 24-Stunden-Betreuerinnen. Die fast 70.000 vor allem rumänischen und slowakischen Frauen sorgen seit Jahren dafür, dass Menschen in Österreich zu Hause betreut und gepflegt werden können. Zum Dank will ihnen die Regierung das Kindergeld kürzen. Ins Land gekommen sind sie kurz nach dem Fall des Eisernen Vorhangs, illegal natürlich. Es war eine klassische Situation von Angebot und Nachfrage. Auf der einen Seite Familien, die Unterstützung suchten, rund um die Uhr, also auch nachts, und das möglichst billig. Auf der anderen Seite Frauen, die zu Hause keine oder nur zu gering bezahlte Arbeit fanden und bereit waren, weit entfernt von zu Hause, für das gebotene Honorar die Nachfrage der österreichischen Familien zu befriedigen. Dafür setzten sie sich stundenlang in Kleinbusse, verließen ihre Familien für zwei bis vier Wochen und verkauften sich an windige Agenturen. Das ging fast 20 Jahre gut. Obwohl alle davon wussten, wollte keiner darüber reden, typisch Österreich.

Bis 2006 im Wahlkampf eine später widerlegte Story über eine illegale Betreuungsperson bei Wolfgang Schüssel auftauchte. Zu diesem Zeitpunkt waren schon geschätzte 30.000 Frauen als Betreuungspersonen in Österreich tätig. Wie das so lange gutgehen konnte, bleibt ein Rätsel. Dann wieder typisch Österreich: Husch-pfusch-Anlassgesetzgebung, aus Illegalen Niedriglohnkräften wurden legale Niedriglohnkräfte gemacht, mit Wirtschaftskammer- und Sozialversicherungsbeitrag. Soweit so gut, vor allem für das österreichische Sozialsystem, weniger für die betroffenen Frauen. Plötzlich in der Corona-Krise machen sich die gleichen Behörden Sorgen um eine Gruppe, die ihnen ansonsten vollkommen egal ist. Plötzlich ist die Rede von Sonderregelungen und Alternativkonzepten. Hoffen wir, dass diese virusbedingte Krise bald vorbei ist, ansonsten kriegen wir in Österreich eine echte Pflegekrise.

Donnerstag, 19. März

Die WHO hat gerade ihren 59. Situationsbericht veröffentlicht.[44] Weltweit gibt es 209.839 bestätigte Fälle und 8.778 Todesfälle. In Europa sind es 87.108 bestätigte Fälle, davon 35.713 in Italien, 13.716 in Spanien, 9.043 in Frankreich, 8.198 in Deutschland, 3.010 in der Schweiz und 1.646 in Österreich.

»Es ist das eingetreten, was wir befürchtet haben. Wir haben eine globale Pandemie«, so beginnt Gesundheitsminister Anschober die heutige Pressekonferenz. Europa sei das Epizentrum, und in Italien spitze sich die Situation dramatisch zu. *»Unser Ziel ist, dass wir eine Situation wie in Italien, wo Menschen nicht mehr medizinisch behandelt werden können, vermeiden«*, sagt Anschober. 14.000 Tests seien in Österreich durchgeführt worden, 1.800 Personen sind erkrankt. Das entspricht einem Anstieg um 25% zum Vortag. Während der Altersdurchschnitt der Infizierten in Italien bei 80 Jahren liegt, sind es in Österreich 45 Jahre.

Mich freut das, weil es andeutet, dass wir die Hochrisiko-

---

44 WHO. Situation Report. 19.03.2020. Online: https://bit.ly/3cu7W62

gruppen gut schützen. 11 Personen befinden sich aktuell auf der Intensivstation, die meisten Fälle sind zu Hause in Quarantäne. Es gibt noch immer 110.000 Grippekranke, und Anschober rechnet mit 665 Grippetoten. Reha-Häuser stellen ihren Betrieb am Wochenende ein und werden in Corona-Kliniken umfunktioniert. Parks und Spielplätze bleiben offen. Unter einer Bedingung: Der Abstand von einem Meter muss eingehalten werden.

Innenminister Nehammer betont noch einmal die Kontrolle der Abstandsregel durch die Polizei: »*Entscheidend ist immer die Frage, wohnen die Menschen zusammen oder nicht. Entscheidend ist, dass es ein Bewusstsein für die Eigenverantwortung gibt. Und, dass es um den Schutz für andere, insbesondere für Ältere geht. Gruppen dürfen aus nicht mehr als 5 Personen bestehen. Wenn die Distanz von einem Meter zum Nächsten nicht eingehalten wird, wird die Polizei einschreiten. Wer sich nicht daran hält, der muss mit Konsequenzen rechnen.*«

Der öffentliche Verkehr ist um 95% zurückgegangen, der Individualverkehr um 45%. Die Situation der Migranten in Griechenland und auf der Insel Lesbos sei in enger Absprache mit den Behörden und Ministern unter dauernder Beobachtung. Österreich werde vor Ort mit Container-Städten und anderem helfen. Keine Ahnung, ob das jemals passiert.

Der Nachweis für SARS-CoV-2 läuft über Abstriche aus dem Mund-, Nasen- oder Rachenraum. Dann wird das gewonnene genetische Material mittels einer Polymerase-Kettenreaktion (PCR) vervielfältigt. Wenn der PCR-Test positiv ist, bedeutet dies also nur, dass Erbgut des Virus nachgewiesen werden konnte. Es bedeutet nicht, dass die Person infektiös ist, oder dass das Virus aktiv ist.

Ein PCR-Test ist nur eine Spurensuche, so wie das Spezialeinheiten der Polizei am Tatort machen, um genetische

Spuren des Täters zu finden. Der PCR-Test ist kein perfekter Test. Er kann falsch negativ oder falsch positiv sein, also Erkrankte übersehen oder Gesunde fälschlicherweise als krank bezeichnen. Mit dem Test werden bestimmte Bereiche der viralen RNA, meist zwei oder mehr spezifische Gene, nachgewiesen. Je mehr Gene untersucht werden, desto genauer ist der Test. Die Aussagekraft des Tests hängt aber auch davon ab, mit welcher Qualität er durchgeführt, transportiert, gelagert und im Labor ausgewertet wird. Trivial ist ein PCR-Test nicht, es gibt jede Menge mögliche Fehlerquellen.

Ich poste im Public Health Forum:

> *»Es ist wichtig, dass wir in Österreich das Ziel von PCR-Testungen nicht aus dem Auge verlieren. Verfolgen wir in der Containment-Phase das Ziel, möglichst viele Infizierte und deren Kontakte zu erkennen, um alle Verdachtsfälle in eine 14-tägige Quarantäne zu schicken, oder verfolgen wir das Ziel, in der Mitigation-Phase die Ausbreitung zu monitorisieren, oder verfolgen wir das Ziel, Schlüsselberufe mittels täglicher PCR-Testung in der Arbeit zu halten, oder verfolgen wir das Ziel, Personen (nach einem positiven PCR-Test) als immunisiert und gesundet zu identifizieren. Letzteres wird in Schlüsselberufen dringend benötigt, ist aber auch für eine Wiederbelebung des sozialen Lebens wichtig, oder verfolgen wir ganz andere Ziele?*
>
> *Noch etwas ist wichtig. Je höher der Anteil der Bevölkerung wird, der immunisiert und gesundet ist, desto wichtiger werden Tests zur Bestätigung. Das kann ein PCR-Test, außer er war bei der Person*

vorher positiv, nicht leisten. Dazu bräuchte es einen serologischen Antikörper- oder Antigen-Test. Die haben wir derzeit aber noch nicht, werden sie aber bald in großen Mengen brauchen. Nur auf Basis valider Tests kommen wir im Wissen über das epidemiologische Geschehen weiter, können wir schwerwiegende politische Entscheidungen treffen, Menschen schützen, Krankenversorgung aufrechterhalten, aber vor allem auch wieder zu sozialen Wesen werden. Denn wenn diese Distanzierung zu lange dauert, kann in unserer Gesellschaft mehr kaputtgehen, als ich mir gerade vorstellen will. Und wenn es im Juni 40 Grad hat, ist es auch praktisch immer undenkbarer.«

Freitag, 20. März

An der morgendlichen Taskforce-Sitzung, die erstmals online abgehalten wird, nehmen über 20 Personen teil. Anschober moderiert wieder ausgezeichnet. Trotzdem bleibt jedem Einzelnen nur wenig Zeit, um Punkte einzubringen. Ich beschränke mich darauf, wieder einmal die Notwendigkeit einer Risikostratifizierung schon zum Zeitpunkt der Testung zu argumentieren. Darüber hatte ich am Vortag schon mit Daniela Schmid von der AGES am Telefon gesprochen, und sie hat die Idee begrüßt und gemeint, die Umsetzung scheitere am Mangel an Ressourcen. Irgendwie bringe ich meine Argumente nicht richtig rüber, deshalb schreibe ich nach der Sitzung noch eine E-Mail an die gesamte Taskforce:

Warum ist so eine Risikostratifizierung wichtig?

Für die Planung / Modellierung von Ressourcen im stationären Bereich und Intensivstationen ist nicht so sehr der Anstieg von Infektionen in den Null- und Niedrigrisikogruppen entscheidend, sondern der in Hoch- und Höchstrisikogruppen. Vor allem können nur auf Basis einer Risikostratifizierung Trends in den verschiedenen Gruppen frühzeitig erkannt und die Verzögerung zwischen Infektion und Hospitalisierung gut genutzt werden.

Wie sollte so eine Risikostratifizierung erfolgen?

Es gibt inzwischen eine sehr gute Beschreibung der Risikofaktoren und Charakteristika von hospitalisierten Personen in der Literatur, mit der eine Einteilung in Null- und Niedrigrisikogruppen und Hoch- und Höchstrisikogruppen relativ einfach möglich ist.

Es müsste ab sofort *bei allen neu entdeckten infizierten Personen (Fallzahl täglich steigend) die Parameter Alter, Geschlecht, HKE, Diabetes, COPD, Hypertonie, Krebserkrankung, BMI, Rauchstatus und sozioökonomischer Status mit erhoben werden.*

Was braucht es, um so eine Risikostratifizierung durchzuführen?

Einen offiziellen Auftrag, Studienprotokoll, Antrag Ethikkommission? Informed Consent für die Erhebung, personelle Ressourcen, z. B. Medizin-Studierende (5–10?) für die AGES.

Samstag, 21. März

Nachdem in der Pressekonferenz angekündigt wird, dass die Zahl der durchgeführten PCR-Tests deutlich gesteigert werden soll, schreibe ich an das Kabinett des Gesundheitsministers:

»*Ich denke, es ist uns allen bewusst, dass eine Steigerung der Anzahl der durchgeführten PCR-Tests (Länder steigen massiv ein) auch die Anzahl der gefundenen Fälle steigert. Zumindest temporär wird es auch eine höhere Fallzahl am Dashboard (im Rampenlicht der Öffentlichkeit) und ein weniger starkes Abflachen der Kurve verursachen. Wie fangen wir diese Effekte im Modell ab, UND wie kommunizieren wir diese nicht so trivialen Effekte verständlich an die Bevölkerung, Medien und Politik? Die zugehörige Kommunikationsstrategie muss schon jetzt vorbereitet werden. Missverständnisse könnten sehr unangenehme Nebenwirkungen haben.*«

Am Abend nehme ich mit Susanne Rabady, Vizepräsidentin der Österreichischen Gesellschaft für Allgemeinmedizin (ÖGAM), an einem Webinar teil, das Sebastian Huter für die Jungen Allgemeinmediziner Österreichs moderiert und aufzeichnet. Rabady wurde aufgrund meiner Empfehlung zeitgleich mit mir in die Taskforce eingeladen. Mitte März hat sie mich gebeten, einen Beitrag im Newsletter der ÖGAM zu verfassen, und seither unterstütze ich die Fachgesellschaft ehrenamtlich beim Aufbau einer Informationsplattform.

In der Zeitung lese ich, dass die Regierung 22 Millionen Euro für klinische Studien zur Medikamentenentwicklung zur Verfügung stellt. Jeweils zehn Millionen Euro stellen das Infrastruktur- und das Wirtschaftsministerium zur Verfügung, zwei Millionen Euro das Wissenschaftsministerium. Abgewickelt wird die Ausschreibung über die Forschungsförderungsgesellschaft (FFG).

Also wieder nichts für Begleit- und Versorgungsforschung. Nachdem ich die Leitung von allen allgemeinmedizinischen Instituten in Österreich persönlich kenne, schreibe ich:

> »*Liebe Leute, das Forschungsgeld sitzt anscheinend locker.* ›*Im Kampf gegen das Coronavirus stellt die Bundesregierung weitere 22 Millionen Euro für die Forschung zur Verfügung. Damit sollen vor allem klinische Studien zur Erprobung von Medikamenten und Wirkstoffen gegen die Covid-19-Erkrankung und Forschungsprojekte finanziert werden, die den Fokus auf die Spitäler legen, um diese keimfrei zu halten.*‹ *Ich hoffe, ihr schreibt gerade an einem gemeinsamen Antrag für Begleit- bzw. Versorgungsforschung. Diese wird dringend benötigt für eine aktuelle, aber auch nachträgliche gesellschaftliche und wissenschaftliche Aufarbeitung. Viele der aktuellen Vorgänge werden wir retrospektiv nicht mehr erfassen können. Es gibt aktuell jede Menge Möglichkeiten für Primär- und Sekundärdatenerhebungen. Dazu braucht es aber eine Bündelung der Ressourcen, Priorisierung von Forschungsfragen, Festlegung der Methodik und schlaue Lösungen (Kooperationen) zur Umsetzung. Wichtige Ergebnisse müssen rasch (dzt. sehr hochrangig möglich) und andere können später publiziert werden. Soweit meine Gedanken, ich hoffe ihr könnt ihnen folgen.*«

Montag, 23. März

Heute habe ich mehrere Webinare, und in der Früh findet ein Online-Meeting der Taskforce statt. Rabady und ich wünschen uns eine stärkere Unterstützung der Akteure in der Primärversorgung, sowohl was Daten und Informationen, aber auch Schutzausrüstung betrifft. Es wird auch kurz über eine Forschungsgruppe geredet, an der ich gerne teilnehmen würde. Alle Zahlen deuten in die richtige Richtung und stimmen mich optimistisch, dass Österreich zu Ostern das Schlimmste überstanden hat. Zu einer Überlastung der Krankenversorgung wird es mit Sicherheit nicht kommen.

Im Public Health Forum läuft eine spannende Debatte über den Artikel von John Ioannidis, dessen Sichtweise von anderen führenden Wissenschaftlern nicht geteilt wird. Ich schreibe: »*Zuerst gebührt allen Respekt, die öffentlich und möglichst faktenbasiert ihre Sichtweisen zur Diskussion stellen. Die daraus resultierenden Debatten sind sehr wichtig, denn sie schärfen unsere Wahrnehmung in Zeiten von großen Unschärfen und großer Unsicherheit. Trotz aller Bemühungen haben wir auch heute noch vollkommen konträre Ansichten des Geschehens, Parameter, die um den Faktor 10+ variieren, Länder mit vollkommen unterschiedlichen Strategien usw. Wir beobachten also derzeit auch ein Wissenschaftsdesaster, das von Ioannidis in diesem Artikel offen angesprochen wird. Auch mir flimmern zur Zeit die Augen, aber nicht wegen der exzessiven Bildschirmzeit, sondern auch aufgrund der widersprüchlichen Botschaften aus der wissenschaftlichen Community.*«

Dienstag, 24. März

Niki Popper ist dem Public Health Forum beigetreten und hat in seinem ersten Posting die Herausforderungen, aber auch Voraussetzungen von Modellierungen beschrieben. Ich antworte: »*DANKE für diesen Überblick und Einblick in eure großartige Arbeit. Hier noch einmal die drei wesentlichsten*

Punkte: 1) Wir brauchen ein besseres Verständnis des aktuellen pandemischen Geschehens —> Forschungsagenda 2) Wir müssen unsere Krankenversorgung, insbesondere die Intensivversorgung vor Überlastung schützen —> Soziale Distanzierung 3) Wir müssen den gesundheitlichen, psychischen, sozialen und ökonomischen Schaden minimieren —> Wissensbasierte Aufhebung der aktuellen Einschränkungen. Ohne Modellierungen wird das nicht gehen. Bitte nutzt auch dieses Forum für gezielte Fragen!«

MITTWOCH, 25. MÄRZ

Vom Gesundheitsministerium wird der Entwurf einer SARS-CoV-2-Teststrategie verschickt, in die ich wieder einmal meinen Vorschlag einer Risikostratifizierung einbringe. Bundeskanzler Kurz kündigt per E-Mail seine Teilnahme an der morgigen Taskforce-Sitzung an.

Ins Public Health Forum poste ich ein Lehrbeispiel von Risikobewertung und Risikokommunikation:

»Am 20.03. macht der deutsche Astrophysiker, Naturphilosoph, Wissenschaftsjournalist und Fernsehmoderator Harald Lesch in der renommierten Wissenschaftssendung Terra X (die am 18.03. aufgezeichnet wurde) eine öffentlichkeitswirksame Berechnung:[45] *O-Ton (6:48–7:54) ›Dann können wir die Grenze für das deutsche Gesundheitssystem definieren. Nämlich 40.000 Neuinfizierte am Tag. Das ist die Grenze. Und, wann erreichen wir die? Gestern*

---

45 Terra X. Coronavirus – unnötiger Alarm bei COVID-19? 20.03.2020. Online: https://bit.ly/2yZBV82

hatten wir eine Zunahme von 3.000 Neuinfizierten. Am Tag zuvor von 2.000, am Tag zuvor von 1.200, am Tag zuvor von 900. Das heißt, wir haben einen Anstieg in der Neuerkrankungsrate oder in der Infiziertenrate, wie man will, von ungefähr, ja, zwischen einem Viertel und einem Drittel. Wenn wir jetzt einmal mit einem Drittel rechnen, dann haben wir, und das muss ich jetzt ablesen, heute 4.000, morgen etwa 5.300, dann hätten wir übermorgen 7.000 usw. und so geht es immer weiter, und in 8 Tagen hätten wir 39.000 Neuinfizierte. Ohne Gegenmaßnahmen, bei ungebremstem, exponentiellem Wachstum mit einem Viertel oder einem Drittel. Wie wir das momentan sehen, ist das deutsche Intensivmedizinsystem bei einem Drittel in 8 Tagen (26.03.2020!), bei einem Viertel in 11 Tagen (29.03.2020!) an seinen Grenzen angekommen.‹

Heute haben wir den 25.03.2020, und in Deutschland sind 37.000 infizierte Personen dokumentiert. Aktuell befinden sich 1.000 Personen in intensivmedizinischer Behandlung. Was lernen wir daraus? Bei dieser Pandemie sind alle Hochrechnungen in die Zukunft sehr spekulativ. Wir wissen noch immer viel zu wenig über die wesentlichen Parameter, die diese Pandemie bestimmen. Unsere diesbezügliche Lernkurve muss rasch exponentiell wachsen. Was lernen wir noch? Speziell Personen mit großer Öffentlichkeitswirksamkeit sollten mit ihren Glaskugeln derzeit sehr vorsichtig umgehen. Spekulative Berechnungen, in welche Richtung auch immer, tragen nicht gerade zu einer rationalen Diskussion in den Medien und der Öffentlichkeit bei.«

DONNERSTAG, 26. MÄRZ

Die WHO hat gerade ihren 66. Situationsbericht veröffentlicht.[46] Weltweit gibt es 462.684 bestätigte Fälle und 20.834 Todesfälle. In Europa sind es 250.287 bestätigte Fälle, davon 74.386 in Italien, 47.610 in Spanien, 36.508 in Deutschland, 24.920 in Frankreich, 9.714 in der Schweiz und 5.888 in Österreich.

In ganz Europa sind 13.950 Menschen verstorben, davon 7.505 in Italien, 3.434 in Spanien, 198 in Deutschland, 1.331 in Frankreich, 103 in der Schweiz und 34 in Österreich. Die Unterschiede bei der Fallsterblichkeit sind enorm: Italien 10,1%, Spanien 7,2%, Frankreich 5,3%, Schweiz 1,1%, Deutschland 0,5% und Österreich 0,6%.

Es zeigt sich schon jetzt, dass nicht nur der Anteil der infizierten Hochrisikopersonen, sondern auch die Anzahl der durchgeführten Tests Unterschiede beim Alter oder Erkrankungsgrad der getesteten Bevölkerung, aber auch die Qualität der Krankenversorgung einen 20-fachen Unterschied bei der Fallsterblichkeit ausmachen.

Nach einem Skype-Meeting, bei dem es um die Einrichtung einer österreichischen COVID-19 Datenbank in der Gesundheit Österreich GmbH ging, startet pünktlich um 11:30 das Online-Taskforce-Meeting, an dem neben Gesundheitsminister Anschober auch Bundeskanzler Kurz teilnimmt. Nach 10 Minuten gibt es eine längere Unterbrechung aufgrund einer Rückkoppelung. Es ist amüsant zu beobachten, wie wichtige Entscheidungsträger hilflos in die Kamera starren und ihre Ohrstöpsel immer wieder herausnehmen, weil das Geräusch nicht nur laut, sondern auch sehr unangenehm ist.

---

46 WHO. Situation Report. 26.03.2020. Online: https://bit.ly/3gOTPLO

Die Stimmung und die Zahlen sind gut, auch in Tirol. Das primäre Ziel des Lockdowns, eine Überlastung der Kranken- und Intensivversorgung zu verhindern, ist erreicht. Daran gibt es keinen Zweifel. Eine Verschärfung der Maßnahmen ist nicht notwendig, sind sich die Taskforce-Mitglieder einig.

»*Unsere Simulationsrechnungen zeigen klar, dass ab einem gewissen Punkt eine weitere Verschärfung keinen spürbaren Nutzen mehr bringt*«, sagt Niki Popper. »*Man kann sich das vorstellen wie bei einem nassen Schwamm: Je mehr Druck man ausübt, umso mehr Wasser kann man herausdrücken. Aber irgendwann ist der Schwamm völlig komprimiert, und dann hat zusätzlicher Druck kaum noch eine Auswirkung.*«

Auf der Homepage der TU Wien schreibt Florian Aigner:[47]

»*Wir gehen davon aus, dass bei Beibehaltung der aktuellen Maßnahmen der Höhepunkt der Krankheitsfälle bald erreicht wird und danach die Fallzahlen zurückgehen. Wenn die Kontaktzahl aber dann sofort wieder auf das früher übliche Niveau ansteigt, dann wird auch die Zahl der Krankheitsfälle sehr rasch wieder zunehmen, so ähnlich wie sich ein zusammengedrückter Schwamm sofort wieder ausdehnt, wenn man den Druck wegnimmt. Eine solche zweite Corona-Welle, verursacht durch ein übereiltes Ende der Maßnahmen, könnte innerhalb kurzer Zeit zu deutlich höheren Krankheitszahlen führen, als wir sie derzeit beobachten.*

---

47 TU Wien. COVID-19: Computermodell zeigt mögliche Szenarien auf. 26.03.2020. Online: https://bit.ly/37cbHMt

Gewisse Vorsichtsmaßnahmen werden wir also noch längere Zeit ergreifen müssen.

›*Welche Varianten nun tatsächlich konkret diskutiert und ins Auge gefasst werden, liegt natürlich an den Entscheidungsträgern*‹*, sagt Niki Popper. Derzeit sind Schulen und ca. 25% der Arbeitsstätten geschlossen, bei den Freizeitkontakten wird im Modell eine Reduktion von 50% angenommen. Würde man dieses Maßnahmenpaket voll beibehalten, würde die Zahl der COVID-19-Kranken über den Sommer kontinuierlich zurückgehen.*

Ein kontinuierlicher Rückgang der Krankheitszahlen ergibt sich allerdings auch in einem zweiten Szenario, bei dem nach Ostern die Arbeitsstätten wieder geöffnet werden. Schulen bleiben in diesem Szenario geschlossen, die Freizeitkontakte bleiben weiter reduziert. Der Rückgang der Krankheitszahlen wäre dann langsamer, aber das Gesundheitssystem käme nicht an seine Belastungsgrenze.

In einem dritten Szenario wird davon ausgegangen, dass Arbeitsstätten ab Ostern wieder geöffnet werden und am 4. Mai (zwei Wochen vor der Matura) auch die Schulen wieder ihren normalen Betrieb aufnehmen. Nur die Kontaktanzahl in der Freizeit bleibt weiterhin um 50% reduziert. In diesem Fall kommt es nach den Berechnungen zwar nicht zu einem explosiven Anstieg der Krankheitszahlen, wie das bei einem abrupten totalen Ende der Maßnahmen der Fall wäre, aber die Krankheitszahlen würden trotzdem steigen und das Niveau der derzeitigen ersten Welle übertreffen. ›*Freilich sind langfristige Prognosen immer mit einer gewissen Unsicherheit behaftet*‹*, betont Niki Popper.*

›Es ist wichtig, die Modelle Woche für Woche weiter zu verbessern und an das neueste Datenmaterial anzupassen. Je mehr wir über die Ausbreitung von COVID-19 lernen, umso zuverlässiger wird auch unser Blick in die Zukunft sein.‹«

Dieser Donnerstag ist für mich aus heutiger Sicht ein Schlüsseltag für den Verlauf der Corona-Pandemie in Österreich und dem darauf basierenden Risikomanagement der Politik. 10 Tage nach der COVID-19 Verordnung zeigen die gesetzten Maßnahmen die erwünschte Wirkung. Die tägliche Zuwachsrate bei den Neuinfektionen ist trotz einer Vervierfachung der durchgeführten Tests von über 40% auf unter 10% gefallen. Die Verdoppelungszeit ist von 2,5 auf 10 Tage gestiegen. Auf den österreichischen Intensivstationen liegen 96 Personen. Diese Zahl wird zwar bis Ostern auf ein Maximum von 267 ansteigen, aber von einer Überlastung der Intensivversorgung ist Österreich immer noch weit entfernt. Die Abflachung der Kurve ist nicht nur gut gelungen, sie ist so extrem gut gelungen, dass am Höhepunkt der Pandemie über 50% der Intensivbetten nicht genutzt und ganze Krankenhausabteilungen wochenlang leer standen. Die Maßnahmen waren so erfolgreich, dass der Peak des Infektionsgeschehens von Ende auf Anfang April vorverlegt wird. Viel besser hätte es nicht laufen können. Ich war begeistert.

Am Nachmittag kontaktiert mich der Gesundheits- und Wirtschaftsjournalist Martin Rümmele. Er ist ein Tausendsassa in der Medienlandschaft, und wir kennen uns schon seit fast 20 Jahren. Er bittet mich, einen kurzen Text für einen Newsletter zu verfassen, der vom MedMedia Verlag an unzählige Ärzte verschickt wird. Noch unter dem Eindruck des heutigen Taskforce-Meetings verfasse ich meinen zweiten öffentlichen Text zur Pandemie, und er trägt den hoffnungsvollen Titel »Public Health Experte macht Mut«:

> »*Wie alle am Dashboard des Gesundheitsministeriums verfolgen können, verflacht der Anstieg der neu entdeckten mit SARS-CoV-2 infizierten Fälle. Die einschneidenden Maßnahmen in der Kalenderwoche 12 werden in den folgenden Wochen zu einer noch stärkeren Abflachung führen. Es wird regionale Unterschiede geben, und ohne Risikostratifizierung wissen wir nicht, ob sich der Anstieg in Niedrigrisikogruppen zu dem in Höchstrisikogruppen unterscheidet. Ein gefährlicher blinder Fleck! Eine Überlastung der stationären Versorgung und der Intensivversorgung scheint vorerst abgewendet. Auch da gibt es regionale Unterschiede. Besonders für Tirol kann sich die Einschätzung ändern. Wie andere Versorgungsbereiche, wie Primärversorgung, Pflege, psychosoziale Versorgung etc., mit der Belastung umgehen, ist in der aktuellen Debatte untergegangen. Zu sehr lag der Fokus auf den Intensivbetten.*
>
> *Wohin geht die Reise? Es zeigt sich immer mehr, dass es Österreich gelingen wird, diese epidemiologische ›Freak Wave‹ im Erkrankungs- und Sterbegeschehen dank der getroffenen Maßnahmen von einer Monsterwelle in eine langgezogene Welle zu verwandeln (Abflachung der Kurve). Zu lange darf diese Welle bzw. der daraus resultierende psychische, soziale und ökonomische Schaden aber auch nicht werden.*
>
> *Die entscheidende Frage lautet: Unter welchen Voraussetzungen kann Österreich welche der aktuellen Einschränkungen für welche Bevölkerungsgruppen*

ab wann aufheben? Ein gutes Risikomanagement wird nach der Eindämmung immer vorrangiger. Auch wenn es dazu noch keine klaren Szenarien gibt, eines ist sicher: Wir werden deutlich mehr Testkapazitäten und ein Überwachungs- bzw. Monitoringsystem brauchen. Nur auf Basis dieser Informationen kann eine politische ›Steuerung‹ erfolgen, und die schwerwiegenden Maßnahmen können langsam und möglichst wissensbasiert zurückgenommen werden.

Es wird ein Balanceakt zwischen einer ›kontrollierten‹ Eindämmung des Infektionsgeschehens und Hochfahren des sozialen Lebens. Das kann und wird uns in Österreich gelingen! Es ist eine komplexe Aufgabe, die aber zu bewältigen ist. Neben den vielen Fragen in der Krankenversorgung sind bald auch viele Fragen im Umgang mit immunen und gesundeten Personen zu beantworten. Neben Krankenversorgungskapazitäten brauchen wir dringend Versorgungsforschungskapazitäten! Was es auch braucht, ist ein wöchentlicher Policy Brief, der in einfach verständlicher Sprache auf Basis des bestverfügbaren Wissens die Wiederbelebung unseres gesellschaftlichen Zusammenlebens, des Arbeitslebens und aller anderen für die Bevölkerung wichtigen Aspekte skizziert.«

Freitag, 27. März

Heute morgen kann die Bevölkerung in der Zeitung lesen, dass Vize-Kanzler Werner Kogler damit rechnet: »*Wenn man zu früh aufmacht, können auch die Infektionen wieder explodieren«*[48], *und* Gesundheitsminister Rudolf Anschober meint: *»Je erfolgreicher wir sind, desto geringer ist der Peak, aber desto länger dauert es auch, bis alle Erkrankungen stattfinden. Ich gehe von einem Zeitfaktor irgendwo zwischen Mitte April bis Mitte Mai aus.«* Er stellt fest,[49] dass es *»wichtig ist, dass wir dann nicht einen Tag auf den anderen die Maßnahmen beenden. Wenn dann wieder die Steigerungsraten nach oben gehen, wäre alles vorher umsonst gewesen.«*

Ich poste im Public Health Forum meine Meinung dazu:

»Aus Sicht von Public Health wären dazu folgende Punkte (vorab) zu beachten (gewesen):

1) Es gibt genügend Evidenz, dass Maßnahmen zur physischen Distanzierung (Anm.: besserer Begriff als soziale Distanzierung) die Anzahl der Neuinfektionen während einer Pandemie reduzieren.[50]

2) Auch alle nationalen und internationalen Modellierungen zeigen, dass Maßnahmen zur physischen Distanzierung eine deutliche Reduktion der Neuinfektionen bewirken. Uneins sind sich die verschiedenen Modelle nur im Ausmaß der Reduktion und im zeitlichen Verlauf.[51]

---

48   Der Standard. 27.03.2020. Online: https://bit.ly/2U7D7gU
49   ORF News. 27.03.2020. https://orf.at/stories/3159537/
50   CEBM. What is the evidence for social distancing during global pandemics? 19.03.2020. Online: https://bit.ly/3cx3WBs
https://www.cebm.net/covid-19/what-is-the-evidence-for-social-distancing-during-global-pandemics/
51   Enserink, M; et al. Mathematics of life and death: How disease models shape national shutdowns and other pandemic policies. Science 2020.

3) Länder wie China, Japan, Singapur und Südkorea zeigen, dass es möglich ist, das Infektionsgeschehen nach einer erfolgreichen Abschwächung zu unterdrücken. Die Strategien sind ähnlich, weisen aber auch große Unterschiede auf. Südkorea setzt, ähnlich wie Singapur, auf akribische Kontaktverfolgung, das Tragen von Masken, massives Testen und viele andere schon lange geplante und gut vorbereitete Maßnahmen. In Japan wird zwar weniger getestet, eine penible Hygiene, das Tragen von Masken und physische Distanzierung sind dort aber, v. a. während der Virensaison, selbstverständlich.

4) Österreich kann Singapur und Südkorea nicht kopieren. Dafür fehlen uns das notwendige Knowhow (personell und institutionell) und die erforderliche Disziplin in der Politik, bei Behörden und in der Bevölkerung. In diesem Jahrhundert wird es uns auch nicht gelingen, aus Österreichern Japaner zu machen. Wir müssen somit unsere eigene Strategie entwickeln, unter welchen Voraussetzungen wir in Österreich welche der aktuellen Einschränkungen für welche Bevölkerungsgruppen ab dem 14. April (Stichtag 1) und ab dem 02. Mai (Stichtag 2) aufheben können.

5) Keinem Land auf diesem Planeten wird es gelingen, sowohl die Anzahl der COVID-19 Sterbefälle als auch den durch die Gegenmaßnahmen entstehenden gesundheitlichen, psychischen, sozialen und ökonomischen Schaden gleichzeitig zu minimieren. Diese beiden Ziele stehen im Widerspruch. Es geht also, wie eigentlich bei allen Public-Health-Maßnahmen, um eine möglichst wissensbasierte Abwägung von Nutzen und Schaden.

Das bedeutet konkret:

a) Die Anzahl der COVID-19-Sterbefälle darf, über das Jahr gerechnet, die Gesamtsterblichkeit nicht wesentlich übersteigen.

b) Das COVID-19-Erkrankungsgeschehen darf die Krankenversorgung, v. a. Intensivversorgung, nicht überfordern.

c) Die aktuellen Einschränkungen werden wissensbasiert reduziert, immer unter der Voraussetzung, dass die Ziele a) und b) eingehalten werden.

6) Was braucht es dafür? Es braucht eine ständig anzupassende, transparente und der Bevölkerung verständlich kommunizierte Exit-Strategie (exit-policy) für die nächsten Monate. Jetzt gilt es, wissensbasiert zu entscheiden, ab wann und unter welchen Voraussetzungen die Kindergärten und Volksschulen wieder öffnen, Unternehmen die Produktion wieder hochfahren, Berufsgruppen wieder ohne und mit bestimmten Auflagen arbeiten gehen und soziale Begegnungen, Feiern, Freizeitaktivitäten, Theater- und Gasthausbesuche wieder möglich sind etc.

7) Dabei wird es Unterschiede zwischen den Bundesländern und sogar Regionen geben. Deshalb brauchen wir rasch:

- ein präzises Monitoring des Infektionsgeschehens mittels einer international akkordierten Teststrategie und ein präzises Monitoring des Erkrankungsgeschehens mittels Risikostratifizierung der positiv getesteten SARS-CoV-2 Fälle;

- ein präzises Monitoring der Belastung des stationären und intensivmedizinischen Bereichs aufgrund

von COVID-19. Aber auch ein präzises Monitoring der Belastung des primären Versorgungsbereichs aufgrund von COVID-19 und deren Auswirkung auf die Regelversorgung;

- ein präzises Monitoring des Sterbegeschehens aufgrund von COVID-19 auf Basis von expliziten Kriterien für COVID-19 als Todesursache unter Beachtung von konkurrierenden infektiösen Todesursachen wie Influenza und nosokomialen Infektionen;

- ein präzises Monitoring des psychischen, sozialen und ökonomischen Schadens in allen Bereichen unserer Bevölkerung, insbesondere in vulnerablen Gruppen.

Alle diese Punkte zu beachten ist die Voraussetzung für ein wissensbasiertes Risikomanagement. Das kann Österreich schaffen. Dazu haben wir das notwendige Know-how (personell und institutionell) und sicher auch den notwendigen Rückhalt in der Bevölkerung. Immer unter der Voraussetzung einer transparenten und verständlichen Risikobewertung und Risikokommunikation.

Offen ist, ob sich die österreichische Politik zu einem wissensbasierten Risikomanagement entschließt, oder nicht. Es kann und darf aber nicht passieren, dass im Jahr 2020 die mit Abstand schwerwiegendsten politischen Entscheidungen für unsere Gesellschaft getroffen werden, ohne die dafür notwendige Wissensbasis geschaffen zu haben. Eine politische ›Steuerung‹ im Blindflug und ohne Navigationsinstrumente wäre fahrlässig.«

Anschließend habe ich wieder ein Webinar, an dem auch

Pflegekräfte teilnehmen. So wie schon öfter in den letzten beiden Tagen muss ich mir wieder erschütternde Berichte anhören. Nicht nur, dass es noch immer keine ausreichende Schutzausrüstung gibt, werden auch immer mehr Pflegekräfte in Quarantäne geschickt. Die zuständigen Behörden haben sich seit Wochen nicht gemeldet. Es gibt keine Informationen, keine Anweisungen, nichts. Gleich anschließend schreibe ich eine E-Mail an das Kabinett des Gesundheitsministers, einige Mitglieder der Taskforce und die Leitung der GÖG:

»Ich habe in den letzten drei Tage insgesamt sechs Webinare mit verschiedenen Führungskräften aus der Krankenversorgung und Pflege abgehalten. Außerdem bin ich in einem großen E-Mail-Verteiler von HausärztInnen.

Wenn nur ein Bruchteil der Berichte aus diesen Gruppen zutrifft, haben wir ein Problem in der Langzeitpflege und Regelversorgung von unbekannter Dimension. Viele (v. a. private) Pflegeheime (insgesamt hat Österreich 90.000 BewohnerInnen in Langzeitpflegeeinrichtungen) haben keine funktionierenden Schleusensysteme, kaum Schutzausrüstung, keine Algorithmen, Leitlinien, Standards etc. Die Infektionsraten unter MitarbeiterInnen liegen teilweise bei 20 bis 50%, es gibt viele infizierte BewohnerInnen (>Pflegestufe 4), vollkommen überforderte Träger usw. Wie es bei den 360.000 PflegegeldbezieherInnen, die von 24h-Betreuerinnen und Angehörigen versorgt werden, ausschaut, wissen wir nicht.

Basierend auf den dzt. Publikationen schätze ich, dass sich 10.000 bis 50.000 unter 30-Jährige infizieren können, um auf die gleiche Krankenhaus- und Intensivbelastung zu kommen, wie es bei einer Infektion von 100 PflegegeldbezieherInnen Stufe 4 der Fall wäre. Vollkommen irre, was da gerade passiert! Wir sitzen alle zu Hause, physisch brav distanziert, und in den Pflegeheimen gehen die Infektionsketten munter weiter. Wir haben nicht einmal eine Risikostratifizierung zum Zeitpunkt der PCR-Testung, also auch kein regionales Frühwarnsystem für Intensivstationen. Ich habe das geschätzte 5 Mal in der Taskforce eingebracht, aber anscheinend rede ich Spanisch.

Es gibt auch viele sehr bedenkliche Berichte aus der Regelversorgung, sowohl im stationären Bereich als auch in der Primärversorgung. Und zwar nicht von irgendjemanden, sondern von promovierten, ja sogar habilitierten Health Professionals. Ein paar Beispiele, gerne auch zum Nachforschen: In die Kinderambulanzen kommen zwar weniger, aber immer mehr zu lange verschleppte Fälle. Berichte betreffen Erstmanifestationen von Typ I Diabetes, aber auch dramatische Verläufe bei <u>NICHT SARS-CoV-2</u> verursachten Infektionen. In Wien und Innsbruck sei es schon zu jeweils einem letalen Verlauf gekommen. Bei zwei Kindern! Aber auch in der Versorgung von akuten und chronisch kranken Menschen kommt es, aufgrund der Entleerung der Krankenhäuser, der restriktiven Aufnahmekriterien, der herabgesetzten Verfügbarkeit von FachärztInnen (v. a. bildgebende Verfahren), dem Mangel an TherapeutInnen, der Distanzierung von ÄrztInnen und PatientInnen etc. immer häufiger zu dramatischen Verläufen und auch Todesfällen. <u>Alles NICHT SARS-CoV-2 verursacht!</u>

Ich hoffe, mein Ruf wird gehört. Es braucht dringend eine Taskforce Primärversorgung und die notwendige Begleit- und Versorgungsforschung, sonst fliegt uns das alles irgendwann medial um die Ohren. Auf die Auswirkungen auf die Versorgung will ich da gar noch nicht denken. Und auch eine deutliche Abschwächung der Infektionsraten können wir uns so lange nicht erwarten, als wir die Höchstrisikogruppen, die noch dazu gut abgrenzbar in Institutionen untergebracht sind, nicht besser schützen. Wir setzen in der Taskforce die falschen Prioritäten. Anstatt über FFP1- oder FFP2-Masken bei werdenden Vätern zu diskutieren, sollten wir die in dieser Pandemie wesentlichen Maßnahmen im Auge behalten. Wir müssen die Hoch- und Höchstrisikogruppen besser schützen!«

SONNTAG, 29. MÄRZ

Ich stehe noch unter dem Eindruck der Berichte aus der Pflege. Ich bin entsetzt, dass so etwas zwei Wochen nach dem Lockdown überhaupt möglich sein kann. Zum ersten Mal kommen mir Zweifel, ob wir die gute Ausgangsposition nicht wieder verspielen. Wenn sich das neue Coronavirus in zahlreichen Pflegeheimen ausbreiten konnte, dann wird die Zahl der Erkrankungs- und Todesfälle trotz Lockdown massiv steigen. Am Nachmittag schicke ich deshalb noch eine E-Mail an alle Mitglieder der Taskforce:

»*Eine aktuelle Studie im NEJM beschreibt ein*

Pflegeheim in Washington.[52] *Dort wurden 101 von 130 PflegeheimbewohnerInnen (durchschnittlich 83 Jahre alt) mit Covid-19 diagnostiziert (eine große Dunkelziffer ist somit nicht möglich). Von diesen sind 34% (!) verstorben. Wie gut schützen wir in Österreich unsere Pflegeheime (ca. 83.000 BewohnerInnen, ca. 36.000 Pflegekräfte) und die ca. 360.000 PflegegeldbezieherInnen, die zu Hause von ihren Angehörigen, mit Unterstützung von 24h-Betreuerinnen und ca. 17.000 mobilen Pflegekräften versorgt werden? Wie hoch ist aktuell die Zahl der infizierten Pflegekräfte und BewohnerInnen in österreichischen Pflegeheimen und die Anzahl der infizierten PflegegeldbezieherInnen inkl. ihrer Angehörigen in Österreich? Wie viele Pflegekräfte sind in welchen Pflegebereichen infiziert? Wie viele sind in Quarantäne, wie viele genesen? Wer erhebt diese Zahlen in Österreich, wer publiziert diese Zahlen? Die 460.000 sehr gut identifizierbaren PflegegeldbezieherInnen sind unsere Höchstrisikogruppe! Nicht nur, was das Sterberisiko betrifft, sondern auch was das Risiko betrifft, unsere Kranken- und Intensivversorgung zu überlasten!«*

Österreich hätte einen Supergau in den Alten- und Pflegeheimen mit unzähligen Erkrankungs- und Todesfällen erlebt, wenn es so wie Schweden keinen Lockdown durchgeführt, und damit ein hohes Infektionsgeschehen in Kauf genommen hätte. Nur der sehr rasche Rückgang an Infektionen hat uns gerettet.

Wenn es rund um die Alten- und Pflegeheime wenig In-

---

52 McMichael, TM; et al. Epidemiology of Covid-19 in a Long-Term Care Facility in King County, Washington. NEJM 2020.

fektionen gibt, ist es auch unwahrscheinlicher, dass das Virus Bewohner und Mitarbeiter infiziert. So gesehen diente der Lockdown nicht nur dem Schutz der Krankenhäuser und Intensivstationen, sondern vor allem dem Schutz der Hochrisikopersonen. Wobei Letzteres natürlich mit Ersterem kausal zusammenhängt. Je weniger hochbetagte Menschen infiziert werden, desto weniger Todesfälle sind zu beklagen. Über 80-Jährige haben ein zirka 80-fach höheres Risiko, an COVID-19 zu versterben, als unter 50-Jährige. Über 70-Jährige haben ein zirka 40-fach, über 60-Jährige haben ein zirka 15-fach höheres Risiko an COVID-19 zu versterben als unter 50-Jährige. Unter 50-Jährige haben ein geringes Risiko, und unter 30-Jährige haben ein sehr geringes Risiko an COVID-19 zu versterben. Selbst im Hotspot Europas, der Lombardei, war die Hälfte der Verstorbenen über 80 Jahre alt. Nur unter 1% der Verstorbenen waren jünger als 50 Jahre. Kinder und Jugendliche sind an COVID-19 keine verstorben. Menschen ohne Vorerkrankungen sind in der Lombardei ebenfalls sehr selten verstorben.

COVID-19 ist, zumindest in Europa, vor allem gefährlich für hochbetagte und multimorbide Menschen. Wobei der alleinige Fokus auf die Sterbefälle ebenfalls irreführend ist. Mindestens gleich viele infizierte hochbetagte und multimorbide Menschen hatten milde, ja sogar asymptomatische Verläufe. Auch in Österreich zeigte sich in Pflegeheimen ein sehr heterogenes Bild. Keinesfalls verstarben alle der infizierten Bewohner, ganz im Gegenteil. Einer der letzten großen Cluster im April betrifft das Mutterhaus der Barmherzigen Schwester Zams. 44 von 58 BewohnerInnen werden positiv getestet. Alle Schwestern haben einen milden Verlauf, obwohl der Altersschnitt bei 80 Jahren liegt. Die Leiterin der Krankenhausseelsorge Barbara Flad meint: *»Eine Mitschwester hat sogar einen Lachanfall bekommen, als sie die Nachricht* *von der Coronadiagnose bekommen hat: Das kann nicht sein, ich bin topfit! Das ist ein Fehler!*«

Warum eine Infektion mit dem neuartigen Coronvirus bei gleich alten Menschen mit der gleichen Pflegestufe zu vollkommen unterschiedlichen Verläufen führen kann, wissen wir bis heute nicht. Es könnte an der Viruslast, also der Anzahl der Viren liegen, die bei der Infektion aufgenommen werden. Oder an dem Umstand, wie tief diese in die Lunge vordringen. Vielleicht ist aber auch eine Kreuzimmunität mit anderen zirkulierenden Coronaviren dafür verantwortlich, oder es sind andere Faktoren, die bestimmte Personen widerstandsfähiger machen. Faktum ist, dass das über die Hälfte der Sterbefälle in Europa und auch in Österreich Menschen waren, die entweder zu Hause oder in Altenheimen gepflegt wurden.

Wenn Schweden unverantwortlich gehandelt hat, dann beim Schutz dieser pflegebedürftigen Personen. Gerade in einem Land, das sich gegen einen Lockdown entscheidet, muss dieser Schutz perfekt funktionieren. In Österreich hat er auch nicht funktioniert, aber das Versagen der Behörden hatte in diesem Fall keine Konsequenzen. Die zusätzliche Wirkung des Lockdowns auf das Infektionsgeschehen hat verhindert, dass die österreichischen Pflegeheime zu einem zweiten Ischgl wurden. Die Behörden sind aus dem Schneider und wieder Anwärter für irgendwelche Verdienstkreuze. Geklagt werden andere.

Montag, 30. März

In der Früh schreibt mir Barbara Toth vom Falter und bittet mich um ein Hintergrundgespräch. Vorher aber schaue ich mir zum ersten Mal seit Langem wieder einmal eine Pressekonferenz im Fernsehen an. Bundeskanzler Kurz, Vizekanzler Kogler, Gesundheitsminister Anschober und Innenminister Nehammer treten gemeinsam vor die Kameras.[53] Ohne Plexiglaswände und Masken.

Zu meinem Erstaunen spricht Kurz von einem Marathon, Experten, die verharmlosen, und Maßnahmen, die verstärkt werden müssen. Es würden nun, so Kurz, drei weitere Maßnahmen eingeführt. Zuerst nannte er den verbesserten Schutz der Hochrisikogruppen, dann die verstärkte Kontrolle bei der Einhaltung von verordneten Maßnahmen, und am Schluss kündigt er eine Verpflichtung für Schutzmasken in Supermärkten an. Übermorgen seien dafür genügend Masken vorhanden, die zwar nicht den Träger, aber womöglich andere schützen. Die Maßnahmen orientieren sich an den Prognosen eines Expertenpapiers, in dem Wissenschafter deutlich strengere Maßnahmen empfehlen.

Zum ersten Mal spricht er von einem neuen Ziel. Der »Replikationsfaktor« muss deutlich unter eins gedrückt werden und mittelfristig in Richtung null verlaufen. Dass er dabei den epidemiologischen Begriff der effektiven Reproduktionszahl Reff falsch verwendet, ist kein Zufall. Auch in der Erstfassung des Expertenpapiers haben die Autoren exakt den gleichen falschen Begriff verwendet. Erst in einer späteren Fassung wird das korrigiert.

Obwohl in der Taskforce-Sitzung am 26. März alles in die andere Richtung deutete, spricht Kurz plötzlich davon, dass kein Gesundheitssystem der Welt eine zu schnelle Ausbreitung stemmen kann. Obwohl es zu diesem Zeitpunkt vollkommen klar ist, dass es in keiner Region Österreichs zu einer Überlastung der Intensivversorgung kommen wird, kündigt er diese an. Es sei jetzt schon klar, dass viele Men-

---

53 Pressekonferenz. 30.03.2020. Online: https://bit.ly/3dCh2Pe

schen an dieser Krankheit sterben werden, und es müsse alles getan werden, dass nicht mehr Menschen sterben, als sterben müssen.

Ich traue meinen Ohren nicht, wie er in der Sprache weiter eskaliert und plötzlich für Ostern Engpässe in den Krankenhäusern prognostiziert, also für einen Zeitpunkt, für den die Modelle die effektive Reproduktionszahl bereits unter eins sehen. Aber es geht noch weiter. In Österreich herrsche die *»Ruhe vor dem Sturm«*, und wie *»grausam dieser Sturm sein kann, sieht man, wenn man in unser Nachbarland Italien schaut.«* *»Das Virus rottet sich nicht von allein aus«* und *»wirkliche Normalität gibt es erst wieder, wenn wir das Virus besiegt haben.«* Wenn das nicht gelinge, gebe es nicht mehr viele Maßnahmen, die man treffen könne, *»dann sind wir bald am Ende der Fahnenstange angelangt«*.

Er prognostiziert aber auch, dass bei einer Lockerung der Maßnahmen aus volkswirtschaftlichen Gründen zuerst die Geschäfte geöffnet werden. Schulen und Universitäten kommen erst später an die Reihe. Dass Werner Kogler ins gleiche Horn bläst, verwundert mich nicht, und ich bin beruhigt, dass sich zumindest der Gesundheitsminister nicht an der Eskalation der Angst beteiligt. Stattdessen fokussiert er auf die sinnvollen Schutzmaßnahmen für Hochrisikopersonen, den Schutz von Beschäftigten in Supermärkten, Alten- und Pflegeheime sowie Krankenhäuser, verspricht mehr Testungen und Schutzausrüstung. Nehammer steigt rhetorisch wieder aufs Gas, ist sichtlich stolz auf die vielen Anzeigen und bezeichnet das Nichteinhalten des Mindestabstands als *»katastrophal gefährlich«*. Er verspricht, dass jeder Bürger, der nach polizeilicher Abmahnung sein Fehlverhalten nicht umgehend einstellt, *»konsequent angezeigt wird«*.

Ich bin schockiert und stocksauer.

Im Gespräch mit Barbara Toth versuche ich, sachlich zu bleiben. Wir sprechen über mögliche Probleme in der Regelversorgung und die Bedeutung einer Forschungsagenda für Begleit- und Versorgungsforschung. Außerdem schicke ich ihr ein paar Texte, die ich in den letzten Tagen verfasst und zum Teil im Public Health Forum gepostet habe. Auf die Taskforce angesprochen, äußere ich mich so wie immer sehr wertschätzend über die dort vorhandene Expertise, wünsche mir aber auch einen offeneren gesamtgesellschaftlichen Diskurs, wie es nach dem Lockdown weitergehen soll.

Nach dem Gespräch nutze ich meine Kontakte, um mir dieses ominöse Expertenpapier zu besorgen, und nicht einmal 20 Minuten später habe ich es schon.[54] Es wurde von den Mathematikern Mathias Beiglböck (Uni Wien), Philipp Grohs (Uni Wien), Joachim Hermisson (Uni Wien, Max Perutz Labs), Magnus Nordborg (ÖAW), Walter Schachermayer (Uni Wien), mit Unterstützung der Rektoren Heinz Engl (Uni Wien) und Markus Müller (Med Uni Wien), verfasst.

Der Satz von Bundeskanzler Kurz findet sich auch in diesem Papier: »*Wenn es nicht gelingt, rasch den Faktor R0 unter den Wert von 1 zu drücken, sind in Österreich Zehntausende zusätzliche Tote und ein Zusammenbruch des Gesundheitssystems zu erwarten.*« Selbst im Best Case Szenario rechnen die Autoren mit 6.000 zusätzlichen Toten, im Worst Case Szenario sind es sogar zusätzlich 100.000 Tote. Das würde für 2020 insgesamt 185.000 Sterbefälle bedeuten. Ein Plus von 120%.

So etwas macht Eindruck, anscheinend auch auf den Bundeskanzler. So wird eine »Tischvorlage« bestimmend für die Politik, wie es die ORF-Journalistin Elke Ziegler in

---

54 Stellungnahme zur COVID19 Krise. 30.03.2020. Online: https://t.co/xhvr32GRR1?amp=1

einer ausgezeichneten Rückschau sechs Wochen später beschreibt.[55] Ich schreibe eine E-Mail an alle Mitglieder der Taskforce und Bundesminister Anschober, in der ich meinen Austritt ankündige. Ich schicke sie aber nicht gleich ab, da ich mir angewöhnt habe, solche brisanten Schreiben zumindest einmal zu überschlafen.

Auch im anschließenden Webinar mit Studierenden des Management Center Innsbruck bin ich mit den Gedanken noch immer bei dieser seltsamen Pressekonferenz. Um 16:30 startet das Taskforce-Meeting, und ich bin verwundert, dass dieses ominöse Expertenpapier kaum Thema ist. Diesmal fokussiere ich meine Wortmeldung auf die Notwendigkeit eines besseren Datenzugangs. Es fallen Sätze wie »*Haben keine Zeit, diese Daten auf den Intensivstationen zu erheben*«, und »*Wir brauchen keine Publikationen, können wir alles international nachlesen.*«

Wirklich verstanden werde ich wieder nicht, aber ich kündige Anschober zumindest einen offenen Brief aus der Wissenschaft an. Er nimmt meine Wortmeldung zur Kenntnis, und ich denke mir wieder einmal, was sich der wohl von mir denkt. Den Rest des Online-Meetings verfolge ich schweigend. Wirklich wichtige Dinge werden aus meiner Sicht nicht besprochen.

Am Abend bin ich schon gespannt auf die ZIB Spezial, in der Simone Stribl und Hans Bürger mit Bundeskanzler Sebastian Kurz über die Zukunft Österreichs in der Corona-Krise reden wollen. Um 20:15 geht es los. Kurz beginnt das Gespräch mit dem Satz: »*Das Problem, das wir im Moment haben, ist, dass viele Österreicherinnen und Österreicher glau-*

---

55 ORF Science. 15.05.2020. Online: https://science.orf.at/stories/3200763

ben, wir haben uns zwei Wochen angestrengt, das Schlimmste ist überstanden, und wir haben es geschafft. Die Wahrheit ist aber, dass die schweren Zeiten noch vor uns stehen. Die Zeit, in der die Intensivstation überlastet ist, die Zeit, in der mehr Menschen behandelt werden müssen, als vielleicht behandelt werden können. Wir werden in allen europäischen Ländern eine Überforderung der medizinischen Kapazitäten erleben«, und *»Bald wird jeder von uns jemanden kennen, der an Corona gestorben ist«,* und: *»Derzeit liegen wir bei Replikationsfaktor zwei. Er war auf vier, aber wir sind noch weit entfernt von Richtung null.«*

Der Bundeskanzler hat die Ebene der Sachpolitik eindeutig verlassen. Meine Vermutung ist, dass er nach der erfolgreichen Abwendung der Bedrohung für das Gesundheitssystem und der Erreichung des Lockdown-Ziels erkannt hat, dass er diese Krise politisch nutzen kann. In den Meinungsumfragen hat er absolute Spitzenwerte erreicht. John F. Kennedy soll einmal gesagt haben, dass sich das Wort Krise im Chinesischen aus zwei Schriftzeichen zusammensetzt. Das eine bedeutet Gefahr und das andere Gelegenheit. Vielleicht haben ihn Victor Orban oder Benjamin Netanjahu daran erinnern müssen, vielleicht auch nicht, auf jeden Fall setzt Sebastian Kurz ab sofort auf eine Eskalation der Angst.

Stefan Zweig hat in seinen »Sternstunden der Menschheit« 14 historische Momente beschrieben, in denen in kürzester Zeit und aufgrund von einzelnen Entscheidungen die Schicksale von unzähligen Menschen beeinflusst wurden. Warum Sebastian Kurz am 30. März auf Eskalation setzt, bleibt ein Rätsel. Faktum ist, am 25. März wurden Schachermayer und Beiglböck zu einer Besprechung ins Bundeskanzleramt gebeten, sie sollten eine Einschätzung aus mathematischer Sicht liefern. Sie wurden gebeten, für eine

Sitzung am 29. März einen Überblick über die Entwicklung der Situation zu geben. Das haben sie gemacht, in Form einer apokalyptischen Modellierung, basierend auf falschen Annahmen. In ihrer Rechtfertigung im Falter[56] vergleichen sie Österreich mit New York und der Lombardei, was aus meiner Sicht vollkommen absurd ist.

Die Entscheidung von Kurz zur Eskalation der Sprache hatte auf das Infektionsgeschehen und auf die Anzahl der Personen, die an COVID-19 versterben, keinen Einfluss, aber sie hat die indirekten Auswirkungen der Pandemie auf die österreichische Gesellschaft signifikant verstärkt. So wie der Zeitpunkt des Lockdowns, bewusst oder unbewusst, perfekt getimt war und so viele Erkrankungs- und auch Sterbefälle in Österreich verhindert hat, so katastrophal war dieses Timing der Eskalation.

Anstatt der Bevölkerung, dem Gesundheitssystem, der Wirtschaft und auch allen anderen Bereichen der Gesellschaft Hoffnung und einen positiven Ausblick zu geben, hat die Regierung Ängste geschürt, die Menschen wochenlang davon abhalten, einen Arzt aufzusuchen. Diese Eskalation der Angst hat aber auch die Psychologie der Märkte negativ beeinflusst und zu einer Emotionalisierung und Polarisierung der Gesellschaft geführt. Ohne Not und ohne Bedrängnis, trotz optimistischer Prognosen gab es plötzlich ein Totschlagargument: 100.000 zusätzliche Tote!

Österreich gehört zweifellos zu den Ländern, die die direkten Folgen von COVID-19 sehr klein gehalten haben. Die Zahl der Personen, die an oder mit COVID-19 verstorben sind, ist vergleichsweise gering. Die Regierung wird nicht müde, dies bei jeder Gelegenheit zu betonen. Was sie dabei mit

---

56 Falter. 29.04.2020. Online: https://bit.ly/3ctUVJx

Absicht verschweigt ist der hohe Preis, den die österreichische Gesellschaft dafür zahlen muss. Die drastische Intervention des Lockdowns war notwendig, daran besteht für mich nach wie vor kein Zweifel. Aber so wie auf der Behandlungsebene ein guter Arzt anhand der Befunde weiß, wann ein Patient über den Berg ist, die Dosis gezielt reduziert, dem Patienten Mut macht, so muss auch die Politik bei massiven Interventionen sorgsam sein. Ab dem Moment, an dem die Bedrohung mit hundertprozentiger Sicherheit abgewendet ist, macht jede Steigerung der Dosis, auch in der Kommunikation, keinen Sinn. Das wäre vergleichbar mit einer Antibiotikatherapie, bei der die Entzündungswerte rückläufig sind, alle froh sind, dass die Therapie greift, es dem Patienten deutlich besser geht, und plötzlich der Klinikchef bei der Visite die Dosis erhöhen will und dem Patienten mit dem Sterben droht. Das wäre nicht wissensbasiert und ein Kunstfehler, der auch für einen Klinikchef nicht ohne Konsequenzen bleiben darf.

Was wäre die passendere Pressekonferenz an diesem Tag gewesen? Was hätte zum damaligen Zeitpunkt wissensbasiert und vernünftigerweise gesagt werden müssen?

Versuch einer Antwort in Form des fiktiven Bühnenstücks »Die zweite Chance des Herrn Kurz«:

> *Großer Pressesaal Bundeskanzleramt. Im Raum drängen sich unzählige Journalisten, vorne, auf einer geringfügig erhöhten Plattform, stehen drei Stehtische, auf denen jeweils ein Mikrofon liegt. Das Gemurmel im Saal verstummt. Drei Personen betreten den Raum, gehen zu den Tischen. Die Pressekonferenz beginnt.*

> *Allerberger:* Sehr geehrte Presse, Sie werden sich

vielleicht wundern, warum heute die Politik nicht anwesend ist. Keine Sorge, der Bundeskanzler und Gesundheitsminister werden noch kommen und einen Überraschungsgast mitbringen. Heute haben sie uns Experten den Vortritt gelassen. Für alle, die mich nicht kennen, ich bin Franz Allerberger von der AGES, neben mir stehen Elisabeth Puchhammer vom Zentrum für Virologie der MedUni Wien und der Simulationsexperte Niki Popper, den die meisten eh schon kennen.

In den nächsten 30 Minuten präsentieren die drei Wissenschaftler sachlich und unaufgeregt die aktuellen Zahlen und Prognosen, beantworten Fragen von Journalisten und geben anschließend einen Ausblick für die nächsten vier Wochen.

Allerberger: In den nächsten 14 Tagen werden wir uns vor allem darauf konzentrieren, die Zeit nach Ostern gut zu planen. Dazu werden wir den Beraterstab deutlich umstrukturieren. Statt 14 Mediziner werden es in Zukunft nur mehr 6 sein. Stattdessen werden wir Expertise aus der Volkswirtschaft, Sozialwissenschaft, Politikwissenschaft, Kultur, Pädagogik, Psychologie, Ethik und Philosophie aufnehmen. Ich weiß, Sie wundern sich, aber eine Pandemie ist ein gesamtgesellschaftliches Ereignis, dem wir auch gesamtgesellschaftlich begegnen müssen. Es kann also durchaus sein, dass ab Ostern weitere Perspektiven hinzukommen und Subgruppen etabliert werden.

Popper: Die optimistischen Prognosen habe ich ja schon präsentiert. Wir können also davon ausgehen, dass nach Ostern das Infektionsgeschehen weiter abnimmt und weniger als 100 Neuinfektionen pro Tag zu verzeichnen sind. Wir passen die Modelle Woche für Woche an das neueste Datenmaterial an, und unser Blick in die Zukunft wird immer zuverlässiger.

Puchhammer: Nach dem erfolgreichen Hammer beginnt nun der Tanz. Nachdem eine Überlastung der Krankenversorgung verhindert wurde, haben wir uns auf ein neues Ziel geeinigt. Das Infektionsgeschehen soll auf einem so niedrigen Niveau wie möglich gehalten werden. Damit schützen wir unsere Alten- und Pflegeheime, unsere Hochrisikogruppen, am allerbesten. Die Strategie lautet Testen, Kontaktverfolgung, Isolierung und Unterstützung.

Nachdem auch die letzten Fragen beantwortet sind, verlassen die drei Experten den Raum. Dafür treten Sebastian Kurz, Rudolf Anschober und Pamela Rendi-Wagner vor die Presse.

Kurz: Es freut mich sehr, dass wir von nun an auf Deeskalation setzen können. Trotzdem werden wir manche Maßnahmen, wie zum Beispiel den Schutz von Pflegeheimen oder die Anzahl der Testungen, verschärfen, manche Maßnahmen beibehalten und manche lockern.

Wie angekündigt, werden wir in den nächsten 14 Tagen mit allen Bereichen unserer Gesellschaft offene Gespräche führen, um gemeinsam darüber nachzudenken, wie wir schlau durch die nächsten Monate kommen. Dabei geht es um eine kluge Abwägung des Nutzens und der Risiken verschiedener Maßnahmen.

Ich verspreche Ihnen, dass wir darüber maximal transparent und offen kommunizieren. Wir haben schon letzte Woche 20 Millionen für eine Begleit- und Versorgungsforschungsinitiative zur Verfügung gestellt. Wir werden also in Österreich das bestmögliche Cockpit zur Verfügung haben, um klug zu steuern.

Anschober: Jetzt gilt es, Ängste zu nehmen und rasch dafür zu sorgen, dass alle Arztpraxen, Ambulanzen, Krankenhäuser und Rehabilitationseinrichtungen ihre Tätigkeit wiederaufnehmen. Wir haben in den letzten Wochen viel dazugelernt, und ich vertraue auf die Professionalität unserer Gesundheits- und Sozialberufe.

Ich vertraue aber auch auf die österreichische Bevölkerung, die uns durch ihre Disziplin in diese gute Ausgangsposition gebracht hat. Ab sofort setzen wir verstärkt auf Eigenverantwortung, sowohl im privaten als auch im beruflichen Bereich. Wir haben inzwischen ein perfektes Überwachungssystem etabliert, das uns erlaubt, Cluster schnell zu erkennen und zu isolieren. Fürchten Sie sich also nicht vor der zweiten Welle, aber bleiben Sie bitte auch in den nächsten Monaten vernünftig. Die Politik verlässt sich auf Sie.

Rendi-Wagner: Sie werden sich sicher wundern, warum ich hier stehe. Es ist ganz einfach. Die Regierung hat mich um Unterstützung gebeten, und ich habe sofort zugesagt. Wir wollen in den nächsten 14 Tagen gemeinsam in ganz Österreich Bürgertreffen organisieren. Großteils virtuell, aber auch real.

Uns geht es darum, die Sorgen und Ängste der Bürger ernst zu nehmen. Wir werden versuchen, gemeinsam mit Experten möglichst viele der Fragen zu beantworten, die sich die vielen Menschen da draußen stellen. Wir wollen über alle Parteigrenzen hinweg einen offenen, ehrlichen und sachlichen Diskurs mit der Bevölkerung führen.

Nach Ostern werden wir all diese Informationen brauchen, um gemeinsam die direkten und indirekten Folgen der Pandemie möglichst klein zu halten. Ich bin hundertprozentig davon überzeugt, dass wir das gut schaffen werden.

Wie hätte sich eine solche Risikokommunikation, ein solches Risikomanagement auf die Ängste in den Köpfen der Menschen, auf die Inanspruchnahme der Regelversorgung, auf die Psychologie der Wirtschaft ausgewirkt. Welcher Kollateralschaden bei akuten und chronischen Erkrankungen, welcher wirtschaftliche Schaden hätte vermieden werden können, wenn die österreichische Bundesregierung vier Wochen früher, also Anfang April, eine Deeskalation begonnen hätte. Vielleicht werden wir es einmal erfahren, wenn Wissenschaftler alle Daten erhalten und sich bemühen, dieses wichtige Rätsel zu lösen.

Dienstag, 31. März

In der Früh meldet sich Bernt Koschuh von Ö1 per E-Mail mit Fragen zum Sterbegeschehen. Ich schreibe zurück: »*In Österreich sterben im Durchschnitt jeden Tag 230 Menschen. Jeder Todesfall ist tragisch. Bis vor Kurzem war dieses Sterben anonym. Seit ein paar Wochen werden alle COVID-19-Todes-*

fälle öffentlich gemacht und akribisch gezählt. Bei der Interpretation dieser Zahlen sollten wir aber sehr vorsichtig sein. Wir wissen nicht, wer in Österreich an COVID-19 verstirbt. Wir wissen nicht, welche Grunderkrankungen diese Menschen hatten, ob sie geraucht haben oder übergewichtig waren, bestimmte Medikamente einnahmen usw. Solange wir das nicht wissen, können wir diese Zahlen nicht korrekt interpretieren. Das gilt auch für alle Verstorbenen, die jünger als 60 Jahre waren.«

Kurz darauf klingelt das Telefon, und Koschuh bittet um einen kurzen Beitrag für das Mittagsjournal. Ich bin noch immer grantig wegen gestern und will mich eigentlich nicht öffentlich äußern. Koschuh bleibt hartnäckig, und so lasse ich mich widerwillig zu einem kurzen Statement überreden, in dem ich versuche, auf die Notwendigkeit einer differenzierten Betrachtung des Sterbegeschehens und das hohe Durchschnittsalter der an COVID-19 verstorbenen Personen von 83 Jahren hinzuweisen. Außerdem ist es unklar, wer mit und wer an COVID-19 verstorben ist. Auf die unvermeidliche Frage nach der Sinnhaftigkeit von Masken fordere ich auf, zuerst den Bedarf der Gesundheits- und Sozialberufe zu decken, bevor eine Maskenpflicht in Supermärkten eingeführt wird.

Kaum aufgelegt, klingelt es schon wieder. Es ist Eric Frey vom Standard, und wir führen ein längeres Gespräch über diverse Aspekte der Pandemie. Schon am Nachmittag geht der Artikel »Pflegeheime dürfen kein zweites Ischgl werden« online.[57] Wie schon in der Taskforce, plädiere ich nun auch öffentlich für einen besseren Schutz der Pflegeheime, eine bessere Datenerfassung und ein wissensbasierteres Risikomanagement. Die Gespräche mit diesen beiden großartigen

---

57 Der Standard. 31.03.2020. Online: https://bit.ly/3eRjGkB

Journalisten haben mich wieder positiver gestimmt, und am Nachmittag entscheide ich mich, mit dem Austritt aus der Taskforce zuzuwarten und noch einmal zu versuchen, meine Sichtweise einzubringen.

Hochmotiviert formuliere ich zusammen mit Erich Striessnig von der Österreichischen Akademie der Wissenschaften (ÖAW) und Thomas Czypionka vom Institut für Höhere Studien (IHS) die erste Fassung eines offenen Briefs an Bundesminister Anschober, in dem wir einen besseren Datenzugang fordern. Im Public Health Forum poste ich:

> *»In Österreich höre ich noch immer Sätze wie ›Haben keine Zeit, diese Daten im Krankenhaus oder auf Intensivstationen zu erheben‹, oder ›Wir brauchen keine Publikationen, können wir alles international nachlesen‹, oder ›Wir brauchen keine Risikostratifizierung, wir wissen auch so schon genug‹. Wir begehen in Österreich, auch nach Ischgl, immer noch katastrophale Fehler, siehe mangelnder Schutz der Höchstrisikogruppen.*
>
> *Ich bin mir sicher, dass wir nicht auf dem Niveau der allerbesten Länder agieren können. Dafür haben wir zu viel im Kapazitätsaufbau (Personen, Institutionen) versäumt, und jetzt fehlt uns das entsprechende Know-how (Personen, Institutionen). Es gibt aber auch kein Commitment der Politik, diese essentielle Begleit- und Versorgungsforschung zu beauftragen. 25 Millionen für Medikamente, und alles andere muss irgendwie laufen.*
>
> *Um in dieser Pandemie erfolgreich zu sein, braucht es einen interdisziplinären und keinen rein virologisch/medizinischen Ansatz. Um in dieser Pande-*

mie erfolgreich zu sein, braucht es einen Blick auf den gesamten Gesundheits- und Sozialbereich (und darüber hinaus) und nicht einen ausschließlichen Fokus auf intensivmedizinische Kapazitäten. Um in dieser Pandemie erfolgreich zu sein, müssen wir die gesundheitlich, psychisch, sozial und ökonomisch vulnerabelsten Gruppen schützen und nicht die gesundheitliche und soziale Ungleichheit vergrößern. Um in dieser Pandemie erfolgreich zu sein, braucht es einen klaren Auftrag, ein großzügiges Forschungsbudget, eine Bündelung aller wissenschaftlichen Institutionen und eine funktionstüchtige Koordinationsstelle. Um in dieser Pandemie erfolgreich zu sein, braucht es ganz, ganz viel.

Zum Beispiel Projekte wie die, die in und aus diesem Forum initiiert worden sind. Ein paar Beispiele: Syndrom-Survaillance System mittels App am Arlberg (aktiv), Serologische Querschnittsstudie in Österreich (Protokoll), Grazer Telefon-Kette gegen COVID-19 für vulnerable Gruppen (aktiv), Open Goggle Dokumente für eine Forschungsagenda und Fallberichte aus der Regelversorgung (aktiv), Erhebung von infizierten BewohnerInnen und MitarbeiterInnen in Pflegeheimen (in Planung), Nationale Bibliothek für Entscheidungs-/ LeistungsanbieterInnen (in Entstehung), Globale Public Health Google Group (aktiv), Modellierung für die Primärversorgung (aktiv), Entstehung von Leitlinien für diverse Berufsgruppen (laufend), Austausch wichtiger Publikationen und Ideen, Debatten und Diskussionen, Analysen und Meinungen (großartig!). Sehr viel Vernetzung und Public Health Advocacy (großartig!) usw. Ich habe sicher vieles vergessen – sorry!

An dieser Stelle möchte ich mich für euer großartiges Engagement und euren Einsatz bedanken. Ich hoffe, dass noch viel von der Energie in diesem Forum nach außen getragen wird. In den kommenden Wochen werden wir viel Hirnschmalz brauchen, um die gesundheitlichen, psychischen, sozialen und ökonomischen Schäden in unserer Gesellschaft möglichst klein zu halten.«

Am Nachmittag schreibt mir der Niederösterreichische Patientenanwalt Gerald Bachinger eine E-Mail, in der er seine Besorgnis über den Schutz der vulnerablen Gruppen äußert. Ich schicke ihm den Link zu einem offenen Google-Dokument, in dem wir zum Teil erschütternde Fallberichte aus der Krankenversorgung und Pflege sammeln.[58] Außerdem mache ich meinem Frust über die zuständigen Behörden Luft, die meiner Meinung nach viel zu wenig getan haben und immer noch tun, um die Risikogruppen zu schützen.

»Neben den Problemen in der Pflege bekommen wir zunehmend Probleme in der Regelversorgung. Da gehen derzeit sicher mehr gesunde Lebensjahre (HLY) verloren als durch COVID-19. Das betrifft auch jüngere Altersgruppen. Ein offener Brief ist nett, aber ich bin mir nicht sicher, ob ihn in dem derzeitigen Chaos überhaupt jemand zur Kenntnis nimmt. Viel besser würde ich klare Botschaften an verschiedene Adressaten finden:

1) Sehr geehrte Intensivmediziner, eure Fälle entstehen in den Pflegeheimen!

---

58 Fallberichte aus der Krankenversorgung und dem Pflegebereich. Online: https://cutt.ly/3yVTELD

2) Sehr geehrte Länder, in den Pflegeheimen wird entschieden, ob wir lombardische Verhältnisse bekommen!

3) Sehr geehrte Wirtschaft, 200.000 Euro pro Pflegeheim ist nichts im Vergleich zum täglichen ökonomischen Schaden!

4) Sehr geehrte Sozialpolitiker, nur die soziale Sicherheit gewährleistet den sozialen Frieden!

5) Sehr geehrte Österreichische Gesundheitskasse, Krankenhausträger, Länder, nur der Zugang zu Daten verschafft ein besseres Verständnis dieses pandemischen Geschehens!

6) Sehr geehrte Journalisten, in den Pflegeheimen entsteht gerade unser zweites Ischgl!«

Mittwoch, 01. April

Mein Frust-Posting vom Vortag zeigt Wirkung. Markus Mattersberger vom Lebenswelt Heim Bundesverband kontaktiert mich und bietet seine Hilfe an. Wieder einmal werden rasch engagierte Wissenschaftler vernetzt. Tanja Stamm und ihr Team sind wieder mit dabei, hinzu kommt Gerhard Müller von der UMIT in Hall in Tirol. Zusammen erstellen sie eine Datenbank zur Registrierung von infizierten Pflegekräften und Bewohnern von 300 Pflegeheimen aus 7 von 9 Bundesländern. Das Engagement aller Beteiligten ist beeindruckend.

In der Fachzeitschrift Science erscheint eine Studie eines

internationalen Forscherteams[59], die anhand von Fallberichten, Informationen der Gesundheitsbehörden und Handy-Daten die Verbreitung des Virus untersuchten. Bis zum 19. Februar, dem 50. Tag nach dem Ausbruch, gab es in China 30.000 bestätigte Corona-Infektionsfälle. Ohne das Reiseverbot in Wuhan und die drastischen Maßnahmen wären es 700.000 gewesen. Die Autoren gehen davon aus, dass sich dadurch die Ausbreitung signifikant verzögerte und dem Rest der Welt wertvolle Zeit zur Vorbereitung verschaffte. Eine Analyse, ob diese auch gut genützt wurde, war nicht Teil der Studie.

Im Spiegel erscheint ein Interview mit Gerd Antes, einem Statistiker und Begründer der evidenzbasierten Medizin in Deutschland. Auf die Frage, wie Politiker mit der wissenschaftlichen Unsicherheit umgehen sollen, antwortet er: »*Sie sind gezwungen, auf Basis der Informationen zu handeln, die da sind. Berücksichtigt man die Gesamtsituation und die Erfahrungen aus anderen Staaten, hatte Deutschland keine andere Wahl, als dem Virus erst mal mit drastischen Maßnahmen zu begegnen. So konnten wir Zeit gewinnen. Die müssen wir jetzt nutzen, um eine bessere Datenlage zu schaffen und künftig fundierter entscheiden zu können. Wir befinden uns da in einem enormen Lernprozess.*«

Die Pandemie hat die Arbeitslosenzahlen in Österreich auf den höchsten Stand seit 1946 nach oben schnellen lassen. Aktuell sind 504.345 Personen arbeitslos gemeldet, das entspricht einer Arbeitslosenrate von über 12%. Es gibt keine Region, keine Altersgruppe und keine Branche, die nicht betroffen ist. Am stärksten hat es den Tourismus, die Bau-

---

59   Tian, H; et al. An investigation of transmission control measures during the first 50 days of the COVID-19 epidemic in China. Science 2020.

branche und Warenproduktion erwischt. Aber interessanterweise ist auch im Gesundheits- und Sozialwesen die Arbeitslosigkeit um 30% gestiegen.

DONNERSTAG, 02. APRIL

Die WHO hat gerade ihren 73. Situationsbericht veröffentlicht.[60] Weltweit gibt es 896.450 bestätigte Fälle und 45.525 Todesfälle. In Europa sind es 503.006 bestätigte Fälle, davon 110.574 in Italien, 102.136 in Spanien, 73.522 in Deutschland, 56.261 in Frankreich, 29.478 in UK, 17.070 in der Schweiz und 10.711 in Österreich. In ganz Europa sind 33.604 Menschen verstorben, davon 13.157 in Italien, 9.053 in Spanien, 872 in Deutschland, 4.019 in Frankreich, 2.532 in UK, 378 in der Schweiz und 146 in Österreich. Die Unterschiede bei der Fallsterblichkeit sind noch immer enorm und in allen Ländern auf meiner Liste im Vergleich zur letzten Woche angestiegen. Italien 11,9%, Spanien 8,9%, UK 8,6%, Frankreich 7,1%, Schweiz 2,2%, Deutschland 1,2% und Österreich 1,4%.

Mit Verwunderung lese ich in der Früh in der Zeitung,[61] dass die Österreichische Gesundheitskasse auf Wunsch von Bundesminister Anschober plant, Risikogruppen auf Basis der Medikamentenverschreibungen zu identifizieren.

Drei Wochen nach dem COVID-19-Gesetz und über fünf Wochen nach der ersten positiv getesteten Person in Österreich ist die Österreichische Gesundheitskasse, verantwortlich für die Gesundheit von 7,2 Millionen Versicherten,

---

60 WHO. Situation Report. 02.04.2020. Online: https://bit.ly/2Utxl9R
61 OÖ Nachrichten. 02.04.2020. Online: https://bit.ly/3gZew7K

mit einem Budget von 15,3 Milliarden Euro, wieder aus der Versenkung aufgetaucht. Außerdem wissen wir seit vielen Jahren, dass außer bei Diabetikern eine Abbildung der Diagnosen auf Basis von Verschreibungsdaten kaum möglich ist. Nachdem Sozialversicherung und Ärztekammer jahrzehntelang eine einheitliche Diagnosen- und Leistungserfassung im niedergelassenen Bereich verhindert haben, fällt uns auch diese Strukturschwäche in der Pandemie gnadenlos auf den Kopf.

Dabei wüssten wir auch ohne diese Analyse ganz genau, wer unsere Höchstrisikogruppe ist. Es sind die 460.000 Pflegegeldbezieher. Und die sind bereits identifiziert und gut erfasst. Nur wissen sie und ihre betreuenden Personen oder Einrichtungen über das Risiko Bescheid? Und haben die verantwortlichen Behörden alles getan, um sie zu informieren und zu schützen? Diese Frage gilt es, baldigst zu beantworten, auch aus einer juristischen Perspektive. Ich befürchte aber, dass es so kommen wird, wie es immer in Österreich kommt. Wenn ein Fehler passiert, dann muss der kleinste Kopf in der Hackordnung herhalten.

Für allfällige Infektionen und deren Folge in den Pflegeheimen werden also sicher nicht die Behörden verantwortlich gemacht, sondern die Pflegeheimleitungen oder die Pflegekräfte, die aktuell alles in ihrer Macht Stehende tun, um ohne Schutzausrüstung und Know-how ihre Bewohner zu schützen. Und dies unter erschwerten Bedingungen, da aufgrund der aktuellen Gesetzeslage unzählige Pflegekräfte mit Absonderungsbescheid in Quarantäne geschickt werden. Dazu genügt schon der Verdacht eines Kontakts, auch wenn die Pflegekraft dabei eine Maske getragen hat, muss sie ab sofort zu Hause bleiben. In manchen steirischen Pflegeheimen war dann irgendwann nur mehr der Koch, der Portier, der Zivildiener und ein letzter Rest vom Pflegeteam übrig.

Da war die Evakuierung der Bewohner die einzig mögliche Lösung. Aber nicht bevor sich die zuständigen Beamten die erforderliche Schutzausrüstung in einer anderen Pflegeeinrichtung abgeholt haben. Für eine eigene hatten sie nicht vorgesorgt.

Noch immer vollkommen vergessen wird auf die 24-Stunden-Betreuerinnen. Viele sind seit Wochen in Österreich, weil sie nicht in ihre Heimat zurückkönnen. Manche arbeiten durch, andere harren in Billigunterkünften aus. Genaues weiß man nicht, die Wirklichkeit wird hier aktiv verdrängt, nur nicht zu viel darüber reden, lautet die Devise. Irgendwann wird das Thema nicht mehr vermeidbar sein, öffentlich werden. Mit Sicherheit beginnt dann wieder eine typisch österreichische, von Scheinheiligkeit geprägte Debatte. Statt vernünftiger Lösungen wird es Husch-Pfusch-Scheinlösungen geben. Hauptsache, die entstehenden Kosten werden von den vor allem slowakischen und rumänischen Frauen selbst getragen. Das war immer schon so, und das wird immer so bleiben. Die Letzten, die Schwächsten und die Ärmsten beißen die Hunde, in diesem Fall beißen die Agenturen und die österreichischen Behörden.

FREITAG, 03. APRIL

In der Früh schicke ich unseren offenen Brief, der innerhalb von zwei Tagen von fast 30 Wissenschaftlern unterzeichnet wurde, an die APA und das Büro von Gesundheitsminister Anschober.[62] Am Nachmittag telefoniere ich mit dem stellvertretenden Kabinettsleiter Vinzent Rest, der sich für den Brief bedankt und versichert, das Anliegen bestmöglich zu

---

62 APA Science. 30.04.2020. Online: https://bit.ly/30ffua7

unterstützen. Ich schreiben ihm noch eine E-Mail, in der ich, wie von ihm gewünscht, die wichtigsten To-dos noch einmal zusammenfasse:

»1) Schaffung eines Förderungstopfs für Begleit- und Versorgungsforschung ähnlich dem für Medikamente. Dort waren es 23 Millionen Euro. Schon mit 10% davon, also 2,3 Millionen könnte in Österreich eine große Initiative von Begleit- und Versorgungsforschung gestartet werden.

2) Priorisierung der Forschungsagenda aus politischer und wissenschaftlicher Sicht.

3) Direkt-Beauftragung von Forschungsaufträgen oder rasche Beauftragung mittels Calls.

4) Zusätzlich sollte eine Koordinationsstelle für Begleit- und Versorgungsforschung geschaffen werden, die von mehreren großen Instituten (z. B. AIHTA, IHS, ÖAW) besetzt wird.«

Im NEJM erscheint ein Artikel zum Nutzen von Mund-Nasen-Schutz. Das Ergebnis ist eindeutig, es gibt keine Evidenz für die Wirksamkeit von Masken außerhalb von Krankenversorgungseinrichtungen. Wenn überhaupt, dann haben sie nur einen psychologischen Effekt. Das Risiko, sich mit SARS-CoV-2 im öffentlichen Raum zu infizieren, ist minimal.[63]

Das Robert-Koch-Institut (RKI) in Deutschland hat sich so wie das Center of Disease Control (CDC) lange gegen Masken ausgesprochen, jetzt plötzlich empfiehlt das RKI zwar das Tragen von Masken, wissenschaftlich belegt sei das aber nicht. Sehr seltsam. Michael Kochen, langjähriger Präsident der Deutschen Gesellschaft für Allgemeinmedizin, bringt es auf den Punkt: *»Aus meiner Sicht kann – jenseits aller angeführten Vor- oder Nachteile – über eine Maskennutzung*

---

63 Klompas, M; et al. Universal Masking in Hospitals in the Covid-19 Era. NEJM 2020.

durch die breite Öffentlichkeit erst diskutiert werden, wenn alle medizinischen Einrichtungen über ausreichende Schutzausrüstung verfügen«, und weiter: *»Hätten wir aber tatsächlich einen Überschuss an Masken, wie es die Berichte aus Österreich andeuten, dann müssten in erster Linie unsere Kolleginnen und Kollegen in Italien, Spanien oder Frankreich versorgt werden – und nicht die Allgemeinbevölkerung.«* Dem stimme ich zu hundert Prozent zu!

Über die MedUni Graz erreicht mich eine Anfrage der Kronen Zeitung für ein Interview, das ich dankend ablehne. Kurz danach klingelt mein Telefon schon wieder. Ich hatte vor einigen Tagen begonnen, Nummern einzuspeichern, und hob inzwischen bei unbekannten Nummern meistens nicht mehr ab. Diese Nummer war gespeichert: Es ist Michael Fleischhacker, der mir schon zu Mittag eine kurze E-Mail geschrieben hat. Aus dem erwarteten Kurzgespräch entwickelt sich eine angeregte Diskussion. Er sitzt im Auto nach Wien und möchte sich auf der Rückfahrt wieder melden. Mir soll es recht sein. Während unserer zweiten Unterhaltung entsteht die Idee, das Gespräch aufzuzeichnen und zu transkribieren. Wir vereinbaren einen Termin am nächsten Tag.

Am Nachmittag poste ich ein Statement zur Palliativversorgung.

»COVID-19 wird, auch in der internationalen Betrachtung, neben einer intensivmedizinischen (mehr Beatmungsgeräte!) immer mehr zu einer Herausforderung für die Palliativversorgung. Solange wir aber nicht detailliertere Angaben zu den Personen bekommen, die derzeit in Österreich auf der Intensivstation liegen bzw. an COVID-19 versterben,

*wissen wir es nicht genau. Der Altersdurchschnitt
lässt aber die Hypothese zu.*

Zur Erinnerung: 2018 wurden in Österreich insgesamt 83.975 Sterbefälle verzeichnet. Das sind, saisonale Schwankungen ausgeblendet, 230 Sterbefälle pro Tag. 41% aller 2018 Gestorbenen waren 85 Jahre und älter, 28% verstarben im Alter zwischen 75 und 85 Jahren, 20% verstarben im Alter zwischen 60 und 75 Jahren, 11% verstarben vor dem 60. Lebensjahr und nur 0,4% verstarben vor dem 15. Lebensjahr. Wenn jetzt pro Tag 10% mehr Personen versterben, dann sind das in den kommenden Wochen 260 Sterbefälle pro Tag.

Die allgemeine Sterbewahrscheinlichkeit ähnelt, zumindest bis jetzt, der krankheitsspezifischen Sterbewahrscheinlichkeit von COVID-19. Das kann sich, siehe Lombardei und Elsass, aber ändern, wenn in überlasteten Krankenhäusern und Intensivstationen auch ›jüngere‹ Patienten mit besserer Prognose versterben. ES WIRD SICH ABER AUCH verändern, wenn es in der Regelversorgung zu einer anhaltenden Unter- und Fehlversorgung von akuten und chronischen Erkrankungen kommt. Nächste Woche haben wir dazu eine internationale Fokusgruppe im European Forum for Primary Care (EFPC) organisiert.

In Bergamo haben Ärzte begonnen, das Geschehen zu reflektieren.[64] *Viele infizierte Personen wurden*

---

64 Nacoti, M; et al. At the Epicenter of the Covid-19 Pandemic and

unnötig in Krankenhäuser gebracht und haben dadurch viele Rettungskräfte, Ärzte, Pflegekräfte und andere Patienten infiziert. Das Desaster hätte vermieden werden können, wenn von Anfang an eine wohnortnahe Versorgung erfolgt wäre. Dadurch wurde auch das Sterbegeschehen an einen Ort verlegt, der dafür überhaupt nicht geeignet war. Neben einer Überforderung der Kranken- und Intensivversorgung kam es deshalb auch zu vielen Fällen von einsamem und menschenunwürdigem Sterben. Aus medizin- und pflegeethischer Sicht eine Katastrophe. Deshalb brauchen wir gute Leitlinien und ausreichend personelle und finanzielle Ressourcen für die Palliativversorgung.

Die mobilen Palliativteams müssen in den nächsten Wochen massiv ausgebaut und alternative Angebote bekannt gemacht werden. Speziell Gesundheits- und Sozialberufe in der Primärversorgung werden in den kommenden Wochen Unterstützung bei der oft unter Zeitdruck zu treffenden Entscheidung brauchen, wer in ein Krankenhaus überwiesen wird und wer nicht.[65] Erfahrungen müssen gesammelt und ausgetauscht werden. Vorausschauendes Handeln – Advanced (Palliativ) Care Planning – ist gefragt, um die Betroffenen und ihre Angehörigen auf mögliche Szenarien vorzubereiten. Es ist aber auch vorausschauendes Handeln der Politik gefragt, um

---

Humanitarian Crises in Italy: Changing Perspectives on Preparation and Mitigation. NEJM Catalyst 2020.
65 Bauer, A. COVID19: Providing palliative care for the many. 31.03.2020. Online: https://bit.ly/2A769GF

mit dem erhöhten Erkrankungs- und Sterbegeschehen in einer zumeist hochbetagten Bevölkerungsgruppe mit Feingefühl, Empathie und Authentizität umzugehen. Keine leichte Übung.«

Samstag, 04. April

Wie vereinbart, meldet sich Michael Fleischhacker und stellt mir unzählige gute Fragen. Das Gespräch ist eines der besten, das ich bis dahin, noch dazu mit einer mir unbekannten Person, geführt habe. Da war jemand wirklich an meiner Meinung interessiert, forderte mich mit kritischem Nachfragen und half mir, meine Gedanken zu sortieren.

Ich hatte zwar in der Vergangenheit schon öfter mit Journalisten zu tun, bin mit einigen befreundet, aber ansonsten eher zurückhaltend, was Medienkontakte betrifft. So lehne ich auch die Einladung zum nächsten Talk im Hangar ab. Trotzdem vereinbaren wir, uns das verschriftlichte Interview anzuschauen und dann über eine Veröffentlichung in der Online-Ausgabe der Rechercheplattform Addendum nachzudenken.

Am Nachmittag geht der Standard-Artikel »Die Kollateralschäden bei der Bekämpfung der Corona-Pandemie« von Bernadette Redl online, in dem ich mehrmals zitiert werde:[66]

»Die gesundheitlichen, psychologischen, sozialen und ökonomischen Folgen dieser Maßnahmen betreffen die Gesundheit aller Altersgruppen. Dieser Aspekt wurde bis dato kaum thematisiert. Mit

---

66 Der Standard. 04.04.2020. Online: https://bit.ly/371KsDW

Sicherheit kommt es schon jetzt zu zahlreichen gefährlichen Verläufen und sogar – unter Normalbedingungen vermeidbar gewesenen Todesfällen, etwa durch die Entleerung der Krankenhäuser, striktere Aufnahmekriterien, weniger direkter Patientenkontakt in der hausärztlichen Praxis, die erschwerte Zugänglichkeit zu Fachärzten, vor allem zu bildgebenden Verfahren und zu Therapeuten sowie durch Einschränkungen bei Betreuung und Pflege. Das wird durch die wenigen positiven Veränderungen, etwa weniger Luftverschmutzung, mit Sicherheit nicht kompensiert.

Die Frage, welche und wie viele Menschen in Österreich derzeit aufgrund einer Unter- und Fehlversorgung einen Schaden erleiden und wie viele gesunde Lebensjahre dadurch verloren gehen, sollte rasch mittels geeigneter Methoden der Versorgungsforschung erhoben werden. In den kommenden Monaten muss Österreich ein Risikomanagement gelingen, das den Verlust von gesunden Lebensjahren minimiert«, sagt Sprenger und fordert eine flexible, transparente und verständlich kommunizierte Exit-Strategie für die nächsten Monate. Jetzt gilt es, wissensbasiert zu entscheiden, ab wann und in welcher Region, unter welchen Voraussetzungen die Kindergärten und Volksschulen wieder öffnen, Unternehmen die Produktion wieder hochfahren, Berufsgruppen wieder ohne und mit bestimmten Auflagen arbeiten gehen können und soziale Begegnungen, Feiern, Freizeitaktivitäten, Theater- und Gasthausbesuche wieder möglich sind. Nur so könne laut Sprenger der derzeit permanent entstehende

Schaden durch die Maßnahmen minimiert werden, ohne dass gleichzeitig die Covid-19-Sterbefälle, über das Jahr gerechnet, zu einer wesentlichen Steigerung der Gesamtsterblichkeit führen und das Covid-19-Erkrankungsgeschehen die österreichische Krankenversorgung überfordert.«

Gesundheitssysteme im COVID-19-Modus können immer schwerer eine qualitativ hochwertige Versorgung von akut und chronisch kranken Menschen aufrechterhalten. In Deutschland kommen immer weniger Menschen in die Notaufnahmen. Selbst Patienten mit Herzinfarkt- oder Schlaganfall-Symptomen scheuen die Kliniken.[67] Und in Mailand, Madrid und Massachusetts fragen sich die Kardiologen, wo die ganzen Herzinfarkte geblieben sind. Der Rückgang beträgt dort 40 bis 80 Prozent.[68] Allein auf eine sicher bestehende Überversorgung in Vor-COVID-19-Zeiten ist das auch nicht zurückzuführen. Sehr besorgniserregend, das Ganze. Ich bin schon neugierig, wann es dazu Zahlen aus Österreich gibt.

Sonntag, 05. April

Am Vormittag erhalte ich eine Mail mit einer Interviewanfrage von Kathrin Ficzko von ORF Steiermark, die ich am Nachmittag gleichzeitig mit dem zu Mittag eingegangenen Hinweis von Gerald Auer von der Stabstelle Öffentlichkeitsarbeit lese, der mir lapidar mitteilt: *»Der ORF hat bei Ihnen wegen eines Interviews angefragt. Dieses würde Rektor Samonigg übernehmen, da die Redakteurin gleich eine Rückmeldung*

---

[67] Der Spiegel. 04.04.2020. Online: https://bit.ly/2XzWOjB
[68] tctMD. 02.04.2020. Online: https://bit.ly/2Y2o6yi

wollte. *Ist mit dem Rektor bereits besprochen.*« Mir soll es recht sein, denke ich mir und schreibe freundlich zurück: »*Danke für die Information und danke, dass Rektor Samonigg diesen öffentlichen Auftritt übernimmt.*«

Am Nachmittag erhalte ich eine offizielle Aussendung der MedUni Graz, in der nochmals darauf hingewiesen wird, Medienanfragen nur in Rücksprache mit der Stabsstelle Öffentlichkeitsarbeit zu beantworten und Medienvertreter an die zuständige Stabsstelle zu verweisen.

Ich bedanke mich für die Information und schreibe: »*Ich beantworte Medienanfragen als Privatperson und Public-Health-Experte. Wenn die Journalisten einen Bezug zur MedUni Graz herstellen, kann ich das nicht verhindern.*«

Die Antwort erfolgt prompt und bestätigt, was ich schon weiß, dass jegliche Kommunikation als Privatperson die Universität nichts angeht. Ich antworte mit der Bitte, »*alle Medien-Anfragen, die über die Stabsstelle Öffentlichkeitsarbeit und Veranstaltungsmanagement der Medizinischen Universität Graz laufen, NICHT an mich weiterzuleiten. BITTE auch meine private Handynummer NIEMALS weitergeben. Ich bin mit mehreren Journalisten von Qualitätszeitungen in regelmäßigem Kontakt, das genügt. Dass die MedUni in meinem CV vorkommt, ist auch nicht zu ändern.*« Damit betrachtete ich die Angelegenheit für erledigt.

Am Abend erhalte ich das verschriftlichte Interview. Es ist ewig lang. Trotzdem ist es authentisch, voller Wiederholungen und gesprochenen Sätzen, die ich so nie schreiben würde. Aber anscheinend rede ich so komisch. Im Kopf hört sich das witzigerweise immer anders an. Keine Ahnung, wie Politiker das machen, dass ihre Sätze immer so geschrieben klingen. Ich gebe meine Einwilligung zur Veröffentlichung und schicke noch in der Nacht meine Endversion.

Montag, 06. April

Die Pressekonferenzen gleichen inzwischen einem Bühnenstück. Jede Handlung ist von der Regie genau geplant. Der Auftritt auf die Bühne, das Abnehmen der Masken, die Reihenfolge der Sprecher, das Anlegen der Masken und der Abgang. Seit Tagen fällt die Anzahl der täglichen Neuinfektionen, und die effektive Reproduktionszahl liegt inzwischen knapp unter eins.

Kurz, Kogler, Anschober und Nehammer haben die Bühne betreten und die Masken abgenommen. Die Aufführung beginnt. Nur eine Woche, nachdem der Bundeskanzler verkündet hat, dass uns die schweren Zeiten erst bevorstehen, redet er jetzt plötzlich von der *»schrittweisen Wiederauferstehung nach Ostern«* und fordert: *»Eine Woche müssen wir uns noch zu 100 Prozent zusammenreißen«*.

Dann stellt er einen Stufenplan zur Wiederaufnahme des wirtschaftlichen und sozialen Normalbetriebs in Aussicht. Als *»ersten großen Schritt«* sieht er die Öffnung kleiner Shops sowie der Bau- und Gartenmärkte. Weitere Geschäfte, Dienstleister und die Gastronomie folgen später. Die Ausgangsbeschränkungen werden jedoch verlängert. Hinaus darf man nur zum Einkaufen, um anderen zu helfen, zum Arbeiten sowie um frische Luft zu schnappen. Gesundheitsminister Anschober präsentiert die erfreulichen Zahlen. Die Verdoppelungsrate der Infizierten liegt bei 16,5 Tagen. *»Es geht in die richtige Richtung, aber auch das ist noch zu viel«*. *»Die Zahl der aktiv Kranken reduziert sich aktuell jeden Tag«*, aber die Situation sei *»nach wie vor sehr angespannt«*.

Seit Montag ist das Tragen eines Mund- und Nasen-Schutzes in den Supermärkten verpflichtend. Ab 14. April, wenn die ersten kleinen Geschäfte wieder aufsperren dürfen, wird die Maskenpflicht auch auf diese sowie auf alle öffentlichen Verkehrsmittel ausgedehnt.

»Es wird Kontrollen und Strafen geben für diejenigen, die sich nicht daran halten«, bekräftigt der Innenminister. Es folgt der Versuch einer Erklärung des »Ostererlasses«, der in den vergangenen Tagen für viel Verwirrung gesorgt hat. Ich verstehe noch immer nicht, was jetzt erlaubt ist und was nicht. In acht Tagen sollen endlich die Bundesgärten und Spielplätze wieder geöffnet werden. Vollkommen unverständlich bleibt mir, warum sie jemals geschlossen wurden und warum sie nicht ab sofort geöffnet sind. Als ob er meine Gedanken lesen kann, folgt die Erklärung des Innenministers: *»Die nächsten acht Tage sind entscheidend, dass wir den Trend manifestieren und weitermachen können«* und: *»Nur wenn das funktioniert, werden wir das schaffen.«*

In allen Parks und den Bundesgärten gilt der Mindestabstand von einem Meter. Als ob das vorher nicht möglich gewesen wäre. Die Schulen bleiben geschlossen. Einen regulären Unterricht soll es frühestens ab Mitte Mai geben. Bis dahin ist Home-Schooling angesagt.

Eine wissensbasierte Begründung für alle diese Entscheidungen wird nicht mitgeliefert. Experten waren auf der Bühne nicht vorgesehen, die ist in Österreich ausschließlich Politikern vorbehalten. Sie sind auch die deutlich besseren Schauspieler, das muss man ihnen lassen! Eine so fernsehtaugliche Gestik und einen so schönen Sprechfluss lernt man auf keiner Universität.

Mein Gespräch mit Michael Fleischhacker wird am 06. April in der Online-Ausgabe der Rechercheplattform Addendum unter dem Titel »Es geht viel mehr, als uns die Politik weismachen will« veröffentlicht.[69]

---

69 Addendum. 08.04.2020. Online:
www.addendum.org/coronavirus/interview-sprenger/

Herr Sprenger, Sie sind Mitglied des Expertenbeirats im Gesundheitsministerium. Wenn ich das recht sehe, sind Sie dort der einzige Public-Health-Experte neben vielen Spezialisten für Intensivmedizin, Virologie oder Mathematik. Könnten Sie zunächst einmal erklären, was mit »Public Health« gemeint ist?

Ich bin von der Ausbildung her Allgemeinmediziner und habe sieben Jahre in der Krankenversorgung gearbeitet, davon vier Monate auf Intensiv und zwei Jahre als Notarzt. Meine zweijährige Public-Health-Ausbildung habe ich in Neuseeland absolviert. Auf Deutsch ist das am besten als Gesundheitswissenschaften zu übersetzen. Das ist eine Ausbildung, die in skandinavischen und englischsprachigen Ländern relativ viele Menschen im Gesundheitsbereich haben. Da werden verschiedene Gesundheitswissenschaften verschränkt, also nicht nur Medizinwissenschaften oder Epidemiologie und Biostatistik, sondern auch Gesundheitsökonomie und Gesundheitssoziologie. Der Blick liegt eher auf einer Bevölkerungsebene, nicht auf einer individuell-medizinischen.

Diese Pandemie bzw. die Erkrankung COVID-19 ist medizinisch, auf der Behandlungsebene betrachtet, ein Chamäleon. Schwer zu diagnostizieren. Viele asymptomatische Verläufe, viele unterschiedliche Leitsymptome. Auf einer Public-Health-Ebene, und damit auch in der politischen Betrachtung, ist diese Pandemie eher wie ein Wollknäuel. Da gibt es drei Stränge, die ineinander verwoben sind, die man gemeinsam betrachten, aber auch entwirren muss.

Welche drei Stränge sind das?

Erstens das Pandemiegeschehen selbst, das durch das

neue Coronavirus SARS-CoV-2 verursacht wird. Dieses temporär erhöhte Erkrankungs- und Sterbegeschehen bei zumeist hochbetagten und schwer vorerkrankten Menschen kann unsere Krankenversorgung und intensivmedizinische Versorgung überlasten. Das ist der erste Teil des Wollknäuels.

Der zweite Strang betrifft die Frage: Was passiert in einem Gesundheitssystem im COVID-19-Modus mit Menschen, die akut krank werden oder chronisch krank sind? Die Versorgung dieser Menschen ist ja nicht ausgesetzt, die muss ja trotzdem passieren, aber sie wird mit Sicherheit anders ablaufen als sonst. Zum Beispiel wurden elektive Eingriffe verschoben, die Krankenhäuser sind zurückhaltender bei der Aufnahme, die Fachärzte schwerer erreichbar, Therapeuten haben geschlossen, und die Angst vor Infektionen hat die Distanz zwischen Ärzten und Patienten vergrößert. Wir sammeln aktuell Fallbeispiele aus der Regelversorgung, die gut zeigen, wie schwierig es zur Zeit ist, eine umfassende Versorgung zu bekommen. Die Wege durch das Gesundheitssystem haben sich verändert, sind noch komplizierter, dauern noch länger, und mit Sicherheit kommt es dadurch zu gefährlichen Verläufen, vielleicht sogar Todesfällen. Nachdem dort aber derzeit niemand hinschaut, läuft das unter dem Radar der Öffentlichkeit.

Und dann gibt es noch einen dritten Strang in diesem Geschehen. Alle Maßnahmen, die wir da setzen, haben Auswirkungen auf unsere Gesundheit. Arbeitslosigkeit, Stress, Zukunftsängste beeinflussen die Gesundheit und bewirken eine Zunahme der sozialen und gesundheitlichen Ungleichheit. Die ärmeren Menschen und Familien in unserer Ge-

sellschaft trifft diese Pandemie am stärksten. Aus Public-Health-Sicht ist für mich ganz klar, dass man dieses aktuelle Geschehen so betrachten muss. Aber dazu braucht man eben eine Public-Health-Ausbildung. Ein Volkswirt betrachtet das vielleicht anders und ein Soziologe wieder anders. Mit der Public-Health-Brille versuche ich, das Big Picture nicht aus den Augen zu verlieren. Es ist schwierig, aber es ist, glaube ich, notwendig.

Es ist auch wichtig, dass wir in dem ganzen Geschehen die Relationen bewahren. Wir müssen bei COVID-19 aufpassen, dass die Kapazitäten unserer Krankenversorgung nicht überlastet werden. Aber wir müssen auch aufpassen, dass der Verlust an gesunden Lebensjahren aufgrund einer mangelhaften Versorgung anderer akuter und chronischer Erkrankungen nicht Faktor 10-mal höher ist als der durch COVID-19 verursachte Verlust an gesunden Lebensjahren. Diese Dinge sollte man im Auge behalten, vor allem aus Sicht der Politik. Denn es braucht eine Lösung, die nicht unausgewogen ist. Das Schwierige daran ist, dass man mehrere Bälle in der Luft hat.

Viele sagen, wenn wir den Shutdown lockern, kriegen wir dann auf Intensiv erst recht wieder ein Problem. Das ist das Hauptargument für einen noch viel längeren Shutdown.

Das Argument ist ernst zu nehmen, aber es ist etwas, das man durch ein gutes Management im Griff hat. Darum geht es ja eigentlich im Risikomanagement: das Infektionsgeschehen erfolgreich einzudämmen und auf die Hochrisikogruppen zu achten. Darum geht es jetzt. Je besser uns das gelingt, desto früher können wir die Maßnahmen lockern. Das alles rechtfertigt aber nicht, dass wir uns derzeit so wenig um die Versorgungsqualität in der Regelversorgung kümmern und nicht einen offeneren Diskurs über die gesundheitlichen, psychischen, sozialen und ökonomischen Langzeitfolgen des Shutdowns führen.

Als Laie hätte ich gesagt: Vermeiden kann ich ein gröberes Problem am leichtesten und unter Verursachung von möglichst wenig Kollateralschäden nur dann, wenn ich weiß, wer überhaupt Gefahr läuft, auf die Intensivstation zu kommen.

Genau. Und da sind wir jetzt genau bei diesem Risikomanagement. Risikomanagement bedeutet, ich schau mir zuerst einmal an, welche Gruppen auf Intensiv landen, dafür brauche ich eine gute Dateneinsicht. Wir alle können uns mit dem neuen Virus infizieren. Viele, die jung sind, vor allem Kinder, werden asymptomatisch erkranken und fast nie einen schweren Verlauf haben. Wenn ich mehrere chronische Erkrankungen habe, habe ich ein höheres Risiko für einen schweren Verlauf. Wenn ich hochbetagt und multimorbid bin oder vielleicht in einem Pflegeheim wohne oder Pflegegeldbezieher bin, dann habe ich das höchste Risiko, einen schweren Verlauf zu haben. Wenn man die Publikationen aus Südkorea, aus China und aus Italien anschaut, dann sieht man, dass diese Personengruppe ein über 50-fach höheres Risiko hat, an COVID-19 zu versterben, als unter 50-Jährige.

Was mehr oder weniger gleichbedeutend ist mit dem Risiko, auf einer Intensivstation zu landen.

Genau, zumindest einmal in einem Krankenhaus zu landen. Ob ich dann auf Intensiv komme oder nicht, ist eine intensivmedizinische Entscheidung. Das hat überhaupt nichts mit der Triage zu tun, die wir aktuell woanders in Europa sehen. Intensivmediziner entscheiden auch unter ganz normalen Bedingungen, auch wenn wenig los ist, ob jemand auf Intensiv kommt, vielleicht nur zur Überwachung. Die können das, die machen das tagtäglich. Das soll eigentlich bei an COVID-19 erkrankten Menschen nicht anders laufen. Dafür ist wichtig, dass die Intensivstationen möglichst unter Normalbedingungen arbeiten können. Aber wenn wir das erreichen wollen, dann müssen wir jene Gruppen in der Bevölkerung bestmöglich schützen, die das größte Risiko haben, dort zu landen. Womit wir wieder beim erfolgreichen Risikomanagement sind. Ein Schutz der Pflegeheime, der Pflegegeldbezieherinnen und aller anderen Hochrisikopersonen wird nie zu 100 Prozent gelingen, aber ich muss es zumindest bestmöglich versuchen.

Dort liegt auch das Risiko, dass das Gesundheitssystem überfordert wird. Ich müsste mich eigentlich um unter 30-Jährige überhaupt gar nicht kümmern, denn selbst wenn die krank werden, ist es für sie nicht bedrohlich, aber sie sind Überträger des Virus.

Das ist eben diese Gratwanderung. Wenn junge Menschen erkranken und das für sie kein Problem ist, so wirken sie doch auf die Dynamik des Infektionsgeschehens ein, auch auf das Infektionsgeschehen in Hochrisikogruppen. So gut kann man die nicht trennen, weil junge Menschen ja auch in der Pflege, in Gesundheits- und Sozialberufen arbeiten.

Jetzt kommen wir zu dem, was wir noch nicht wissen, was aber ganz entscheidend ist für das Risikomanagement: Wir müssen auf regionaler Ebene wissen, wie hoch die Herdenimmunität ist. Das heißt: Wie viele Personen haben dieses Virus oder diese Krankheit schon durchgemacht, bewusst oder unbewusst, und ausreichend Antikörper gebildet. Ob diese Herdenimmunität ein Prozent beträgt oder 10 Prozent, ist ein unglaublicher Unterschied für das nachfolgende Risikomanagement. Wenn sie sehr niedrig ist, dann müssen wir die Anzahl der Neuinfektionen bis zur Verfügbarkeit einer Impfung oder erfolgreichen Therapie so klein wie möglich halten. Wir müssen rasch wissen, wer infiziert ist und wer mit dieser Person Kontakt hatte. Wenn die Herdenimmunität sehr hoch ist, also zum Beispiel bei 20 Prozent liegt, dann ist der Schutz der Personen mit niedrigem Risiko nicht mehr so entscheidend. Das Ausmaß der Herdenimmunität ist das Wichtigste, was wir wissen müssen, und zwar rasch.

Das Zweite hängt mit dem Ersten zusammen: Wie letal ist dieses Virus? Wie hoch ist die Infektionssterblichkeit? Wenn diese zum Beispiel im Bereich von 0,1 oder 0,2 Prozent liegt – auf die gesamte Bevölkerung gerechnet –, dann liegt sie im Bereich einer Influenza. Wenn sie bei 0,4 oder 0,5 Prozent liegt, liegt sie im Bereich einer schweren Influenza. Wenn sie im Bereich von einem Prozent liegt, dann liegt sie im Bereich der Spanischen Grippe. Je nach Ausmaß der Herdenimmunität und Letalität muss man andere Strategien fahren. Auch regional. Aber wir wissen es eben noch nicht.

Ich hätte es immer so verstanden, dass der Lockdown genau dafür da ist, Zeit zu gewinnen, in der man genau diese Grundlageninformationen erheben kann, mit denen man dann ein granulares Risikomanagement betreiben kann. Ist das passiert in diesen vier Wochen?

Prinzipiell hätten wir das von Tag eins an machen sollen. Wer hat das größte Risiko, im Krankenhaus zu landen und auf Intensiv zu landen? Das haben wir gewusst. Wir kennen nicht die Herdenimmunität, wir kennen nicht die Infektionssterblichkeit für die gesamte Bevölkerung, aber wir wissen, wer die Risikogruppen sind, das wissen wir eigentlich schon seit Anfang Jänner.

Von Tag eins an hätten wir die Pflegeheime schützen können. Ich habe mir das ausgerechnet. Wenn man die österreichischen Zahlen nimmt, wonach der Verlust in der Wirtschaft pro Woche 2,6 Milliarden Euro beträgt, und das auf die circa 1.000 Pflegeheime aufteilt, dann könnten wir 370.000 Euro zum Schutz jedes Pflegeheims ausgeben und wären im Bereich des Tagesverlustes unserer Wirtschaft. Wenn der Schutz der Pflegeheime dazu führt, dass man die Wirtschaft einen Tag früher wieder hochfahren kann, rechnet sich das. Das haben wir nicht getan. Das haben wir im Risikomanagement übersehen.

Aktuell infizieren sich immer mehr Mitarbeiter und Bewohner von Pflegeheimen. Viele müssen geschlossen und evakuiert werden. Zwar werden jetzt immer mehr Maßnahmen gesetzt, aber sehr unterschiedlich und nicht immer perfekt. Es fehlt an Schutzausrüstung, der notwendigen Schulung, an guten Prozessen und Leitlinien, an Teststrategien und Registern, in denen infizierte Personen erfasst werden.

Es fehlt an ganz viel. Es fehlt zum Beispiel auch an Kapazitäten in der Palliativversorgung. Wenn ich mir aber die betroffenen Personengruppen anschaue, dann wird aus meiner Sicht COVID-19 immer mehr zu einer Herausforderung für die Palliativversorgung. Hochbetagte Menschen sollten auch in Zeiten von COVID-19 menschenwürdig sterben dürfen.

Das liegt wohl auch am österreichischen Föderalismus. Pflegeheime sind Ländersache, bundesweit kann man das nicht steuern.

Es gibt kleine Heime, die vollkommen allein gelassen worden sind, es gibt aber auch Pflegeheime und Pflegeeinrichtungen, die sehr gut arbeiten. Es bemühen sich alle, man kann auch nicht einen hundertprozentigen Schutz liefern. Es gibt asymptomatische Mitarbeiter, Besucher, Lieferanten, die das Virus ins Pflegeheim bringen, aber man braucht trotzdem in jedem Pflegeheim eine klare Strategie, wie die Prozesse optimiert werden, wie man die Mitarbeiter bestmöglich schützt, wie man die Bewohner bestmöglich schützt, wie man Infektionen bestmöglich erkennt und man das alles bestmöglich erfasst und registriert und dann bestmöglich drauf antwortet. Das haben wir in Österreich nicht gemacht oder jedenfalls zu spät. Das wirkt sich dann natürlich mit einer Zeitverzögerung auf Krankenanstalten und Intensivstationen aus. Die Infektionen vor ein bis zwei Wochen sind die positiv getesteten Fälle von heute, die Intensivfälle von nächster Woche und die Sterbefälle in den kommenden zwei bis fünf Wochen. So ist das in einer Pandemie.

Wir haben jetzt 130 Tote, die COVID-19 zugeordnet werden. Wir haben versucht zu recherchieren, wie die Verteilung nach Alter, Vorerkrankungen etc. aussieht. Wie viele zum Beispiel aus Pflegeheimen oder anderen Umgebungen stammen, in denen viele Gefährdete leben. Aber wir erfahren es nicht.

Und das ist auch das Problem. Wir haben einen Offenen Brief an Bundesminister Anschober geschrieben, dass er uns unterstützt und dass man endlich einmal Einblick in diese Daten bekommt. Das ist natürlich wichtig. Das sind wichtige Relationen. Jeden Tag sterben in Österreich im Schnitt 230 Menschen. 15 davon an nosokomialen, im Krankenhaus erworbenen Infektionen. Natürlich wissen wir bei den meisten, woran sie gestorben sind. Die meisten von ihnen waren hochbetagt, sind an Herz-Kreislauf-Erkrankungen oder an Krebserkrankungen gestorben. Wir wissen auch, woran die unter 20-Jährigen sterben, da wird sehr selten gestorben. Das sind meistens Unfälle, Verletzungen, Vergiftungen, Drogenkonsum oder Suizid, aber es ist selten.

So, und wer stirbt an COVID-19? Das wissen wir nicht.

Aber das wäre ja verrückt, wenn das nicht dokumentiert würde.

Es wird auch dokumentiert.

Aber warum verarbeitet diese Daten niemand? Das ist ja die Grundvoraussetzung, um überhaupt irgendwas machen zu können.

Ich glaube, dass diese Daten auch verarbeitet werden. Nur werden sie nicht öffentlich gemacht. Was wir im Vergleich zu anderen Ländern ebenfalls versäumt haben, ist die Erfassung der wichtigsten Risikofaktoren zum Zeitpunkt der Testung. In dem Moment, wo eine Person einen PCR-Test hat – das ist der, bei dem mit Wattestäbchen durch die Nase hineingebohrt wird, das ist nicht so angenehm –, sollten wir zu dieser Person das Geburtsjahr, nicht das Geburtsdatum, die Postleitzahl, nicht die Adresse, das Geschlecht, die fünf wichtigen Grunderkrankungen, Raucherstatus, Größe und Gewicht, eventuell noch zwei bis drei Medikamentengruppen und die Frage nach Bildung und Einkommen, also dem sozioökonomischen Status, erfassen.

Damit hätten wir einen sehr guten Blick darauf, wer wie schwer von COVID-19 betroffen ist. Dann würden wir genau wissen, wer mit welchen Verläufen zu Hause liegt. Wer ist asymptomatisch, berichtet also gar keine Symptome, wer muss zum Arzt, wer kommt ins Krankenhaus, wer verschlechtert sich im Krankenhaus und muss auf die Intensivstation, wer verstirbt. Das ist, was man sofort machen müsste, von Tag eins an. Auch das haben wir versäumt.

Diese Risikostratifizierung passiert nicht. Im Krankenhaus natürlich schon, da gibt es ein Dokumentationssystem, aber nicht zum Zeitpunkt der Testung. Warum ist das noch wichtig? Wenn ich sehe, dass ich einen Anstieg bei der Höchstrisikogruppe habe, warum auch immer, dann habe ich ein Frühwarnsystem, und das zugehörige Krankenhaus bzw. die Intensivstation kann sich vorbereiten. Ein paar Tage später kommen die sicher. Wenn ich diese Daten über einen längeren Zeitraum erhebe, kann man sogar die Anzahl relativ genau voraussagen und das Versorgungsangebot entsprechend planen. Wir hätten deutlich mehr Wissen über das Geschehen. Das ist Risikomanagement.

Wer ist dafür verantwortlich, dass bei der Testung diese Grunddaten aufgenommen, verarbeitet und zentral gesammelt werden?

Verantwortlich in diesem pandemischen Geschehen ist der Bund. Er müsste den Auftrag an die AGES, die die Testung auf Bundesebene durchführt, geben, beziehungsweise jetzt an alle anderen, die testen. Wir müssen diese Daten ja nicht rückwirkend erfassen, es aber wenigstens ab jetzt tun.

Das ist aber nach wie vor nicht so.

Meines Wissens nicht. Und warum ist das noch wichtig? Weil ich mich ja auch mit anderen Ländern vergleichen will. Wir müssen ja nicht nur in Österreich lernen, alle Länder in Europa müssen lernen, und zwar rasch.

Ich glaube, dass rein von der Altersstruktur her unterschiedliche Länder und Regionen unterschiedliche Risikogruppen beziehungsweise Dynamiken in der Krankenversorgung und auf der Intensivstation haben. Man sieht das jetzt in Amerika, die haben eine Bevölkerung mit hohem Body-Mass-Index, die haben gar nicht so wenig junge Leute auf der Intensivstation liegen, die auch sterben; junge Menschen unter 30. In England gibt es wieder eine andere Dynamik, weil die eine ganz andere ethnische Durchmischung in der Bevölkerung und auch ganz andere Abläufe in der Versorgung haben.

Wir brauchen diese Daten auch, um uns vergleichbar zu machen, um bei der europäischen Forschung mitzuhelfen und uns klar zu werden, was denn da eigentlich passiert.

Dann muss man wohl sagen, dass wir diese drei Wochen nicht besonders gut genutzt haben, um das Datenmaterial und die Voraussetzungen für ein granulareres Risikomanagement in Zukunft zu beschaffen.

Ja, das muss man so sagen, und wir hätten in der Zeit des Shutdowns noch viele andere Dinge starten können.

Wir hätten zum Beispiel alle unsere Institute, die sich mit Begleitforschung und Versorgungsforschung beschäftigen, frühzeitig auf Basis einer durchdachten Forschungsstrategie beauftragen können. Für Medikamentenforschung gab es rasch 23 Millionen Euro, für diese wichtige Begleitforschung gab es nichts. Dabei ist es so wichtig herauszufinden, was in dieser einzigartigen Situation mit unserer Gesellschaft passiert, in allen ihren Bereichen. Diese Pandemie hat Auswirkungen auf soziale Ungleichheiten, auf vulnerable Gruppen. Was ist mit den Obdachlosen? Was ist mit den Drogensüchtigen, die im Substitutionsprogramm sind? Was ist mit Schwangeren? Was ist mit Kindern, die in prekären Betreuungssituationen sind? Den psychisch kranken Menschen und Menschen mit Behinderung? Was ist mit all diesen Gruppen? Haben wir das alles am Schirm? Erforscht das wer? Schaut sich das wer an?

Wie schon vorher erwähnt, hätten wir von Anfang an ein intensives Monitoring gebraucht, was in der Regelversorgung passiert. Vielleicht gibt es jetzt weniger Verkehrsunfälle, dafür gibt es vielleicht mehr Suizide. Es gibt jetzt weniger Influenza-Erkrankte, dafür gibt es vielleicht übersehene Herzinfarkte. Diesen Aspekt der Pandemie haben wir noch gar nicht angefangen zu betrachten. Dabei betrifft er alle Altersgruppen: ungeborene Babys genauso wie Kinder oder Erwachsene. Bund, Länder und Sozialversicherung haben sich vertraglich darauf geeinigt: ›ein niederschwelliger Zugang zu einer qualitativ hochstehenden, bedarfsgerechten und effizienten Gesundheitsversorgung für alle Menschen, die durch ein solidarisches Gesundheitssystem nachhaltig sichergestellt wird‹. Können wir das für unser Gesundheitssystem im COVID-19-Modus garantieren? Wie stellen wir aktuell sicher, dass alle, die jetzt akut krank werden oder bereits chronisch krank sind, eine nach wie vor möglichst gute Versorgung kriegen? Wenn wir es nicht versuchen abzubilden, werden wir es nie wissen. Dabei wäre das so wichtig. Zumindest aus Public-Health-Sicht. Aber hoffentlich auch aus Sicht der Gesundheitskassen und Länder.

Haben wir da ein gröberes Datenproblem?

Die Daten haben wir. Die Daten der österreichischen Gesundheitskasse etwa, obwohl die ja gemeinsam mit der Ärztekammer eine einheitliche Diagnosenerfassung im niedergelassenen Bereich lange verhindert hat. Das könnten wir jetzt gut brauchen. Über die Verschreibungsdaten von Medikamenten alleine lassen sich Diagnosen, mit Ausnahme von Diabetes, kaum abbilden. Mit den neu geschaffenen Primärversorgungseinheiten, die ja Diagnosen erfassen und übermitteln, hätten wir ein paar Fühler drinnen. Wir haben natürlich auch Krankenhausdaten. Wenn man sich genau überlegt, welche Krankheitsverläufe man sich anschaut, kann man schon ein Gefühl dafür kriegen, ob sich COVID-19 auf die Regelversorgung negativ auswirkt oder nicht. Und wenn ja, wie groß diese Auswirkungen sind und welche Gruppen sie vor allem betreffen. Das ist möglich, das ist machbar, das ist nicht Rocket Science. Man muss es nur wollen und beauftragen.

Aber man muss dann Player haben in diesem System, die alle bereit sind, ihre Daten herzugeben, damit sie verarbeitet werden können. Wenn da ein paar nicht wollen, sind wir schnell in einer Situation, in der man einer Pandemie im Blindflug begegnet.

Mit dem Shutdown haben wir alles richtig gemacht. Es war richtig, die Geschwindigkeit herauszunehmen. Wir haben unsere Intensivstationen gut geschützt, und hoffentlich werden wir sie auch dauerhaft schützen. Aber sonst haben wir auch einiges falsch gemacht. Wir haben nicht verstanden, dass die Begleit- und Versorgungsforschung ganz, ganz wichtig ist; weil es eben nicht nur um die Intensivstationen und Beatmungsgeräte geht. Es geht um 9 Millionen Österreicherinnen und Österreicher, die auch sonst akut krank werden können und chronische Krankheiten haben, bei denen sich dieser Shutdown direkt oder indirekt auf ihr Leben auswirkt.

Wir haben eine Kriegsrhetorik entwickelt, die sagt, nur durch diesen Shutdown kann ich diese 9 Millionen vor dem Sterben bewahren. Ich muss kein Arzt sein, um zu wissen, irgendwas stimmt nicht bei dieser Rhetorik.

Genau. Natürlich wissen wir noch nicht, ob die Herdenimmunität ein Prozent oder 20 Prozent beträgt. Wir wissen nicht, wie letal dieses Virus ist, über die gesamte Bevölkerung gerechnet. Das Einzige, was wir wissen: Für ältere, hochbetagte Menschen, die in einem Pflegeheim leben, ist dieses Virus wirklich, wirklich gefährlich. 10 bis 20 Prozent der infizierten Pflegeheimbewohner sterben. In einer Studie aus Amerika waren es sogar fast 40 Prozent.

Das Sterbegeschehen läuft oft noch hintennach, also es kann durchaus sein, dass da noch Menschen später versterben. Für ein Pflegeheim ist dieses Virus höchst bedrohlich. Die Intensivstationen können wir am besten schützen, indem wir die Risikogruppen möglichst genau definieren und dann mit schlauen Maßnahmen möglichst gut vor einer Infektion bewahren.

Wir brauchen auch ein feinkörniges Risikomanagement. Wir müssen beginnen, in Regionen zu denken, und nicht für ganz Österreich einheitlich zu steuern. Dafür brauchen wir ganz viel Wissen. Wir müssen ein besseres Verständnis dafür kriegen, wer an COVID-19 schwer erkrankt und verstirbt. Ich möchte gerne wissen, wie viele gesunde Lebensjahre jetzt gerade durch COVID-19 verloren gehen. Bis jetzt sind es vor allem hochbetagte oder chronisch kranke Menschen. Wir dürfen nicht vergessen, dass es eines der obersten Ziele unseres Gesundheitssystems ist, »ein längeres selbstbestimmtes Leben bei guter Gesundheit für alle Menschen in Österreich zu sichern«.

Darauf haben sich Bund, Länder und Sozialversicherung vertraglich geeinigt. Wir dürfen diese Ziele nicht verletzen. Wenn an COVID-19 ganz viele junge Menschen versterben würden, schaut die Bewertung ganz anders aus.

Offiziell heißt es jetzt immer, es geht ausschließlich darum, Leben zu retten.

Wir dürfen nicht vergessen, dass das Sterben ein Teil des Lebens ist. Bis vor Kurzem wurde noch anonym gestorben. Niemand hat sich dafür interessiert, wie jene 84.000 Menschen letztes Jahr gestorben sind, ob alleine oder im Kreis ihrer Familie, friedlich oder mit Schmerzen. Plötzlich verfolgt die österreichische Gesellschaft das Sterbegeschehen auf Dashboards, informiert sich täglich über die aktuellen Zahlen und kann es nicht fassen, dass auch in Österreich gestorben wird.

Es ist tragisch, wenn jemand an COVID-19 verstirbt, es ist aber auch tragisch, wenn jemand sterben muss oder behindert bleibt, weil die Versorgungskette nicht so funktioniert hat, wie sie noch vor der Pandemie funktioniert hätte. Das entgeht uns. Für die dadurch verlorenen gesunden Lebensjahre gibt es kein Dashboard. Es gibt auch keines für die unzähligen gesunden Lebensjahre, die gerade durch den Shutdown verloren gehen.

Damit sind wir wieder bei den drei Strängen des Wollknäuels. Wir müssen versuchen, sie immer gemeinsam zu sehen und sie in Relation zueinander stellen. Das ist nicht einfach. Aber es muss in einem Risikomanagement berücksichtigt werden.

Wenn wir die Daten aus anderen Regionen der Welt zusammenrechnen, könnte man einen groben Schluss ziehen, und der heißt: Wenn es

gelingt, die Hochrisikogruppe – betagte und multimorbide Patienten, während jedenfalls bei Menschen unter 30 so gut wie kein Risiko besteht, in einer Intensivstation zu landen – gut zu schützen, dann könnte ich ein anderes Risikomanagement haben als den Total-Shutdown. Oder fehlt da was?

Ich wiederhole mich. Der Shutdown war notwendig, um Speed rauszunehmen, um auch die Zahl der Neuinfektionen auf ein möglichst niedriges Niveau zu drücken. Ich akzeptiere alles bis zum 13. April, das ist meine gesundheitswissenschaftliche Sicht. Ich bin voll dafür, dass wir das konsequent durchziehen bis zum 13. April.

Aber die Zeit bis dahin könnte man auch besser nutzen, oder?

Die hätten wir viel besser nutzen können. Wir könnten schon viel, viel mehr wissen. Je nach Herdenimmunität und Infektionssterblichkeit muss Österreich in den kommenden Monaten ein Risikomanagement gelingen, das wissensbasiert entscheidet, ab wann und in welcher Region unter welchen Voraussetzungen die Kindergärten und Schulen wieder öffnen, Unternehmen die Produktion wieder hochfahren, Berufsgruppen wieder ohne und mit bestimmten Auflagen arbeiten gehen können und soziale Begegnungen, Feiern, Freizeitaktivitäten, Theater- und Gasthausbesuche wieder möglich sind. Oberstes Ziel ist dabei die Minimierung des gesundheitlichen, psychischen, sozialen und ökonomischen Schadens durch die SARS-CoV-2-Pandemie, insbesondere in vulnerablen Gruppen, eine möglichst geringe Anzahl an COVID-19-Sterbefällen, ein möglichst geringer Verlust an gesunden Lebensjahren und die Aufrechterhaltung einer funktionstüchtigen Krankenversorgung, Betreuung und Pflege, sowie keine weitere Vergrößerung von bestehenden gesundheitlichen Ungleichheiten.

Wir arbeiten gerade an einer Exit-Strategie und die dafür notwendigen Voraussetzungen, was Testungen, Monitoring, aber auch Begleitforschung betrifft. Das sind so circa 20 Voraussetzungen, die wir zusammengeschrieben haben. Von diesen 20 haben wir derzeit, glaube ich, zwei erfüllt.

Aber warum passiert das nicht? Sie werden das den politisch Verantwortlichen ja gesagt haben.

Ja, ich habe versucht, diese Public-Health-Perspektive einzubringen. Ich denke, dass Minister Anschober diese Sichtweise auch wahrnimmt und wertschätzt. So wie ich überhaupt feststellen muss, dass es ihm in so einer, auch wissenschaftlich verwirrten Situation, sehr gut gelingt, den Prozess zu moderieren. Da zeigt er wirklich Leadership.

Der Beraterstab im Gesundheitsministerium ist sehr virologisch, intensivmedizinisch zusammengesetzt. Das war für die erste Phase extrem wichtig. In der kommenden Phase, wo es um ein ausgewogenes Risikomanagement geht, würde ich mir mehr soziologische, ethische, pflegerische, palliative, gesundheitsökonomische, politikwissenschaftliche und epidemiologische Expertise wünschen. Letzteres ist wahrscheinlich am schwierigsten, weil wir im Gegensatz zu Singapur, Südkorea, aber auch englischsprachigen und skandinavischen Ländern, kaum epidemiologische Expertise in Österreich haben. Zumindest nicht im Bereich der Infektionsepidemiologie.

Ich unterrichte seit Jahren Epidemiologie. Ich habe eine Public-Health-Ausbildung, da lernt man Epidemiologie. Ich würde aber niemals behaupten, dass ich ein Epidemiologe bin. Ein Epidemiologe ist jemand, der einen PhD und jahrelange Erfahrung in Epidemiologie hat, und zwar in angewandter Epidemiologie. Es nützt mir auch nichts, dass ich ein klinischer Epidemiologe bin und irgendwelche Medikamentenstudien anschauen kann. Um dieses pandemische Geschehen zu verstehen und Strategien zu planen, braucht es eben auch Infektionsepidemiologen, und zwar wirklich erfahrene. Haben wir aber nicht, oder viel zu wenig.

Warum? Das muss doch an der Uni ein Fach sein.

Ein eigenes Fach gibt es dafür meines Wissens nicht. Ich kenne auch keinen österreichischen Master-Studiengang für Epidemiologie. Eine Masterausbildung in Public Health gibt es in Graz, Salzburg und Wien, aber auch erst seit ein paar Jahren. Aber auch dort werden nur die Grundlagen der Epidemiologie gelehrt. Jetzt wäre es gut, wenn wir so zehn bis 15 erfahrene Epidemiologen auf PhD-Level hätten. Von denen könnte ich jetzt bestimmt viel lernen.

Wir haben also sozusagen keinen Anthony Fauci.

Genau, das kann man so sagen. Wobei auch Fauci sicher eine Lernkurve hat. Aber er ist natürlich hocherfahren und weiß schon ziemlich genau, worauf es jetzt ankommt, was zu tun ist. Und er hat ein Netzwerk von Profis, die ihn dabei unterstützen herauszufinden, wie die USA am besten durch diese Pandemie kommen. Aber zaubern kann er auch nicht. Und so wie es ausschaut, wird diese Pandemie in den USA vollkommen anders ablaufen, viel mehr Schaden anrichten als in Österreich.

Ich fasse zusammen: Sie akzeptieren alles bis 13. April, Sie finden, dass man die Zeit nicht gut genutzt hat. Aber was kann man jetzt, obwohl man die Zeit nicht gut genutzt hat, ab 13. April trotzdem tun?

Wir haben die Zeit nicht gut genutzt, um ein wirklich professionelles Risikomanagement vorzubereiten, das uns hilft, kleinräumig, also nicht auf Bundesebene oder Landesebene, sondern eigentlich auf Bezirksebene, das Geschehen zu monitorisieren, eine Teststrategie zu haben, die auch wirklich funktioniert, und auch die Begleitforschung zu haben, die uns die wichtigen Fragen beantwortet. Das haben wir versäumt, das ist so. Ob wir das hinkriegen, weiß ich nicht. Ich versuche noch einmal klarzumachen, bevor wir wirklich in die Zukunft schauen, was das oberste Ziele dieses Risikomanagements sein muss: die Minimierung des gesundheitlichen, psychischen, sozialen und ökonomischen Schadens durch die SARS-CoV-2-Pandemie, insbesondere in vulnerablen Gruppen. Die Gesamtsterblichkeit sollte übers Jahr gerechnet nicht wesentlich steigen, und natürlich muss unsere Krankenversorgung funktionstüchtig bleiben. Das sind die strategischen Ziele. Und daran sollten wir uns orientieren.

Und was ist da ab 14. April möglich?

Wir sollten beginnen, über drei verschiedene Maß-

nahmenpakete zu reden: Welche Maßnahmen sind zu verschärfen bzw. auszubauen, welche sind beizubehalten, und welche Maßnahmen können gelockert werden? Ich gebe Ihnen zwei Beispiele für zu verschärfende Maßnahmen: Den Schutz der Langzeitpflegeeinrichtungen, aber auch der ärztlichen Ordinationen und anderer Gesundheits- und Sozialeinrichtungen können wir sicher noch optimieren. Wir haben auch noch nicht mit einer regelmäßigen Desinfektion von Oberflächen, die viele Menschen berühren, begonnen: Türklinken, Haltestangen, Bankomattasten, überhaupt Tastaturen, Schalter, Einkaufswagen, Getränkeautomaten. Geschäfte und Supermärkte sollten möglichst alle mit automatisierten Türen ausgestattet werden, damit ich gar nichts mehr angreifen muss. Am Eingang gibt es einen kontaktlosen Spender für Desinfektionsflüssigkeit. Im Supermarkt gibt es keinen Einkaufswagen mehr, außer für ältere Menschen, die den brauchen. Ich habe mein eigenes Körberl dabei, da gebe ich die Ware rein, gehe zur Kassa und zahle kontaktlos. Wenn ich jetzt auch noch eine Maske aufhabe, ist die Chance einer Infektion quasi null. Wobei es laut Studien sowieso schwierig ist, sich in einem Supermarkt zu infizieren.

Die Maske im Supermarkt ist nicht so entscheidend?

Ich habe nichts gegen Masken im Supermarkt.

Aber sie sind eher ein Symbol, dass man alert ist, oder?

Genau. Also die Wissenschaft ist sich auch in dieser Frage sehr, sehr uneins. Das zieht sich sowieso durch diese Pandemie. Dieses Nichtwissen, diese wissen-

schaftliche Widersprüchlichkeit, dieser Mangel an Wissensbasierung. Es ist ein Wissenschaftsdesaster, wie der Stanford Professor John Ioannidis zu Recht behauptet. Ganz klar sind die Infektionswege noch immer nicht, aber Nähe und Kontakt spielen sicher eine wichtige Rolle. Ich kann mir zum Beispiel nicht vorstellen, dass es bei Einhaltung von einem Meter Abstand zu irgendwelchen Infektionen im Freien kommt. Darum halte ich auch alle Einschränkungen der Bewegung im Freien, das Schließen von Parks und Wandergebieten für falsch und nicht nachvollziehbar.

Aber reden wir noch kurz über die beizubehaltenden Maßnahmen. Das betrifft alle Bereiche, wo die Arbeit im Homeoffice keinen Unterschied macht. Wo das gut geht, würde ich es beibehalten. Ich würde auch bis auf Weiteres keine Großveranstaltungen erlauben, weder im Freien noch in geschlossenen Räumen.

Und dann kommt jetzt vielleicht der spannendste Punkt: Was könnte meiner Meinung nach reduziert werden?

Um das wissensbasiert entscheiden zu können, bräuchte es die vorher besprochenen Voraussetzungen, was Testungen, Monitoring, aber auch Begleitforschung betrifft. Nur damit wäre ein regionales Risikomanagement, evtl. sogar auf Bezirksebene möglich. Sicher müssen wir Voraussetzungen definieren, unter denen die Öffnung von Kindergärten und Schulen möglich ist. Aber ich denke, es ist für alle einleuchtend, dass diese Voraussetzungen nicht gleichzeitig in allen Bundesländern oder Bezirken erfüllt sein werden.

Es ist aber nicht sinnvoll, mit der Öffnung so lange zu warten, bis alle Bundesländer bereit sind. Wäre es nicht viel schlauer, einmal in drei Bundesländern zu beginnen und dann 14 Tage lang zu schauen, was für Einflüsse das auf die oben erwähnten Parameter hat? Letztendlich sind Schulen auch Betreuungseinrichtungen. Wenn ich die Produktion wieder hochfahren und Betriebe öffnen will, dann muss ich die Eltern freispielen, sonst wird das nicht gehen. Vor allem wenn die Großeltern als Betreuungspersonen nicht infrage kommen.

Welche Betriebe sollen denn wann wieder öffnen?

Jedenfalls automatisierte Betriebe, was gibt es eigentlich für einen Grund, dass automatisierte Betriebe nicht durchgearbeitet haben? Berufsgruppen, die im Freien arbeiten, wie Bauarbeiter. Die Gesellschaft für Arbeitsmedizin sagt, dass es eigentlich fast keinen Arbeitsplatz gibt, den man nicht so gestalten kann, dass das Infektionsrisiko sehr gering ist. Ich glaube ihnen das. Und es gibt Arbeitsplätze wie Friseure oder Masseure, wo es nicht so einfach ist. Aber selbst dort könnten wir uns schlaue Dinge überlegen, wie ein Friseursalon gestaltet sein muss, dass dort die Haare geschnitten werden können und trotzdem das Infektionsrisiko geringgehalten wird, ohne dass die Maßnahmen überborden. Alles das ist möglich. Mit einem guten Monitoring sieht man, ob wir Gefahr laufen, dass da irgendwelche Dinge passieren, die wir nicht haben wollen, die unsere Ziele gefährden. Das ist machbar. Es braucht ein professionelles, gut monitorisiertes und schlaues Risikomanagement. Wir brauchen dazu aber alle 20, und nicht nur zwei Navigationsinstrumente.

Jetzt sagt aber die Politik, die Schulen sperren wir bis zum Sommer gar nicht mehr auf. Aber wir wollen schon, dass schrittweise die Wirtschaft hochfährt.

Genau. Und da sind wir jetzt genau bei dem Punkt, wo ich sage, das ist ungeschickt, weil wir in diesem Geschehen ja wichtige Parameter noch nicht kennen. Wenn die Letalität, über die gesamte Gesellschaft gerechnet, 0,1 Prozent ist, dann heißt das für die nächsten Monate etwas ganz was anderes, als wenn das 1,2 Prozent ist. Und wenn die Herdenimmunität 20 Prozent beträgt, schaut das ganz anders aus, als wenn sie bei zwei 2 Prozent liegt. Solange ich das nicht weiß, sollte ich mich zurückhalten mit irgendwelchen Verkündungen, die ich dann vielleicht wieder zurücknehmen oder anpassen muss. Das ist nicht gescheit.

Was ich vielleicht an dieser Stelle auch sagen muss: Die Mathematiker hätten sich eigentlich von Anfang an ein bisschen zurückhalten sollen mit ihren ganzen Modellen. Was sich Mathematiker in den letzten vier Wochen verrechnet haben, muss auch einmal in eine eigene Publikation. Nicht nur in Österreich, sondern auch international. Wenn es nach manchen von denen ginge, wäre ja schon der Weltuntergang überall eingetreten. Auch ich habe mich in den letzten Wochen öfter verrechnet, aber ich habe es zum Glück nicht öffentlich getan.

Aber die Kombination von Mathematik und Apokalyptik kann schwierig werden.

Vollkommen richtig. Weil eine Pandemie nie mathematischen Modellen folgt. Das sollten die Mathematiker endlich verstehen. Diese inzwischen berühmte Basisreproduktionszahl R0 ist keine mathematische Zahl. Das ist eine epidemiologische Zahl. Noch dazu eine der am häufigsten falsch präsentierten, falsch interpretierten und falsch angewendeten Zahlen.

Sie hängt von drei Parametern ab: der Dauer der Infektiosität, der Wahrscheinlichkeit einer Übertragung auf eine anfällige Person und der Kontaktrate. Diese Parameter sind aber nicht konstant, sondern in ständiger Veränderung, je nach Umwelt, Wirt und vielen anderen beeinflussenden Faktoren. Eine Pandemie ist ein dynamisches Geschehen, das man mathematisch sicher versuchen kann zu modellieren. Auch ich finde Modellierungen spannend, aber man muss dann auch die Limitierungen der Modellierungen klar kommunizieren. Wenn jedes Mal der Weltuntergang modelliert wird und der dann nicht eintritt, dann nützt es nichts zu sagen: »War eben doch nichts, jetzt findet er am soundsovielten statt.«

Was sollte die Politik jetzt tun?

Das, was sie bis jetzt versäumt hat, raschest implementieren. Es braucht viele kluge Köpfe, um rasch eine Teststrategie zu entwickeln, viel politische Zusammenarbeit für ein einheitliches Monitoring und einen großen Fördertopf und Aufträge für die Begleitforschung. Allein die Teststrategie hat so viele Facetten. Zum Beispiel müssten die derzeit für das Monitoring der Influenza genutzten sogenannten Sentinelpraxen, das sind eigens ausgesuchte Hausarztpraxen, die symptomatische Personen testen, deutlich ausgebaut werden. Es braucht aber auch regelmäßige repräsentative und methodisch einwandfreie serologischen Querschnittsstudien auf regionaler Ebene, um die Herdenimmunität zu bestimmen. Schließlich brauchen wir noch ein Konzept zur Umsetzung einer Antikörper-Testung zur Identifizierung von immunen Personen, auch mit dem Ziel, den Gesundheits- und Sozialbereich sowie die Wirtschaft mit diesen Schlüsselkräften zu stärken.

Neben der schon angesprochenen Risikostratifizierung und den gerade erwähnten Sentinelpraxen können auch 1450 oder Apps zum Monitoring verwendet werden. Letztere aber nur auf freiwilliger Basis. Je unauffälliger und demokratiepolitisch unbedenklicher dieses Monitoring erfolgt, umso besser. Das geht mit Sicherheit, braucht aber kluge Köpfe.

Wir haben jetzt einmal über hundert Forschungsfragen zusammengeschrieben, die kurz- und mittelfristig zu beantworten wären. Diese Liste ist aber sicher noch nicht vollständig. Jetzt müssten sowohl die Politik als auch die Wissenschaft diese Fragen priorisieren, Forschungsaufträge vergeben und die Umsetzung unterstützen.

Wer muss das machen? Das Gesundheitsministerium?

Das Gesundheitsministerium muss es anleiern, aber ich glaube, da müssen mehrere Ministerien zusammenhelfen, weil die Universitäten und Fachhochschulen zum Bildungsministerium gehören. Es gibt in Österreich so viele exzellente Institute mit motivierten Forscherinnen und Forschern. Nicht nur in der Medikamentenforschung, auch in der

Versorgungsforschung. Diese Forschungskapazitäten zu nutzen, wäre klug. Wir haben dazu auch einen Offenen Brief an Bundesminister Anschober verfasst. Und er hat uns versprochen, das Anliegen zu unterstützen.

In der sogenannten Normalbevölkerung gibt es drei Fragen, die die Leute am meisten interessieren: Wann geht die Wirtschaft wieder los? Wann geht die Schule wieder los? Und wann kann ich mich wieder frei bewegen?

Das ist eine Glaskugel, aber ich versuche trotzdem zu antworten. Die Arbeitswelt ist ja nicht stillgestanden. Wir haben in den letzten Wochen eindrucksvoll gesehen, wer Österreich wirklich am Laufen hält. Es sind nicht die hochbezahlten sogenannten Führungskräfte, es sind vor allem die niedrig entlohnten Menschen, oft mit Migrationshintergrund. Das sollten wir bei der gesellschaftlichen Aufarbeitung dieser Pandemie nicht vergessen.

Was muss ab 14. April passieren? Die Produktion kann nur wieder hochgefahren, die Betriebe können nur geöffnet werden, wenn auch die Arbeitskräfte freigespielt werden. Wer A sagt, muss auch B sagen. Wir werden uns auf Bezirksebene oder auf Länderebene überlegen müssen, in welchen Bereichen wir wieder die Kindergärten, Volksschulen und Unterstufen öffnen. Warum die? Weil das die Kinder sind, die einen Betreuungsbedarf haben. Bei den Oberstufen kann man sich noch Zeit lassen, wobei es auch da sicher schon Überlegungen gibt, wie das Online-Lernen verbessert und die Matura ermöglicht wird.

Kindergarten, Volksschule und Unterstufe betref-

fen 800.000 Kinder. Die können natürlich nicht gleichzeitig beginnen. Es braucht transparente Voraussetzungen und gut kommunizierte Regeln, wie das möglich wird. In Österreich gibt es Bundesländer und Bezirke mit geringerem und hoffentlich bald fast keinem Infektionsgeschehen. Wie kann ich denen erklären, dass der Kindergarten und die Volksschule nicht offen sind? Das ist nicht nachvollziehbar. Die Regierung muss jetzt auch verständlich kommunizieren, was sie vorhat und was warum wo passiert oder eben nicht passiert. In einem Bezirk oder einem ganzen Bundesland, wo es fast kein Infektionsgeschehen gibt und fast alle Voraussetzungen geschaffen sind, dass die Schulen öffnen, kann ich sie doch nicht geschlossen halten, nur weil das in einem anderen Bundesland im Moment noch nicht geht. Da ist ein Risikomanagement gefordert, das auf diese regionalen Unterschiede reagieren kann, das notwendige Finetuning hat.

Glauben Sie, dass man alle Schulen noch vor dem Sommer aufmachen kann?

Es ist eine Gratwanderung auf Basis der vorher angeführten Ziele. Man muss aufpassen, dass kein Fehltritt passiert. Aber gar nicht zu gehen, wäre auch falsch. Die Kommunikation der Regierung muss perfekt sein. Nachlässigkeiten wie zuletzt mit den Masken, der Personenanzahl zu Ostern, aber auch was im Freien erlaubt und nicht erlaubt ist, sollten nicht passieren. Zentral ist, dass alle Maßnahmen verständlich und nachvollziehbar sind. Masken für Supermärkte zu fordern, wenn Gesundheits- und Sozialberufe noch keine Masken haben, ist weder verständlich noch nachvollziehbar. Park-

anlagen in Wien geschlossen zu halten, ist weder verständlich noch nachvollziehbar. Der Qualitätsjournalismus hat meiner Meinung nach inzwischen einen guten Modus gefunden, das Geschehen aus unterschiedlichen Blickwinkeln zu beobachten. Die Meinungsvielfalt kehrt nach Österreich zurück, und das ist gut und wichtig. Der Regierung muss und darf auch wieder widersprochen, und Maßnahmen dürfen kritisiert werden. Die Politik ist aus meiner Sicht noch immer viel zu eindimensional unterwegs. Intensivversorgung und Beatmungsgeräte, Wirtschaftsinteressen und Wählerstimmen bestimmen den Kurs. Viele Facetten dieser Pandemie werden nicht beachtet oder wurden noch nicht erkannt.

Mit Zukunftsprognosen sollte die Politik generell vorsichtig sein, vor allem mit düsteren und zu pessimistischen. Niemand weiß, wie sich die Pandemie in den verschiedenen Ländern entwickelt, so wie derzeit niemand weiß, wie viele Menschen in Österreich diese Erkrankung durchgemacht haben und wie viele letztendlich sterben werden.

Jeder Schritt, jedes Wort der Regierung wird so aufmerksam beobachtet wie noch nie. So wie auch das Sterbegeschehen noch nie so aufmerksam beobachtet wurde wie zur Zeit. Das sind schon spannende Phänomene. Das macht etwas mit einer Gesellschaft.

Ist die geplante Tracking-App Teil eines schlauen Risikomanagements?

Tracking-Apps können eine Rolle spielen, aber nur auf freiwilliger Basis. Wir brauchen viele Navigationsinstrumente, um diesen schmalen Kurs zu fahren. Totalitäre Maßnahmen sollen nicht eine Entschuldigung dafür werden, dass wir die schlaue

Steuerung übersehen haben oder nicht zusammenbringen. Wenn man verschiedene Alternativen hat, dann kann vielleicht auf manche Dinge verzichtet werden, die eine offene Gesellschaft nicht als so optimal empfindet. Aber ich glaube, da sind auch die Journalisten gefordert, diesen Diskurs zu fördern und sichtbar zu machen.

Aus Ihrer Sicht spricht eigentlich nichts dagegen, dass wir spätestens mit Mai alle Kindergärten und Schulen wieder offen haben?

Ob es in allen Bezirken und Bundesländern möglich ist, weiß ich nicht. Aber wir müssen am 14. April damit anfangen, unsere Gesellschaft wieder zu beleben, den Menschen und Familien eine Perspektive zu geben. Wir müssen auch anfangen, Erfahrungen zu sammeln, wie sich die Öffnung in verschiedenen Bereichen auf das Geschehen auswirkt. Wir sollten es wissensbasiert und schrittweise tun. Wenn wir es schlau machen, dann geht meiner Meinung nach viel mehr, als uns die Politik derzeit weismachen will. Vielleicht muss man es irgendwo wieder zurücknehmen, wenn man sieht, da habe ich ein, zwei Schritte gemacht, die unerwünschte Effekte zeigen. Das muss gar nichts Gesundheitliches sein, einfach Effekte, mit denen niemand gerechnet hat. Ich kann mir nicht vorstellen, dass es irgendwo einen Wunderwuzzi gibt, der genau weiß, was passieren wird, wenn an diesem oder jenem Schräubchen gedreht wird. Aber eines ist sicher: Die Wirtschaft beleben und die Eltern von Betreuungsaufgaben zu entbinden muss zeitgleich passieren. Daran führt kein Weg vorbei. So wie an der Notwendigkeit einer wissensbasierten Exit-Strategie.

Die Zukunft ist ein schmaler Grat, aber mit etwas Balancegefühl ist er gut begehbar.

Für mich vollkommen überraschend, wird der überlange Text von vielen Menschen gelesen und löst unzählige Reaktionen aus. Zu meinem Glück nur ganz wenig negative. Besonders freut mich ein Tweet von Florian Klenk, Chefredakteur des Falter, in dem er schreibt: »*Das ist ein wirklich exzellentes Interview zu Corona mit Martin Sprenger. Sehr lesenswert. Sehr reflektiert.*« Auch Fleischhacker ist begeistert. Ich bin eher skeptisch. Trotzdem ist dieses Interview der erste Dominostein, der unzählige weitere Ereignisse auslöst.

Um 16:30 findet das letzte Taskforce-Meeting statt, an dem ich teilnehme. Ein letztes Mal versuche ich, auf die Bedeutung einer Begleit- und Versorgungsforschung und den dafür notwendigen Datenzugang hinzuweisen. Wieder umsonst, echt frustrierend. Den Rest der Besprechung halte ich mich zurück. Die diskutierten Inhalte sind aus meiner Sicht unwichtige Nebenaspekte und haben für mich keine wesentliche Bedeutung mehr. Nachdem ich inzwischen vollkommen sicher bin, dass es zu keiner Überlastung der Krankenversorgung kommen wird, sehe ich inzwischen vollkommen andere Prioritäten.

Ab sofort ist für mich die Unter- und Fehlversorgung bei akuten und chronischen Erkrankungen viel bedrohlicher. Auch die unerwünschten Schäden durch den Lockdown müssen jetzt rasch minimiert werden. Eine Bekannte schickt mir einen Artikel von Ursula Vavrik in Die Presse. Sie ist Expertin für europäische und internationale Politik sowie nachhaltige Entwicklung. Auch sie mahnt die Regierung, die sozialen und ökonomischen Folgen der Pandemie nicht aus den Augen zu verlieren, und skizziert zehn Strategievorschläge. So einen Diskurs hätte ich mir in der letzten Woche gewünscht. Statt auf Eskalation und Angst zu setzen, über ein kluges Risikomanagement in allen gesellschaftlich relevanten Bereichen nachzudenken. Ich freue mich über die Anfrage der Austrian Medical Students' Association (AMSA), an einem ins Internet verlegten Kamingespräch teilzunehmen. Am gleichen Tag erhalte ich noch mehrere Anfragen von ORF und Servus TV, die ich alle ablehne.

Am Abend führt Armin Wolf in der ZIB2 ein langes Interview mit Sebastian Kurz. Zu meiner Überraschung zitiert Wolf mich nach 15 Minuten mit den Worten: »*Aber der Public-Health-Experte Martin Sprenger von der Uni Graz, Mitglied im Corona Expertenbeirat, sagt heute in einem Interview mit Addendum, er versteht die Ausgangsbeschränkungen im Freien überhaupt nicht, weil wenn man dort genügend Abstand hält, kann man sich praktisch nicht infizieren. Deshalb hält er alle Einschränkungen der Bewegung im Freien, das Schließen von Parks und Wandergebieten für falsch und nicht nachvollziehbar. Wie begründen Sie es?*«

Kurz antwortet: »*Ich begründe es gar nicht, es ist ja nicht meine Meinung, es ist legitim, dass jemand diese Meinung vertritt, ich habe eine andere, ich habe Gott sei Dank am Anfang den Experten nicht geglaubt, die Corona mit der Grippe verglichen haben, ich habe Gott sei Dank all jenen Experten nicht geglaubt, die gesagt haben, Masken bringen gar nichts, ich habe Gott sei Dank all jenen Experten nicht geglaubt, die gesagt haben, wenn man kürzer als 15 Minuten Kontakt hat, dann kann man sich nicht anstecken, weil all das hat sich als falsch herausgestellt.*«

Es dauert keine fünf Minuten, und ich erhalte eine E-Mail des Rektors der MedUni Graz, in der er mich ersucht, das ZIB2-Interview mit Kanzler Kurz anzusehen: »*Sie wurden hier mit einer Stellungnahme zitiert und als Mitarbeiter der*

MedUni Graz apostrophiert. Sie wurden zuletzt wiederholt in meinem Auftrag von Herrn Mag. Auer gebeten, allfällige öffentliche Stellungnahmen Ihrerseits klar und eindeutig als Privatmeinung auszuweisen. Ich ersuche Sie um Stellungnahme.«

Das ist zu viel auf einmal. Nachdem ich mir mehrmals die Augen gerieben habe, gehe ich zuerst einmal schlafen.

Dienstag, 07. April

Nach dem Frühstück schicke ich die eingeforderte Stellungnahme an den Rektor: »*Warum Armin Wolf mich als Public-Health-Experten der Uni Graz (?!?) bezeichnet, müssen Sie ihn bzw. den ORF fragen. Ich habe auch Herrn Auer gebeten, alle Medien-Anfragen, die über die Stabsstelle Öffentlichkeitsarbeit und Veranstaltungsmanagement der MedUni Graz laufen, NICHT an mich weiterzuleiten. Mehr kann ich nicht tun! Ich stehe zu dem Zitat, es ist auch die immer wieder kommunizierte Meinung der Mitglieder der Corona-Taskforce des Gesundheitsministers. Kontaktieren Sie bitte dazu den Leiter der AGES Franz Allerberger – Danke! Es entspricht auch der aktuellen Evidenz. Eine Übertragung von SARS-CoV-2 ist im Freien ohne Kontakt und bei einem Mindestabstand von einem Meter fast ausgeschlossen. Selbstverständlich führe ich seit Anbeginn ALLE Interviews als Privatperson. Ich kann aber meinen Lebenslauf nicht ändern.«*

Nach der gestrigen ZIB2 hatte ich ja schon geahnt, was da kommen könnte. Als gelernter Österreicher weiß ich, dass Sebastian Kurz seine Beziehungen nutzen wird, um mich unter Druck zu setzen.

Wie erwartet, schreibt mir der Sonderbeauftragte für Gesundheit im Bundesministerium Clemens Martin Auer um

9 Uhr: »*Danke, dass Sie das von Anfang so deutlich und klar zum Ausdruck gebracht haben. Net wirklich hilfreich, von der Bande hereinzukeppeln, werter Herr Kollege! Sie sind auch dabei. Abgesehen davon, dass wir auch ohne Ihre Empfehlung das zum neuen Schwerpunkt machen in die Pflegeeinrichtung zu gehen.*« Wenig später folgt eine ebenso freundliche E-Mail vom Rektor der MedUni Wien.

Diese konzertierten Attacken lassen mich endgültig zu dem Schluss kommen, die Taskforce so unkompliziert zu verlassen, wie ich ihr beigetreten bin. Ich habe keine Verschwiegenheitserklärung unterschrieben oder Interessenskonflikte offenlegen müssen. Ich habe kein Honorar bekommen und keinen Spesenersatz erhalten.

Ich hatte bis dahin nicht viel mit Politikern zu tun, aber die angenehme und ruhige Art von Rudolf Anschober hat mir sehr imponiert. Das Arbeitspensum und die Verantwortung sind enorm, und ich würde keine Sekunde mit ihm teilen wollen. Mit Sicherheit lag es auch an mir, dass ich mit meinen Argumenten nicht durchgedrungen bin. Aber auch für mich war so ein Expertenbeirat, der noch dazu nach dem Lockdown nur mehr einmal wöchentlich online zusammentraf, absolutes Neuland. Ein paar Mal habe ich versucht, Seilschaften für bestimmte Themen zu knüpfen, aber das ist nicht wirklich gelungen. Umso erfreuter bin ich über ein persönliches Schreiben von Anschober, in dem er sich noch einmal für meine Mitarbeit bedankt und auch ein persönliches Gespräch anbietet. Ich schreibe ebenso nett zurück, aber mein Entschluss steht fest, meinen Platz in der Taskforce zu räumen.

Also schreibe ich zu Mittag eine E-Mail an Brigitte Piso und Bernhard Benka: »*Ich möchte mich noch einmal herz-*

lich für die Möglichkeit bedanken, für fast vier Woche Mitglied des Beraterstabs der Coronavirus-Taskforce sein zu dürfen. Mit diesem Schreiben möchte ich diese Mitgliedschaft zurücklegen. Ich konnte und kann sehr wenig zu dieser Taskforce beitragen. Am Anfang waren die Diskussionen sehr lehrreich, zuletzt fehlte mir aber die so wichtige interdisziplinäre, gesamtgesellschaftliche (Public Health) Perspektive. Mit diesem Schritt gewinne ich auch die mir so wichtige wissenschaftliche Meinungsfreiheit zurück. Ich schätze euch alle sehr. Ihr macht einen großartigen Job! Diese Pandemie ist eine Herausforderung für die gesamte Gesellschaft und nur gesamtgesellschaftlich lösbar. Deshalb braucht es jetzt einen möglichst offenen politischen, wissenschaftlichen und journalistischen Diskurs. Ich wünsche euch viel Kraft für die kommenden Tage und Wochen. Ihr werdet sie brauchen.«

Selbst jetzt, Ende Mai, sind von den 18 Mitgliedern des Beraterstabs der Coronavirus-Taskforce 13, also drei Viertel, Mediziner. Ihnen gegenüber sitzen eine Apothekerin, eine Juristin und Bioethikerin, ein Betriebswirt, ein Mathematiker und Simulationsexperte und ein Wirtschafts- und Gesundheitswissenschaftler. Im Match Medizin gegen andere Professionen steht es auch fünf Wochen später noch immer 13 zu 5. Anfang Mai wird zwar eine interdisziplinäre Expertenplattform mit dem mystischen Titel »COVID-19 Future Operations Clearing Board« eingerichtet, aber auch diese ist eine Black Box und unterliegt einer strikten Message Control: *»Ziel des Clearing Boards ist es, sich interdisziplinär zu aktuellen Informationen, Daten und Analysen auszutauschen, die für evidenzbasierte strategische Entscheidungen relevant sein können, sowie Erkenntnisse zu bündeln, zu vernetzen und gezielt zu erweitern, um damit bessere Grundlagen zur Bewältigung der Corona-Krise zu schaffen. Arbeitsgruppen bestehen derzeit in den folgenden vier Bereichen: Gesundheitsversorgung, Basisversorgung, Wirtschaft sowie Psychosoziales. Beteiligt sind*

Universitäten und Forschungseinrichtungen aus den Bereichen Volkswirtschaft, Simulation/Data Science, Gesundheitswesen, Psychologie und Logistik.«

Bis auf diese Zielformulierung und ein Organigramm auf der Homepage des Bundeskanzleramts ist das Board unsichtbar und lautlos geblieben.

Am Nachmittag absolviere ich noch eine interessante Videodebatte, die vom Standard organsiert und von Andràs Szigetvari moderiert wird. Der Titel lautet »Stopp Corona-App: Lebenretten nicht gegen Datenschutz tauschen.« Mein Mitdiskutant ist der Datenschutzbeauftragte des Roten Kreuzes, Christof Tschohl, der mich durch seine ruhige und professionelle Art sehr beeindruckt. Trotz der immer häufigeren Webinare fühlt sich das Ganze immer noch sehr fremd an, via Bildschirm mit anderen Menschen zu plaudern. Ich könnte in einer Raumstation auf dem Mond sitzen, es würde nicht auffallen.

In der Zeitung lese ich, dass der Krieg in Libyen an Heftigkeit zugenommen hat. Die Männer mit den Kalaschnikows tragen einen Mund-Nasen-Schutz. Das Bild ist an Absurdität kaum zu überbieten. Aber es passt gut zu dem hohen Ausmaß an Irrationalität in der Welt.

Die menschliche Vernunft ist überfordert, die Grundlagen, Zusammenhänge und Gesetzmäßigkeiten vieler globaler Veränderungen zu erkennen. Sie passieren einfach zu schnell. Was früher Jahrhunderte gedauert hat, passiert jetzt in wenigen Jahren. Wir haben die Kontrolle verloren. Das Schicksal der Welt scheint mehr oder weniger dem Zufall überlassen. Irrationale Entscheidungen von absurden Politikern, intransparente Verflechtungen von Machtstrukturen, die Möglichkeiten einer digitalisierten Welt zur Überwachung und Steuerung unseres Verhaltens überfordern unser Denken. Kein Wunder, dass es auch in Österreich immer mehr Menschen gibt, die wissensbasierte Informationen nicht mehr wahrnehmen, stattdessen Verschwörungstheorien zur Basis ihrer Weltanschauung machen. Dieses Phänomen zieht sich durch alle Gesellschaftsschichten, kennt kein Alter, keine Parteizugehörigkeit und breitet sich aus wie ein soziales Krebsgeschwür.

MITTWOCH, 8. APRIL

Michael Fleischhacker bittet mich, das im Interview erwähnte Cockpit nachzuliefern. Ich schicke ihm die letzte Version dieses Teils meiner Exit-Strategie. Sie wird nachträglich in das Interview integriert.

Cockpit für einen erfolgreichen Flug durch die Pandemie
1. Teststrategie = Funk

1.1. Entwicklung einer Teststrategie, um neue Infektionsherde (»cluster«) frühzeitig zu erkennen (evtl. auch Testung von Abwasser, um regionale Cluster zu erkennen), Infektionsketten zu identifizieren (»contact tracing«), Superspreader zu vermeiden, Schlüsselberufe arbeitsfähig zu halten, Hochrisikogruppen zu schützen und Reff möglichst stark zu reduzieren und somit eine neuerliche Ausbreitung zu verhindern (1.2. bis 1.6.)

1.2. Vorbereitung und Implementierung dieser Teststrategie auf Bundes-, Länder- und Bezirksebene.

1.3. Ausbau der Sentinelpraxen (1:10.000 EW) unter Einbeziehung der neu geschaffenen Primärversorgungseinheiten (PVEs) mit Point-of-Care-Teststruktur (PCR+AK) und fachlicher Unterstützung durch geschulte Fachkräfte, z. B. Biomedizinische AnalytikerInnen (BMAs).

1.4. Einrichtung einer schnellen Test-Einsatztruppe, die bei regionalen Auffälligkeiten (»cluster«) die PCR-Testung von repräsentativen Stichproben durchführt.

1.5. Regelmäßige Durchführung von repräsentativen und methodisch einwandfreien serologischen Querschnittsstudien auf Länder- bzw. Bezirksebene. (Nur auf Basis von serologischen Querschnittsstudien können die (regionale) Herdenimmunität, die Dunkelziffer und die Infektionssterblichkeit berechnet werden.)

1.6. Konzept und Umsetzung einer validen Antikörper-Teststrategie zur Identifizierung von immunen Personen, besonders innerhalb und um Risikogruppen, aber auch im Gesundheits- und Sozialbereich sowie anderen Schlüsselberufen, um diese möglichst rasch nach der Genesung zu integrieren.

2. Monitoring = Navigation

2.1. Präzises Monitoring des Infektions- und Erkrankungsgeschehens mittels 900 Sentinelpraxen (1:10.000 EW) unter Einbeziehung der neu geschaffenen Primärversorgungseinheiten (PVEs). HausärztInnen sind ebenfalls wichtig bei der Erkennung von Verdachtsfällen und der Kommunikation mit Risikopersonen. Sie genießen deren Vertrauen und kennen deren Medikamente.

2.2. Präzises Monitoring des Erkrankungsgeschehens mittels Nutzung von 1450 als Surveillance-Instrument und Einrichtung einer Syndrom-Erfassung auf Postleitzahlebene.

2.3. Präzises Monitoring des Erkrankungsgeschehens mittels Syndrom-Surveillance-Apps und Surveys.

2.4. Präzises Monitoring des Erkrankungsgeschehens

mittels Risikostratifizierung der positiv getesteten SARS-CoV-2-Fälle (v. a. Alter, Geschlecht, Herz-Kreislauf-Erkrankungen, Diabetes, COPD, Hypertonie, Krebserkrankung, Body-Mass-Index, Raucherstatus, Einnahme von Immunsuppressiva, sozio-ökonomischer Status).

2.5. Präzises Monitoring der Belastung des stationären und intensivmedizinischen Bereichs aufgrund von COVID-19, wobei die Risikostratifizierung bei Abnahme des PCR-Tests als Frühwarnsystem dient.

2.6. Präzises Monitoring der Belastung des primären Versorgungsbereichs aufgrund von COVID-19 und deren Auswirkung auf die Regelversorgung mittels Begleit- und Versorgungsforschung.

2.7. Präzises Monitoring der gesundheitlichen und sozialen Ungleichheit mittels Begleit- und Versorgungsforschung.

2.8. Präzises Monitoring des Sterbegeschehens aufgrund von COVID-19 auf Basis von international abgestimmten und expliziten Kriterien für COVID-19 als Todesursache unter Beachtung von konkurrierenden infektiösen Todesursachen wie Influenza und nosokomialen Infektionen.

2.9. Präzises Monitoring der Gesamtsterblichkeit und Sterblichkeit (v. a. über 65-Jährige) mittels nationaler und internationaler Erhebungsinstrumenten.

3. Begleitforschung = Steuerung

3.1. Möglichst gute Abschätzung des Verlusts an gesunden Lebensjahren durch COVID-19, aber auch aufgrund von »Kollateralschäden« in der Regelversorgung von akuten und chronischen Erkrankungen.

3.2. Möglichst gute Abschätzung des psychischen,

sozialen und ökonomischen Schadens und dadurch bedingten Verlusts an gesunden Lebensjahren in allen Bereichen unserer Bevölkerung, insbesondere aber in vulnerablen Gruppen.

3.3. Einrichtung eines Forschungsförderungsfonds für Begleit- und Versorgungsforschung in der Höhe von 23 Millionen Euro.

3.4. Definition der wichtigsten benötigten Daten. Aus Sicht der Politik und aus Sicht der Forschung.

3.5. Öffnung des Zugangs zu den erforderlichen Datenquellen unter Einhaltung des Datenschutzes.

3.6. Definition der wichtigsten Forschungsfragen. Aus Sicht der Politik und aus Sicht der Forschung.

3.7. Rasche und unkomplizierte Vergabe von Forschungsaufträgen durch direkte Aufträge und durch öffentliche Calls für Ideen.

Wir vereinbaren ein weiteres Interview am kommenden Wochenende. Ab sofort bin ich für alle nur mehr das Ex-Taskforce-Mitglied. Unzählige Journalisten wollen mehr über die Hintergründe des Ausstiegs erfahren, vermuten Druck von außen. Dass es einfach nicht mehr gepasst hat, können sie schwer akzeptieren. Also verwende ich den Stehsatz, dass »*der Rückzug aus der Taskforce mir meine bürgerliche und wissenschaftliche Meinungsfreiheit zurückgegeben hat und sich das sehr gut anfühlt*«. Dieser kommt gut an und passt ja auch irgendwie zu der Identifikationskrise, die sich seit dem 30. März und dieser vollkommen faktenbefreiten Pressekonferenz in mir aufgebaut hat.

Es ist ein anstrengender Tag, und mein Schlafdefizit ist gigantisch. Trotzdem moderiere ich an diesem Tag zwei englischsprachige Online-Fokusgruppen für das Europäische Forum für Primärversorgung zum Thema »Kollateralschäden verursacht durch Gesundheitssysteme im COVID-19-Modus«. Beide sind sehr spannend, da jeweils über 20 internationale Health Professionals aus unterschiedlichsten Ländern und Berufsgruppen daran teilnehmen. Die Probleme scheinen überall die gleichen zu sein. Die Menschen trauen sich auch bei Beschwerden nicht zum Arzt oder in das Krankenhaus zu gehen. Vor allem psychische Probleme scheinen dramatisch zuzunehmen, Auffälligkeiten gibt es aber auch bei fast allen akuten und chronischen Erkrankungen.

Nur nicht in Österreich, da muss die Welt in Ordnung sein, dafür sorgt eine beinharte Message Control. Nichts aus der Krankenversorgung dringt nach draußen, und auch nicht immer alles nach drinnen, denn an den Eingängen der Krankenhäuser bleiben die abweisenden Plakate hängen und die Türen der Österreichischen Gesundheitskasse sind vor Versicherten sowieso verschlossen.

Donnerstag, 9. April

Im Standard erscheint ein Kommentar von Harald Oberhofer, Professor für Volkswirtschaftslehre an der Wirtschaftsuniversität Wien, Gerhard Schwarz, einem empirischen Wirtschaftsforscher, und Michael Strassnig, Mitarbeiter des Wiener Wissenschafts-, Forschungs- und Technologiefonds unter dem Titel »Wo sind all die Covid-19-Daten geblieben?«[70]

Das ist eine sehr gute Frage. Frei nach Joki Kirschners *»Daten machen glücklich, wenn man rechtzeitig drauf schaut, dass man s' hat, wenn man s' braucht«*, kritisieren die Autoren so wie wir in unserem offenen Brief zu Recht, dass sich

---

70 Der Standard. 09.04.2020. Online: https://bit.ly/2Y2Zy8d

Österreich zwar eine statistische Bundesanstalt mit mehr als 700 Mitarbeitern leistet, aber »*trotzdem nicht die rechtlichen, technischen und personellen Vorkehrungen getroffen hat, um in einer Krisensituation rasch verlässliche Daten für Politik, Verwaltung und Wissenschaft erheben und zur Verfügung stellen zu können. So kommt es, dass insbesondere den Expertinnen und Experten aus der Wissenschaft eine wesentliche Ressource für eine auf Evidenzen basierende Beratung der Politik und Verwaltung in Österreich fehlt: Daten!*«

Österreich hat im Gegensatz zu vielen anderen Ländern kein Informationsfreiheitsgesetz, und der Zugang zu öffentlichen Daten für wissenschaftliche Forschung ist so restriktiv wie in kaum einem westeuropäischen Land. »*Das Kernelement einer jeden Datenstrategie ist ein Datenzentrum, in dem die relevanten Datenbestände der öffentlichen Hand für ausschließlich wissenschaftliche Zwecke gespeichert und zusammengeführt werden können. Die Daten, so sehen es internationale Best-Practice-Beispiele vor, verlassen niemals dieses Datenzentrum, und die Wissenschaft kann ausschließlich auf Daten ohne Identitätsmerkmale zugreifen. Tatsächlich sieht das aktuelle Regierungsprogramm den Aufbau eines solchen Datenzentrums vor. Als Betreiber böte sich die Bundesanstalt Statistik Austria geradezu idealtypisch an. Sie muss diese Aufgabe aber auch übernehmen wollen und finanziell und personell so ausgestattet werden, dass sie dieses Datenzentrum auch umsetzen und betreiben kann. Der gesetzliche Rahmen ist nur die halbe Miete. Die praktische Umsetzung wird entscheiden, ob die Forschung in Österreich in einer zukünftigen Krise schneller auf die notwendigen Daten zugreifen wird können. Wesentlich ist es, nach der Krise die Mängel nicht sehr schnell wieder zu vergessen und zur alten › Tagesordnung‹ überzugehen, sondern konsequent die Lehren aus Corona zu ziehen und strukturell nachhaltige Konsequenzen zu setzen. Wir werden diesen Prozess begleiten!*«

Aber so wie unser Brief an Rudolf Anschober und der des ehemaligen Statistik Austria Generaldirektors Konrad Pesendorfer an Sebastian Kurz,[71] wird auch dieser Ruf in der Message Control verhallen.

In Österreich passiert genau das Gegenteil von Informationsfreiheit. Bereits Mitte März hat der Bundeskanzler dafür gesorgt, dass alle Veröffentlichung von Statistik Austria dem Generalsekretär im Bundeskanzleramt, Bernd Brünner, vorgelegt werden müssen. Der Vorgang ist nicht nur neu in der 20-jährigen Geschichte der Bundesanstalt als eigenständige Institution, sondern widerspricht auch dem Verhaltenskodex, zu dem sich alle EU-Länder, darunter auch Österreich, verpflichtet haben. Dort heißt es zum Thema Unparteilichkeit und Objektivität: Statistische Stellen haben »*alle Nutzerinnen und Nutzer gleich zu behandeln*« und ihnen »*gleichzeitigen und gleichberechtigten Zugang zu statistischen Daten*« zu geben, und »*jeglicher bevorzugte Vorabzugang an Externe ist beschränkt, stichhaltig begründet, kontrolliert und wird öffentlich bekannt gegeben.*«[72]

Message Control ist bei Weitem kein Formalakt, sondern politisch hochbrisant. Bekommt ein Regierungspolitiker oder der Regierungschef selbst Informationen vorab, kann er die Daten »framen«, wie man im Fachjargon sagt. Ein Minister könnte beispielsweise bei Daten zur Armut einen positiven Randaspekt herauspicken und damit vor der Veröffentlichung in die Medien gehen. Wenn die Statistik die vollständige Mitteilung dann erst einen Tag später publiziert, sind die gefärbten Botschaften bereits verbreitet, und die Aufmerksamkeit ist nicht mehr so groß.

---

71 ORF.at. 14.02.2019. Online: https://orf.at/stories/3111478/
72 Der Standard. 16.05.2020. Online: https://bit.ly/2A3VEE9

Freitag, 10. April

Bei der morgendlichen Pressekonferenz präsentiert Bildungsminister Heinz Faßmann die SORA-Studie, eine repräsentative Stichprobenuntersuchung von 1.544 Österreichern. Ziel der Studie war eine Bestimmung des Anteils von infizierten Personen in der Bevölkerung und darauf basierend die Abschätzung der Dunkelziffer, erklärten die beiden Geschäftsführer des Sozialforschungsinstituts (SORA), Günther Ogris und Christoph Hofinger. Bei fünf Personen oder 0,32% der Studienpopulation war der PCR-Test positiv. Umgelegt auf die Bevölkerung seien das rund 28.500 Personen, mit einer Schwankungsbreite zwischen 10.200 und 67.400.

Bundeskanzler Kurz zieht daraus gleich den vollkommen unwissenschaftlichen Schluss: »*Das Ergebnis ist ungefähr so, wie wir es erwartet haben. Ich habe immer davon gesprochen, dass es maximal ein Prozent Durchseuchung geben wird.*«

Gesundheitsminister Anschober zeigt sich erfreut, dass in allen neun Bundesländern die Zuwachsraten bei den Infektionszahlen sinken. Der effektive Reproduktionsfaktor liegt mittlerweile deutlich und stabil unter 1.

Herwig Ostermann, Geschäftsführer der Gesundheit Österreich GmbH, geht anhand der Prognosemodelle von einem moderaten Rückgang bei den belegten Betten aus. Rund 750 Covid-19-Erkrankte befinden sich aktuell auf den Normalstationen und 260 auf den Intensivstationen. Diese Zahlen sind rückläufig. Es stehen 1.000 freie Intensivbetten zur Verfügung und Krankenhausbetten für insgesamt 20.000 Covid-19-Erkrankte.

Gestern hat der Virologe Hendrik Streeck von der Universität Bonn auf einer Pressekonferenz in Düsseldorf die ersten Resultate einer Studie präsentiert, bei der die Bewohner des

Landkreis Heinsberg in Nordrhein-Westfalen auf Antikörper getestet wurden. Aufgrund einer Karnevalssitzung Mitte Februar war diese Region besonders stark betroffen. 14% der Bevölkerung sind seropositiv, haben also eine Infektion mit dem neuen Coronavirus durchgemacht und sind damit, zumindest vorerst einmal, immun. Zusammen mit weiteren zwei Prozent der Teilnehmer, die akut infiziert sind, nehmen die Forscher an: »*Dies bedeutet, dass sich 15 Prozent der Bevölkerung in Gangelt nicht mehr mit Sars-CoV-2 infizieren können und der Prozess bis zum Erreichen einer Herdenimmunität bereits eingeleitet ist.*«

Die Kritik an dieser Aussage erfolgt prompt. Wenn überhaupt, dann gelte das nur für diese kleine Region und keinesfalls für ganz Deutschland. Außerdem dürfen die Maßnahmen keinesfalls gelockert werden, so wie es Streeck bei der Pressekonferenz andeutet. Aber das ist nicht der einzige Kritikpunkt. So behauptet zum Beispiel Christian Drosten, dass der Antikörpertest nicht geeignet sei und eine hohe Rate an falsch positiven Signalen hat. Das bedeutet, dass Antikörpertests auch dann anschlagen können, wenn Menschen sich gar nicht mit dem neuen Coronavirus Sars-CoV-2 infiziert haben, sondern ihr Immunsystem Antikörper gegen eines der vier saisonalen Coronaviren gebildet hat.

Ich finde solche Studien extrem wichtig und bin schon neugierig auf das Endergebnis der Heinsberg-Studie. In den kommenden Wochen werden viele weitere solche Studien aus vielen anderen Ländern und Regionen folgen. Mit Sicherheit werden sie zeigen, dass überall dort, wo sich das Infektionsgeschehen massiv ausgebreitet und damit eine Freak-Wave im Erkrankungs- und Sterbegeschehen erzeugt hat, auch viele Menschen Antikörper gebildet haben. Dabei bremst schon ein Anteil von 10% immunen Personen das Infektionsgeschehen deutlich ab. Es zeigt aber auch, dass eine Strategie der Vermeidung von Sterbefällen immer eine Verlangsamung der »Durchseuchung« bewirken muss. Ob die aktuelle neue österreichische Strategie, eine »Durchseuchung« und damit natürliche Immunisierung der Bevölkerung ganz zu verhindern, aufgeht, bezweifle ich. Das neue Coronavirus wird sich meiner Meinung nach zu den vier saisonalen Coronaviren dazugesellen und uns einmal mehr und einmal weniger in der Wintersaison heimsuchen.

Bleibt uns also nur die Hoffnung auf eine Impfung und eine Immunisierung auf künstlichem Weg. Wann diese aber kommt, und ob sie genau in jener Bevölkerungsgruppe wirksam ist, die das höchste Risiko aufweist, bleibt abzuwarten. So wie bei anderen Impfungen erwarte ich mir keinesfalls einen hundertprozentigen Schutz, also ausreichend spezifische Antikörper in allen geimpften Personen. Aus meiner Sicht wären schon 40% ein Erfolg, aber damit blieben 60% der geimpften älteren Menschen ungeschützt oder nur teilweise geschützt. Eine Impfung muss aber auch hundertprozentig sicher sein, da ja auch viele junge und gesunde Menschen geimpft werden. Das zu gewährleisten braucht viel Zeit, gute Studien und strenge Regulierungsbehörden.

Allein schon diese Anforderungen machen eine Impfung in diesem Jahr unwahrscheinlich. Aber auch wenn eine effektive und sichere Impfung nächstes Jahr zur Verfügung steht, muss sie erst einmal in ausreichender Menge produziert werden. Das ist nicht so einfach. Optimistisch betrachtet, dauert es also sicher noch einmal ein bis drei Jahre, bis wirklich alle Österreicher eine Impfung erhalten können. Realistisch betrachtet, könnte es noch deutlich länger dauern.

Samstag, 11. April

Am Vorabend hat mich Flo Rudig von Hinterzimmer.TV angeschrieben. Er möchte mit mir in seinem unabhängigen Podcast ein Interview machen. Wir vereinbaren ein unverbindliches Gespräch am Montagabend. Anschließend drehe ich, wie so oft in den letzten Tagen, eine flotte Runde mit meinem Bike über den Plabutsch. Und immer wieder bin ich erstaunt, wie sehr es meine Synapsen befeuert, wenn ich in Bewegung bin.

Statt eines neuerlichen Interviews beschließe ich, während der Fahrt einen Brief zu schreiben, und sende Fleischhacker ein SMS: »*Ich schicke Ihnen morgen einen längeren Brief statt eines Interviews. Weniger Arbeit, aber trotzdem gut, glaub ich.*«

Kaum sitze ich wieder auf dem Bike, kommt schon die Antwort:

»*Wunderbar, ich liebe Briefwechsel*« (…)

»*Super! Wird ein ganz cooler Brief, versprochen! Dann können Sie öffentlich darauf antworten und alles fragen, was sie wollen. Das wäre ein öffentlicher Diskurs, wie ich ihn mir wünsche! Dieser Briefwechsel kann dann auch viel kürzere Texte haben, viele Themen behandeln, evtl. sogar andere Briefschreiber inkludieren*«(…)

»*Wäre ein gutes Format. Vielleicht kann ich sogar eine Antwort und Sie auch noch einmal zumindest eine kurze machen über Ostern, dann ist das Format für die Leser auch sofort klar*«(…)

»*Dann schicke ich den Brief heute Abend.*«

Was ich Fleischhacker nicht mehr schreibe ist eine Idee, die mir erst später kommt: statt eines Briefes ein Selbstinterview zu machen. Am Nachmittag ist es fertig, und ich schicke es ab.

Sonntag, 12. April

Fleischhacker ist skeptisch, ob meine Idee mit dem Selbstinterview funktioniert, und schreibt mir eine offene und ehrliche Kritik. Mir taugt so etwas, und ich schreibe zurück: »*Danke für das ehrliche Feedback. Mmmh, ich habe die Idee eines Briefes mit dem fiktiven MF, der mir Fragen stellt, eigentlich lustig gefunden, aber vielleicht ist es das gar nicht. Re Redundanzen. Mmmh, habe eigentlich versucht, solche zu vermeiden und statt Allgemeinsätzen eher konkrete Studienergebnisse und Zahlen einzubauen. Ist für mich einfach sichereres Terrain als Glaskugellesen. Dafür war ich auch etwas provokanter, finde ich. Wie wir weitertun: Ich kann den Text kürzen, Sie können ihn kürzen, ich kann ihn kürzen und im Sinne der drei Fragen etwas umschreiben, wir können es lassen, alles ist möglich ... so wie im Lotto :-)*«

In Folge entwickelt sich eine dieser Debatten, die ich so liebe, und am Ende sind wir uns einig, das Selbstinterview mit einer neuen Einleitung und inkludierten Verlinkungen zu veröffentlichen.

Am Vortag hat er Chirurg Paul Rober Vogt eine schonungslose Zwischenbilanz mit Fokus auf die Schweiz veröffentlicht.[73] Es ist spannender Lesestoff.

Akribisch listet Vogt auf, was die Schweiz, aber auch Europa falsch gemacht haben. Wie mit einem Skalpell legt er die Datenlage frei, mit der sich diese Pandemie seit SARS-Ausbruch 2003 ankündigte.

Aufgrund seiner guten Beziehungen zu China zeigt er, wie gut Taiwan im Gegensatz zur Schweiz vorbereitet war und reagiert hat: »*Wie kann man konstant andere Länder kritisieren, wenn man mit dem zweitteuersten Gesundheitswesen*

---

73 The European. 16.04.2020. Online: https://bit.ly/2MuIS3Z

der Welt pro Kopf am zweitmeisten Infizierte hat und weder genügend Masken noch genügend Desinfektionsmittel noch genügend medizinisches Material vorweisen kann? Die Schweiz wurde von dieser Pandemie nicht überrascht – nach dem 31. Dezember 2019 hat man mindestens 2 Monate Zeit gehabt, die dringendst notwendigen Vorkehrungen zu treffen.«

Er wundert sich so wie viele andere darüber, dass Europa so viele Produktionsstätten in den asiatischen Raum ausgelagert hat. Die reiche Schweiz und auch kein anderes europäisches Land kann kurzfristig ausreichend Masken und andere Schutzausrüstung für seine Bevölkerung produzieren. Stattdessen herrscht am Weltmarkt Goldgräberstimmung und ein Gerangel wie auf dem Basar.

Ich gebe Vogt in vielen Punkten recht, kann mich aber mit seiner apokalyptischen Sprache nicht anfreunden. Sein Schlusssatz »*Die Herausforderungen sind global. Und die nächste Pandemie steht vor der Tür. Und diese wird vielleicht durch ein Super-Virus verursacht werden und ein Ausmass annehmen, das wir uns lieber nicht vorstellen möchten*« könnte aus einem Hollywood-Film oder einer österreichischen Pressekonferenz stammen. Ich bleibe da lieber optimistisch und rechne damit, dass auch in der Schweiz die Anzahl der Todesfälle ab Ende April deutlich zurückgeht.

Montag, 13. April

Adelina Comas-Herrera von der London School of Economics und ihr Kollege Joseba Zalakain haben fünf europäische Länder analysiert und zeigen in einer aktuellen Studie, dass ein Großteil der Sterbefälle Bewohner von Alters- und Pflegeheimen betrifft.

In Belgien waren es bis zum 11. April 42% aller Verstorbenen, und 90% der belgischen Pflegeheime verzeichneten mindestens einen Corona-Fall. In Frankreich waren es 45%, und fast 40% der infizierten Person sind Heimbewohner. Noch höher fallen die Raten in Italien und Spanien aus. Hier geht die Studie davon aus, dass 53% und 57% aller Sterbefälle an COVID-19 Bewohner von Alters- und Pflegeheimen betreffen.

Nachdem in allen diesen Ländern auch viele Menschen zu Hause betreut und gepflegt werden, wäre es interessant, auch darüber Zahlen zu erheben. Ich bin sicher, dass es solche Studien geben wird, mit Sicherheit aber nicht aus Österreich. Rudolf Anschober meint dazu bei der Regierungspressekonferenz lapidar, dass es in Österreich keine Daten dazu gibt, wie viele Bewohner von Alters- und Pflegeheimen an COVID-19 verstorben sind. Es werde lediglich das Alter und Geschlecht erfasst, nicht jedoch der letzte Aufenthalts- oder Wohnort. Eine entsprechende Gesamtstudie sei jedoch in Auftrag gegeben worden. Ob diese jemals veröffentlicht wird, bezweifle ich.

Am Abend treffe ich Flo Rudig auf Skype, und wir sind uns sofort sympathisch. Mir taugt seine lockere Art und sein unabhängiges Projekt. Wir beschließen, das Gespräch morgen Vormittag aufzunehmen.

Dienstag, 14. April
In der Früh zeichnet Elke Ziegler von Ö1 Wissenschaft mit mir einen »Corona-Podcast« auf, der am nächsten Tag online gestellt wird.[74] Gespräche mit so großartigen Journalisten machen unglaublich viel Spaß. Der Fokus liegt stark

---

74 ORF Science. 15.04.2020. Online: https://science.orf.at/stories/3200567/

auf den Auswirkungen der Pandemie auf Kinder, und ich betone wieder einmal, »*dass man aber jetzt nicht Kindergärten und Schulen in zumindest drei Bundesländern wieder aufsperrt, verstehe ich persönlich nicht. Wir könnten genau monitoren, was es bewirkt, wenn Schulen und Kindergärten wieder aufsperren. Wenn man sieht, dass sich in zwei bis drei Wochen nichts tut beim Krankheitsgeschehen, könnten die anderen sechs Bundesländer nachziehen. Sollte sich erschreckend viel tun, womit ich persönlich nicht rechne, dann müsste man auch die Konsequenzen ziehen.*«

Eigentlich bin ich immer davon ausgegangen, dass ab Mitte März im Bildungsministerium intensiv an einer Strategie zur Wiederöffnung der Schulen gearbeitet wird. Nachdem absehbar war, dass die effektive Reproduktionszahl unter 1 gefallen ist, habe ich eigentlich sicher mit einer Öffnung der Kindergärten und Volksschulen nach Ostern gerechnet.

Umso überraschter bin ich, als ich feststellen muss, dass es dazu noch überhaupt keine Überlegungen gibt. Es scheint so, als ob Lehrergewerkschaften, aber auch das Bildungsministerium mit keiner Öffnung vor dem Sommer gerechnet hätten. Der rasche Rückgang des Infektionsgeschehens hat die Beamten im Homeoffice überrascht und wieder einmal gezeigt, wie hierarchisch und unflexibel unser Bildungssystem organisiert ist und wie viele Strukturschwächen es aufweist.

In der heutigen Pressekonferenz dämpft Bundeskanzler Sebastian Kurz die Hoffnungen vieler Eltern und Schüler auf ein normaleres Schulleben in nächster Zeit. Es bleibt beim bereits vor Ostern angekündigten Fahrplan einer Öffnung der Schulen und Kindergärten ab Mitte Mai. Wie kommt es zu so einer Entscheidung? Wie bewertet die Regierung die Gefahr, die von Kindern für das Infektionsgeschehen ausgeht? Bewertet sie diese höher als den Schaden, den die verlängerte (Teil-)Schließung anrichtet? Immer mehr Studien deuten darauf hin, dass Kinder bei Weitem nicht jene Rolle im Infektionsgeschehen spielen, die ihnen zugewiesen wird. Auch die Daten aus den skandinavischen Ländern weisen in diese Richtung. Was allerdings als erwiesen gilt, sind die potentiellen Nachteile, denen Kinder ausgesetzt sind, wenn sie in Quarantäne müssen oder Bildungseinrichtungen geschlossen sind.

Bildung ist eine der wichtigsten Determinanten für die Gesundheit von Individuen und Bevölkerungen und hat Einfluss auf wichtige soziale und ökonomische Parameter.
Um 10:00 wähle ich mich per Skype ins Hinterzimmer. TV von Flo Rudig ein. Der etwas überlange Podcast ist eines der nettesten und entspanntesten Gespräche, das ich in den letzten Wochen geführt habe. Wir unterhalten uns über alles mögliche, die Zeit verfliegt, und am Ende machen wir aus, dass wir uns live treffen, sobald dies wieder möglich ist.

Wenig später wird auch das Selbstinterview unter dem Titel »Wie weiter?« auf der Online-Ausgabe der Rechercheplattform Addendum veröffentlicht:[75]

> **Wir wissen nie genug, das sagen Wissenschaftler immer, aber wir wissen doch schon recht viel, oder?**
>
> *Für Österreich wissen wir mit Sicherheit, dass ein Zusammenbruch der Krankenversorgung vorerst abgewendet wurde. Die gut ausgebauten österreichischen Intensivstationen bewältigen die Anzahl an COVID-19-*

---

75 Addendum. 14.04.2020. Online: www.addendum.org/coronavirus/wie-weiter-sprenger/

und Nicht-COVID-19-Patienten sehr gut. Was verwundert, ist, dass noch immer keine detaillierteren Zahlen veröffentlicht werden. Wir wissen nur, dass circa 250 COVID-19-Patienten auf Intensiv liegen. Das ist weniger als 10 Prozent der Bettenkapazität.

Wir wissen auch, dass die Gesamtsterblichkeit in Österreich – zumindest bis jetzt – vollkommen unbeeinflusst geblieben ist. In den vergangenen 30 Tagen, seit dem ersten Todesfall am 12. März, sind 340 Menschen mit oder an COVID-19 verstorben. Das entspricht der Anzahl von Personen, die ansonsten an 1,5 Tagen versterben. Mit Sicherheit ist diese im internationalen Vergleich sehr geringe Zahl auf die rasche politische Reaktion zurückzuführen. Die Entscheidung, am 16. März einen Shutdown der Gesellschaft zu verordnen, hat viele Leben gerettet. Dafür sollten wir unserem Bundeskanzler wirklich dankbar sein. Ob es der Druck aus Tirol war, der zu dieser frühzeitigen Entscheidung geführt hat, ist dabei nebensächlich. Er hat sie so getroffen, und das war wichtig und richtig. Auch ich habe, wie so viele andere, die Wucht dieser Pandemie unterschätzt.

Wissen wir eigentlich, wer in Österreich an COVID-19 verstirbt?

Martin Posch vom Zentrum für Medizinische Statistik der MedUni Wien und sein Team haben vor Kurzem die Alters- und Geschlechterverteilung der mit oder an COVID-19 verstorbenen Personen analysiert. Ihrer Einschätzung nach entspricht die Sterblichkeit von COVID-19 in etwa der »normalen« Sterblichkeit bei Männern und Frauen in den einzelnen Altersklassen. Zwei Drittel der COVID-19-Opfer sind Männer. Mit differenzierteren Daten könnten wir auch analysieren, warum das so ist. Aber die Daten sind nicht öffentlich verfügbar. Ob es auch in

Österreich, wie in Italien, eine Dunkelziffer aufgrund von zu Hause Verstorbenen gibt, bleibt ebenfalls unklar.

Warum ist das mit dem Datenzugang in Österreich so ein Problem?

Keine Ahnung, das müssen Sie die zuständigen Stellen fragen. Die Daten sind vorhanden oder könnten leicht erhoben werden. Ohne Daten ist aber auch keine Begleit- und Versorgungsforschung möglich, können viele wichtige und spannende Fragen nicht beantwortet werden. Um das noch besser zu veranschaulichen: In der speziell eingerichteten Datenbank PubMed COVID-19 befinden sich bereits mehr als 3.500 Publikationen. Davon stammt keine einzige aus Österreich. Wir haben so viele exzellente Institute und Forscher. Warum diese Kapazitäten nicht genutzt werden, ist mir ein Rätsel. Das ist so, wie wenn Sie mit einem Porsche im ersten Gang fahren und alle sich wundern, dass Sie nicht endlich höher schalten.

John P. A. Ioannidis, ein Internist, Infektionsepidemiologe, Statistiker und Professor an der Universität Stanford, hat sich schon mehrmals in dieser Pandemie zu Wort gemeldet und diese fehlende Datenlage kritisiert. Er hält die aktuellen schwerwiegenden politischen Entscheidungen ohne genaues Wissen über das Geschehen für ein Wissenschaftsdesaster. Es gibt aber auch Gegenstimmen wie die des ebenfalls sehr renommierten Harvard-Professors Marc Lipsitch. Dieser argumentiert, dass genug Wissen da ist, um zu reagieren, die Zeit zu kurz ist, um das notwendige Wissen zu generieren. Für die erste Phase in dieser Pandemie sieht das Ioannidis genauso. Allerdings plädiert er dafür, die Zeit des Shutdowns gut für ein besseres Verständnis des pandemischen Geschehens zu nützen.

Wie auch immer. Dieser John P. A. Ioannidis hat wahrscheinlich einen höheren h-index, das ist die Kennzahl für das weltweite Ansehen eines Wissenschaftlers in Fachkreisen, als die gesamte Medizinische Universität Graz. Wir haben das aus Spaß wirklich einmal ausgerechnet. Mit zwei Kolleginnen hat er gerade eine Studie veröffentlicht, die das Sterberisiko von unter 65-Jährigen analysiert. Er hat dazu Daten aus Ländern wie Deutschland, Belgien, Italien, Niederlande, Portugal, Schweden, Schweiz, Spanien und den USA ausgewertet. Das Ergebnis zeigt, dass unter 65-Jährige ein sehr kleines Risiko haben, an COVID-19 zu versterben, auch in Hotspots des pandemischen Geschehens wie in Bergamo. Todesfälle bei unter 65-Jährigen ohne Grunderkrankungen sind extrem selten. Natürlich ist noch immer unklar, ob COVID-19 auch bei gesunden Menschen zu anhaltenden Gesundheitsproblemen, zum Beispiel der Lunge führt, aber trotzdem zeigt diese Studie gut, dass COVID-19 vor allem für ältere und multimorbide Menschen bedrohlich ist. Erst heute hat der Guardian berichtet, dass die Hälfte aller Sterbefälle in der EU Bewohner von Pflegeheimen betrifft. Wäre spannend, dazu Zahlen aus Österreich zu haben.

Das habe ich schon beim letzten Gespräch verstanden: Diese Menschen müssen wir gut schützen, damit wir ohne Schaden durch diese Pandemie kommen, oder?

Wir kommen nicht ohne Schaden durch diese Pandemie. Das ist unmöglich. Neben dem Schaden durch COVID-19 gibt es immer und gleichzeitig auch einen Schaden durch eine Regelversorgung im COVID-19-Modus. Und natürlich auch einen Schaden durch die Maßnahmen zur Eindämmung dieser Pandemie.

Oberstes Ziel muss es deshalb sein, den durch alle drei oben angeführten Gründe verursachten Schaden zu minimieren. Es muss uns gelingen, den gesundheitlichen, psychischen, sozialen und ökonomischen Schaden durch die SARS-CoV-2-Pandemie, aber auch durch Unter- und Fehlversorgung sowie den durch Eindämmungsmaßnahmen verursachten Schaden möglichst klein zu halten. Null Schaden geht nicht. Und wir müssen alles tun, dass dieser Schaden die sozialen und gesundheitlichen Ungleichheiten in Österreich nicht weiter steigert. Denn eines wissen wir auch mit hundertprozentiger Sicherheit: Diese Pandemie trifft die vulnerablen Gruppen, die Ärmeren in unserer Gesellschaft, am heftigsten.

Sie haben mir einmal erklärt, dass es sinnvoll ist, diese Pandemie in drei Phasen einzuteilen. Können Sie mir das bitte noch einmal erläutern?

Anfang März, am Beginn der Phase 1, stand die große Unsicherheit, ob diese »Freak Wave« im Erkrankungs- und Sterbegeschehen unsere Krankenversorgung und Intensivkapazitäten überfordert, wir also bald Verhältnisse wie in der Lombardei auch in Tirol erleben. Jetzt, am Ende dieser Phase, wissen wir, dass das nicht passiert ist. Ich wiederhole mich, das ist vor allem den früh getroffenen politischen Entscheidungen zu verdanken. Aber auch unsere große Anzahl an Krankenhaus- und Intensivbetten hat viel geholfen. Ein kleines Rechenbeispiel: Österreich hat 30 Intensivbetten pro 100.000 Einwohner, Schweden hat 6 Intensivbetten pro 100.000 Einwohner, also fünfmal weniger. Das heißt, wenn Österreichs Intensivstationen zur Hälfte belegt sind, wären sie in Schweden schon längst kollabiert.

In welcher Phase befinden wir uns jetzt?

Wir befinden uns jetzt am Beginn der Phase 2 in diesem pandemischen Geschehen. In den vier Wochen des Shutdowns hätten wir uns auf diese Phase gut vorbereiten können. Das haben wir zum Teil nicht gemacht. Es gibt noch immer keine detaillierte Teststrategie, keine Monitoringstrategie und kein Budget bzw. Aufträge für Versorgungs- und Begleitforschung. Am Beginn dieser Phase steht wieder Unsicherheit. Wir wissen nicht, wie viele Menschen in welcher Region bereits immun sind und wie lange diese Immunität anhält. Wir müssen unsere nächsten Schritte also vorsichtig setzen, damit wir keine neue Erkrankungswelle auslösen. Deshalb ist jetzt auch ein flächendeckendes und präzises Monitoring so wichtig. Wir sollten diese vier bis acht Wochen dauernde Phase aber gut nützen, um so wie viele andere Länder mehr Wissen über das Ausmaß der Herdenimmunität und die Infektionssterblichkeit in Österreich zu generieren. Herdenimmunität, Sie können auch gerne »Durchseuchung« dazu sagen, ist der Anteil einer Bevölkerung (»der Herde«), der gegenüber einer bestimmten Infektionskrankheit immun ist. Eine effektive Herdenimmunität ist dann erreicht, wenn das Ausmaß der Immunität in einer Bevölkerung ausreicht, um weitere Neuinfektionen erfolgreich zu verhindern. Bei Masern liegt diese bei 95 Prozent der Bevölkerung, bei SARS-CoV-2 bei circa 50 bis 66 Prozent.

Da gab es doch diese erste Studie in Deutschland?

Genau. Letzten Donnerstag hat der nordrhein-westfälische Ministerpräsident Armin Laschet die Resultate einer serologischen Studie aus dem stark betroffenen Gebiet von Heinsberg präsentiert. 15 Prozent der Be-

völkerung seien immun, und die Sterblichkeit betrage 0,4 Prozent. Es verging kein Tag, und schon wurde die Methodik der Studie kritisiert. Das Wissenschaftsdesaster geht in die Verlängerung. Eines ist trotzdem sicher: Am Ende der Phase 2, irgendwann im Mai, werden wir wissen, wie hoch die Herdenimmunität in verschiedenen Regionen Europas und hoffentlich auch Österreichs ist. Dann beginnt Phase 3 in diesem pandemischen Geschehen.

Klingt ein bisschen wie ein Kriminalroman ...

Stimmt. Nur ist diese Pandemie keine Fiktion, sondern ein sehr ernst zu nehmendes, reales Geschehen. Am Beginn dieser dritten Phase steht wieder große Unsicherheit. Auf Basis der regional sehr unterschiedlichen Herdenimmunität müssen Strategien entwickelt werden, unter welchen Voraussetzungen unser soziales Leben, also zum Beispiel Feiern, Freizeitaktivitäten, Sportveranstaltungen oder Theater- und Gasthausbesuche, wieder möglich sind. Das erfordert viel politische Feinsteuerung, die Überwindung föderaler Strukturen und eine perfekte Kommunikation. Vor allem aber erfordert spätestens diese Phase einen gesamtgesellschaftlichen Diskurs, so viel Bürgerbeteiligung wie möglich und einen transparenten, freien Zugang zu Informationen. Am Ende der Phase 3 steht entweder eine ausreichende Herdenimmunität oder eine Impfung.

Klingt jetzt nicht so kompliziert, eigentlich erstaunlich einfach und wenig bedrohlich.

Bevor wir uns da missverstehen, sage ich es noch einmal ganz deutlich. Wir kommen nicht ohne Kratzer durch diese Pandemie! Das ist unmöglich! Neben dem Schaden durch COVID-19 gibt es immer und gleich-

zeitig auch einen Schaden durch eine Regelversorgung im COVID-19-Modus und natürlich auch einen Schaden durch die Maßnahmen zur Eindämmung dieser Pandemie. Spätestens in der zweiten Phase, also jetzt, muss der Fokus von den Intensivbetten und Beatmungsgeräten endlich auch auf den gesundheitlichen, psychischen, sozialen und ökonomischen Schaden gerichtet werden, der kurz-, mittel- und langfristig in der Regelversorgung und durch Eindämmungsmaßnahmen entsteht.

Können Sie mir dazu bitte ein Beispiel geben?

Kein Problem. In einem aktuellen Artikel, der gerade in der renommierten Fachzeitschrift The Lancet erschienen ist, haben italienische Kinderärzte aus fünf Krankenhäusern zwölf Fälle analysiert. Diese betrafen Kinder, die aus Angst vor einer Infektion mit SARS-CoV-2 in der Woche zwischen 23. und 27. März verspätet ein Krankenhaus aufgesucht haben. Zwei Kinder hatten eine Erstmanifestation von Typ-I-Diabetes, zwei Kinder eine Erstmanifestation einer Leukämie, ein Kind hatte anhaltende Krampfanfälle, und die anderen sieben Kinder hatten etwas anderes. In dieser kleinen Fallstudie mussten sechs Kinder, also die Hälfte, auf der Intensivstation versorgt werden. Vier Kinder verstarben. In allen Fällen war es die Angst der Eltern vor einer Infektion, die zu Verzögerungen in der Versorgungskette geführt hat. In fünf Fällen haben die Eltern telefonisch Gesundheitsdienstleister kontaktiert. Eine klinische Untersuchung fand aus Angst vor einer Infektion entweder nicht statt, oder das Krankenhaus äußerte sich ablehnend. Im Vergleichsraum des vergangenen Jahres gab es keine vergleichbaren Fälle und keinen einzigen Todesfall. 2019 lag die Gesamtzahl der pädiatrischen

Todesfälle in diesen fünf pädiatrischen Krankenhäusern bei 0 bis 3. Die Autoren gehen davon aus, dass ihre kleine Studie das Problem deutlich unterschätzt.

Es gibt ähnliche Berichte aus anderen Ländern, und es gibt immer mehr Berichte über körperliche oder sexuelle Gewalt an Kindern. Auch die UNICEF findet diese Entwicklungen zunehmend besorgniserregend. Wie schaut es in Österreich aus? Gab es auch hierzulande schon vermeidbare Todesfälle bei Kindern? Haben Kinder einen vermeidbaren schweren eventuell anhaltenden gesundheitlichen Schaden erlitten, weil sich unser Gesundheitssystem im COVID-19 Modus befindet? Wie viele der unter 12-Jährigen, das sind eine Million Kinder, sind aktuell körperlichem und sexuellem Missbrauch ausgesetzt? Wie viele werden gerade schwer traumatisiert, haben Albträume, haben wieder begonnen zu bettnässen, Angststörungen entwickelt, leiden unter Einsamkeit oder werden aus irgendeinem anderen Grund zu zukünftigen Patienten der Kinder- und Jugendpsychiatrie?

Das klingt bedrohlich, und ich wundere mich, dass es dazu noch keine Medienberichte gegeben hat. Wie schaut es eigentlich bei den Erwachsenen aus?

Im März hat sich auch in Österreich die Zahl der Herzinfarkte um etwa 40 Prozent verringert. Ärzte aus der schwer betroffenen Lombardei haben in einem Rundbrief der Europäischen Gesellschaft für Kardiologie sogar von einer Abnahme um 50 bis 70 Prozent gesprochen. Vollkommen offen ist, wie sich die Zahlen bei Schlaganfällen, Suiziden, psychisch Kranken, chronisch Kranken, Schwangeren, Schmerzpatienten, Krebspatienten, Drogensüchtigen, Menschen mit Demenz etc.

verändert haben. Die Daten wären vorhanden, könnten auch kurzfristig ausgewertet werden. Aber auch da vermisse ich das notwendige Forschungsbudget und die erforderlichen Forschungsaufträge. Es sollte dringend hinterfragt werden, wer solche Daten erhebt und vielleicht nicht öffentlich macht.

Sie meinen, die Daten sind vorhanden, aber die zuständigen Stellen haben Angst, diese zu veröffentlichen?

Ja, genau das meine ich. Es ist schon erstaunlich, wie der in den letzten sechs Wochen entstandene und ständig entstehende Kollateralschaden in der Krankenversorgung von Ärztekammer, Österreichischer Gesundheitskasse, Gesundheitsfonds und den Ländern ignoriert wird. Dabei ist vollkommen klar, dass ein sowieso schon kompliziertes und fragmentiertes Gesundheitssystem wie das österreichische durch restriktivere Krankenhäuser, schwierigeren Zugang zu Fachärzten, Ausfall von Therapeuten, verstärkten Einsatz von Telemedizin und viele andere distanzierende Maßnahmen nicht einfacher geworden ist. Hinzu kommt die anfängliche Botschaft der Ärztekammer: »Gehen Sie bitte nicht zu Ihrem Hausarzt oder in eine Spitalsambulanz, weil Sie damit andere Patienten, Ärzte sowie Pflegekräfte anstecken könnten.«

Die dadurch entstandenen Ängste zeigen sicher auch in Österreich Folgen. Aktuell sind alle Zeitungen voll mit dem Inserat »So schützen wir uns auch nach Ostern«. Darin steht: »Es gibt nur vier Gründe, das Haus zu verlassen: Arbeit, Menschen helfen, Bewegung, Einkaufen.«

Da fragen sich reflektierte Ärzte zu Recht, warum

»Krankheit« oder »für die Gesundheit nötige Therapien« oder »Arztbesuch« nicht mit angeführt sind. Ich mache mir wirklich große Sorgen, dass diese eindimensionale Information viele unerwünschte Effekte hat. Und was sagt eigentlich die Österreichische Gesundheitskasse zu ihren 7,2 Millionen Versicherten, für deren Gesundheit sie zuständig ist?

Das liegt aber schon auch an den Strukturen, am Föderalismus, oder sehen Sie das anders?

Nein, das sehe ich genauso. Die strukturellen und organisatorischen Schwächen des österreichischen Gesundheits- und Pflegesystems werden zur Zeit gnadenlos aufgedeckt. Ob wir daraus etwas lernen? Ich glaube es nicht. So sind wir nicht gestrickt, wir Österreicher.

Wenn ich mir die aktuellen Debatten und Zugänge, wie wir mit der Pandemie umgehen, so anschaue, dann sehe und höre ich jene, die das Virus unterdrücken, und jene, die eine Ausbreitung in der gesunden Mehrheitsbevölkerung zulassen wollen. Polarisiert diese Frage wirklich so?

Ja, die aktuelle politische und wissenschaftliche Debatte hat durchaus religiöse Züge, ist voller Groupthink-Phänomene. Auf der einen Seite gibt es jene, die der festen Überzeugung sind, dass dieses Virus besiegt werden kann. Ein Anhänger dieses »Glaubens« ist zum Beispiel unser Bundeskanzler, aber auch zahlreiche Wissenschaftler. Letztendlich ist »der Hammer und der Tanz« aber auch die dominierende Strategie in den meisten Ländern und auch diejenige, die bis jetzt am besten funktioniert hat. Die anderen »glauben«, dass eine dauerhafte Unterdrückung nicht möglich ist und einen viel zu großen Kollateralschaden verursacht. Sie plädieren für eine Abschwächung und kontrollierten Aufbau einer Herdenimmunität. Wenn es bei diesem »Glaubenskrieg« um eine Kiste Bier ginge, wäre es mir egal. Aber es geht um die Zukunft unserer Gesellschaft, und das darf niemandem egal sein, das geht uns alle an!

Diesem Glaubenskrieg kann sich niemand entziehen?

Nein, der zieht sich durch die Politik, Wissenschaft, Praxis, Bevölkerung, Medien, ja sogar durch Familien und Freundeskreise, und er ist in vollem Gang. Und das macht etwas mit einer Gesellschaft, soviel ist fix! Ob eine dauerhafte Unterdrückung gelingt, wie es Singapur seit Wochen erfolgreich demonstriert, ist fraglich. Ebenso offen ist, wie der Sonderweg von Schweden mittel- und langfristig endet. Kurzfristig war die schwedische Strategie in vielen Ländern politisch nicht durchhaltbar, das haben die Beispiele England, Holland und Schweiz gut gezeigt. Der schwedische Sonderweg ist sehr umstritten, und auch Schweden hat in den letzten Wochen viele Maßnahmen eingeführt. Trotzdem präsentiert sich das skandinavische Land vergleichsweise entspannt und setzt auf Eigenverantwortung.

Sie sagen immer, diese Herdenimmunität ist ein »Game Changer«, warum?

Solange wir das Ausmaß der Herdenimmunität weder international noch national, weder regional noch überregional kennen, ist es schwierig, sich für den einen oder anderen »Glauben« zu entscheiden. Vielleicht ist das aber auch gar nicht notwendig, vielleicht wäre es am besten, glaubensfrei und objektiv, also möglichst wissensbasiert zu bleiben. Es macht natürlich einen riesigen Unterschied, ob ich Analysen oder Entscheidungen als Politiker, Wissenschaftler, Journalist, Virologe oder Bürger kommuniziere und treffe. Aber eines wissen wir schon jetzt: Das Ausmaß der Herdenimmunität wird regional sehr unterschiedlich sein. Oder anders ausgedrückt: Wir sind mit einer Situation konfrontiert, bei der im Bezirk Landeck vielleicht 30 Prozent der Bevölkerung auf natürlichem Wege »geimpft« wurden, und im Bezirk Hermagor ist es nur 1 Prozent der Bevölkerung, das diese »Impfung« erhalten hat.

Was ist da jetzt der Unterschied zwischen Landeck und Hermagor?

In einem Infektionsgeschehen verläuft der Anstieg von einem Anteil von null immunen Personen auf 10 Prozent immune Personen beinahe exponentiell. Das erzeugt eine echte »Freak Wave« im Erkrankungs- und Sterbegeschehen, vor allem wenn sich Hochrisikopersonen infizieren. Der Anstieg von einem Anteil von 10 Prozent immunen Personen auf 20 Prozent immune Personen ist deutlich abgeschwächt, alles andere als exponentiell. Wenn die Herdenimmunität noch weiter steigt, wird das pandemische Geschehen noch weiter abgeschwächt.

Wenn also in unserer obigen fiktiven Annahme die Herdenimmunität in Hermagor wirklich nur 1 Prozent beträgt, kann ein kleiner Ausbruch einen Flächenbrand auslösen. Vor allem wenn wir ihn nicht frühzeitig erkennen. In unserem fiktiven Szenario für Landeck sind Infektionen auch möglich, lokal vielleicht sogar explosiv, aber im Schnitt ist hoffentlich jede dritte Person immun, also für das Virus als Wirt nicht mehr nutzbar. Lokalverbot sozusagen. Leider wissen wir noch nicht genau, ob sich bei allen infizierten Personen eine ausreichende Immunität entwickelt, und wie lange diese anhält. Ein paar Jahre könnten da wichtig sein, vor allem wenn es noch lange bis zu einer effektiven Impfung dauert.

Wir brauchen also ein präzises Wissen über die Herdenimmunität, möglichst auf Bezirks-, noch besser auf Gemeindeebene?

Genau. Das Problem ist, wir wissen derzeit nicht, an welchem Punkt dieses Geschehens wir uns gerade befinden. Wir wissen es weder für Österreich noch für die Bundesländer, und auch nicht auf Bezirks- oder Gemeindeebene. Die gute Nachricht lautet: Wir werden es bald wissen, hoffentlich Mitte oder Ende Mai. Hinzu kommt, dass wir auch bald anfangen müssen, Individuen auf Antikörper zu testen. Mit der Verschränkung der Ergebnisse von serologischen Querschnittsstudien und individuellen Tests bekommen wir dann ein immer besseres Bild. Wichtig ist auch zu verstehen, dass diese individuellen Tests sehr gut sein müssen. Da sollte möglichst kein Fehler passieren. Ansonsten glaubt sich eine Person immun und infiziert unwissentlich eine Hochrisikoperson.

Spannend finde ich in diesem Zusammenhang diese SORA-Studie, die am Freitag präsentiert wurde. So wie der Bundeskanzler vor einigen Tagen sagt auch der Wissenschaftsminister vor laufender Kamera, das Ergebnis von 0,3 Prozent »deutet auf einen niedrigen Immunisierungsstatus hin«.

Das ist vollkommen falsch und unwissenschaftlich. Zum Glück retten die Studienverantwortlichen die wissenschaftliche Ehre und werden nicht müde zu betonen, dass auf diese Weise keine Immunität bestimmt werden kann. Welche Sichtweise die Kronen Zeitung übernommen hat, weiß ich nicht. Kommunikativ ist das sicher nicht gut gelaufen. Aber solche Fehler passieren in letzter Zeit immer öfter. Ich würde es einfach Wissenschaftlern überlassen, ihre Ergebnisse zu präsentieren, zu interpretieren und Fragen dazu zu beantworten. Sobald die Methodik der SORA-Studie öffentlich zugänglich ist, werden wir sie kritisch beurteilen.

Aber was bringen dann alle diese Maßnahmen, die wir gerade ertragen müssen?

Diese Maßnahmen waren entscheidend für eine erfolgreiche Phase 1, die Eindämmung der Pandemie. In den nächsten Monaten müssen wir diese Maßnahmen schlau lockern, aber auch schlau beibehalten, eventuell sogar verschärfen. Neben dem Aufbau einer Herdenimmunität bremsen natürlich auch alle diese Maßnahmen das pandemische Geschehen. Ein großer Anteil der österreichischen Bevölkerung hält sich inzwischen an die Hygieneempfehlungen, physische Distanzierung und weiß über das erhöhte Risiko von älteren und chronisch kranken Menschen Bescheid. Hinzu kommen die manchmal vollkommen überzogenen Maßnahmen der Regierung, wie Einschränkung der Bewegung im Freien und die Schließung von vielen öffentlichen Plätzen. Ich wäre dafür, jegliche Form von Bewegung und Sport im Freien ab sofort wieder ohne jede Einschränkung zu erlauben. Das ist gut für die Psyche, das Immunsystem, die Gesundheit, und das Infektionsrisiko ist minimal.

Ob die Masken etwas bringen oder nicht, wissen wir nicht. Letztendlich zählt wohl das Vorsorgeprinzip. Faktum ist, dass wir aus China und Italien wissen, dass sich viele Rettungskräfte und Gesundheitsberufe durch die falsche Verwendung der Schutzausrüstung infiziert haben. Gesundheits- und Sozialberufe in Österreich sind vielleicht inzwischen gut eingeschult, für normale Bürger könnte das Infektionsrisiko bei falscher Handhabung der Maske aber größer sein als das Infektionsrisiko ohne Maske.

Kommen wir noch einmal zurück zu den Kindern und den Schulschließungen. Wie sehen Sie das?

Eine systematische Übersichtsarbeit im Fachmagazin The Lancet Child & Adolescent Health hat dazu Daten aus 16 Studien analysiert und kommt zum Schluss, dass Schulschließungen in China, Hongkong und Singapur kaum einen Einfluss auf das pandemische Geschehen hatten. Auch der Einfluss auf das Sterbegeschehen ist mit 2 bis 4 Prozent deutlich geringer, als oft angenommen. Ich hätte mit 14. April in drei Bundesländern die ersten acht Schulstufen geöffnet. Dann hätten wir zwei bis drei Wochen schauen können, wie sich diese Maßnahme auf das pandemische Geschehen auswirkt. Wenn sich nichts tut, können auch die anderen sechs Bundesländer nachziehen. Kinder lassen sich ohne Zwangsmaßnahmen nicht distanzieren und sollten auch nicht distanziert werden. Kinder brauchen andere Kinder wie wir die Luft zum Atmen. Hat sich in Österreich eigentlich schon einmal jemand genau angeschaut, was diese unsinnigen Freiheitsbeschränkungen Kindern antun, die in Städten in kleinen Wohnungen ausharren müssen, ohne Spielplatz, Park und beste Freunde, ohne Kontakt zur Schule? Was wir derzeit unseren Kindern zumuten, ist unverzeihlich und hat in manchen Fällen jahrelange, vielleicht sogar lebenslange Auswirkungen.

Ich hoffe, dass niemand auf die Idee kommt, in Kindergärten und Volksschulen eine Maskenpflicht zu fordern oder Distanzierungsregeln einzuführen. Ich hoffe auch, dass diese pädagogischen Einrichtungen von jeglichem Testaktionismus verschont bleiben. Kindergärten und Volksschulen lassen sich nicht abschirmen. Dazu verlaufen die Infektionen bei Kindern viel zu oft asymptomatisch. Für alle Beteiligten wäre es deshalb am besten und gesündesten, wenn Kindergärten und Volksschulen unter möglichst normalen Bedingungen ihre Aufgaben erfüllen. Risikopersonen sollten diesen Einrichtungen fernbleiben oder freigestellt werden.

Wie sehen Sie die Situation für die älteren Menschen, die ja großteils zur Risikogruppe gehören?

Was diese Pandemie unseren ältesten Mitmenschen antut? Sehr viel, glaube ich. Hoffentlich erhebt gerade jemand die mit Sicherheit enormen Belastungen von älteren, alleinlebenden Menschen in Österreich und schaut sich an, was diese Menschen derzeit aushalten müssen. Zur Angst vor dem Virus kommt die Sorge um ihre sonstigen Gesundheitsprobleme, die Sorge um ihre Familie und sicher auch die Angst, dass dieser Albtraum ihre eigene Lebensspanne überdauert. Es gibt aber auch ältere Menschen, die gelassen ihre Runden drehen. Meinen Eltern, beide 86 Jahre alt, in Tirol auf einem Bauernhof auf fast 1.300 m lebend, unterstützt von den Nachbarn, kann diese Pandemie scheinbar nichts anhaben. Würde mein Vater in Innsbruck leben, hätte er schon unzählige Anzeigen wegen Verstößen gegen die Ausgangssperre. Meinem Vater die Freiheit nehmen, das Gehen verbieten: unmöglich und auch vollkommen schwachsinnig.

Wir reden schon wieder viel zu lang und müssen langsam zu einem Ende kommen. Wohin sollte aus Ihrer Sicht die Reise gehen, was sollte passieren?

Wir kommen nicht ohne Schaden durch diese Pandemie. Das ist unmöglich! Dieser Fokus auf COVID-19 darf den dabei entstehenden Kollateralschaden nicht ausblenden! Wir können so wichtige gesellschaftliche Fragen wie die nach der sozialen Ungleichheit, Gendergerechtigkeit, Generationenvertrag und so weiter nicht länger ignorieren. Da braucht es einen Aufschrei der Öffentlichkeit, der Medien, der Wissenschaft und auch der Oppositionspolitik. Und das hat nichts, aber auch gar nichts damit zu tun, dass wir alle diese Pandemie nicht sehr ernst nehmen sollten. Das Erkrankungs- und Sterbegeschehen ist echt und real, wir können es am Dashboard live verfolgen. Ich fordere aber ab sofort auch Dashboards, die uns tagtäglich vor Augen führen, was wir unseren Kindern, unseren älteren Menschen antun, gesundheitlich, psychisch und sozial. Ich hätte gerne Dashboards für alle Arbeitslosen, zerstörten Familienunternehmen und Existenzen, Privatkonkurse und familiären Katastrophen. Natürlich bräuchte es auch Dashboards für die positiven Effekte dieser Pandemie. Das große Engagement der Zivilgesellschaft, die vielen Heinzelfrauen und auch Heinzelmännchen, die unsere Gesellschaft am Laufen halten, den Rückgang der Emissionen und vieles mehr.

Ich wünsche mir, dass wir als offene Gesellschaft das gesamte Bild im Auge behalten. Ich will, dass das nicht nur Virologen und Intensivmediziner entscheiden und wir in Pressekonferenzen vor vollendete Tatsachen gestellt werden. Ich will, dass das so breit und offen wie möglich diskutiert wird. Dass wir als Gesellschaft dis-

kutieren. Das dürfen wir keiner Partei und auch keiner Wissenschaft überlassen.

Wollen Sie sonst noch etwas loswerden?

Ja, dass mir dieses fiktive Gespräch viel Spaß gemacht hat und mir geholfen hat, meine Gedanken zu ordnen. Wie der reale, so hat auch der fiktive Michael Fleischhacker viel zu viele Fragen gestellt, und ich habe wie immer viel zu lang geantwortet. Deshalb habe ich eine Bitte: Falls Sie auf den Brief antworten, was ich sehr hoffe, stellen Sie nicht zu viele Fragen. Denken Sie an Ihre Leserschaft. So lange Texte hält auch in Zeiten einer Pandemie kaum jemand aus. Danke.

Mittwoch, 15. April

Es stellt sich immer mehr heraus, dass sich das neuartige Coronavirus vor allem in Krankenhäusern, Alten- und Pflegeheimen ausbreitet. Diese Pandemie ist somit auch eine nosokomiale, also eine typischerweise in Gesundheitseinrichtungen übertragene Infektion. Wenn somit die notwendige Schutzausrüstung fehlt, der Umgang damit nicht geübt wird, aber auch zu wenig getestet wird, dann kommt es zu einem ausgedehnten Infektionsgeschehen in genau dem Bereich unserer Gesellschaft, wo es am meisten Schaden anrichtet. Die Strategie für die Zukunft muss deshalb sein, genau diese Einrichtungen, aber auch die ambulanten Pflegedienste und ihre Klientel gezielt zu schützen. Dazu geben sechs renommierte deutsche Gesundheitswissenschaftler in einem Thesenpapier klare Empfehlungen.[76] Zuerst

---

76 Schrappe, M; et al. Thesenpapier zur Pandemie durch SARS-

braucht es eine präzisere Definition der Risikogruppen nach Alter, Vorerkrankungen und Infektionsrisiko. Die Anzahl der durchgeführten Tests muss deutlich gesteigert werden, um unerkannte Infektionen besser zu erkennen. Dann muss gezielt und rasch eine Kontaktverfolgung und Isolierung stattfinden. Pflegekräfte müssen von Anfang an in die Erarbeitung dieser Strategie eingebunden sein. Mittels großer Querschnittstudien muss das Ausmaß der Immunität in der Bevölkerung festgestellt werden.

Bereits am 23. März hatte ich auf Empfehlung von Niki Popper Kontakt mit Peter Klimek und seinem Team vom Complexity Science Hub (CSH) Vienna aufgenommen. In kürzester Zeit erstellen sie für mich und die Österreichische Gesellschaft für Allgemeinmedizin (ÖGAM) eine mehrfarbige Landkarte, in der auf Ebene der 79 Bezirke das Infektionsgeschehen abgebildet wird. Nachdem dieses massiv zurückgegangen ist, beschließen wir, ab heute nur mehr drei Farben zu verwenden. Es ist die Geburtsstunde der Corona-Ampel.[77]

Grün bedeutet weniger als ein positiv getesteter Fall in den letzten 14 Tagen pro 10.000 Einwohner, und Rot bedeutet mehr als 10 positiv getestete Fälle in den letzten 14 Tagen pro 10.000 Einwohner. Gelb liegt dazwischen.

Die Corona-Ampel ist ein geniales Instrument zur Risikobewertung und Risikokommunikation. Sie schlägt ein wie eine Bombe. Alle Akteure auf der Behandlungsebene finden sie großartig, die Politik findet sie vorerst uninteressant.

CoV-2/Covid-19. Datenbasis verbessern – Prävention gezielt weiterentwickeln – Bürgerrechte wahren. 05.04.2020. Online: https://bit.ly/2A42N7r

[77] Corona Ampel. Online: https://csh.ac.at/covid19/corona-ampel/#

Am Nachmittag kommt der Fotograf Christian Jungwirth zu mir nach Hause, um für Addendum ein paar Aufnahmen zu machen. Meine Privatporträts waren anscheinend nicht gut genug. Christian und ich verstehen uns auf Anhieb. Ich habe noch nie für Fotos posiert, aber wir haben so viel Spaß, unterhalten uns über alles mögliche, dass es mir irgendwann nichts mehr ausmacht, in die Kamera zu grinsen. Christian wird mir später eine Auswahl von Fotos zuschicken, und noch viel später erfahre ich, was für einen berühmten Fotografen ich bei der Arbeit erleben durfte. Mich hat er auch als Mensch sehr beeindruckt.

Auf Zeit Online sagt der Professor für Soziologie an der LMU München Armin Nassehi: »*Virologen denken ganz anders als Volkswirte. Ihre Schlussfolgerungen widersprechen einander oft radikal – und doch haben beide Perspektiven recht. Die Virologen haben recht mit der Behauptung, man müsse das Problem möglichst langziehen, und die Ökonomen haben recht, wenn sie sagen, die Wirtschaft halte das nicht ewig durch. Und die Verfassungsrechtler haben recht, wenn sie das Übergewicht der Exekutive kritisieren. Wir lernen, dass eine moderne Gesellschaft nicht aus einem Guss ist, und dass genau das die Komplexität der Weltgesellschaft ausmacht.*«

DONNERSTAG, 16. APRIL

Heute wird mir etwas gelingen, was noch kein Österreicher je zuvor geschafft hat. Peter Illetschko macht mich in der Tageszeitung Der Standard zum Kopf des Tages, und in einem der billigsten und mit Steuergeldern am meisten geförderten Boulevardblätter werde ich geköpft. Wobei mich der polemische Kommentar vom geschäftsführenden Chefredakteur Klaus Herrmann enttäuscht. Ich hatte ihn bis dahin für einen intelligenten und reflektierten Beobachter des Geschehens gehalten. Aber anscheinend muss auch er spuren, wenn das Geld anschafft. So etwas macht mich eher traurig als wütend. Schließlich gibt es auch in der Wissenschaft genügend Mietmäuler, die für Geld alles sagen und alle Prinzipien und Regeln über Bord schmeißen. Wie viel Selbstbetrug nötig ist, um solche Verbiegungen vor sich selbst zu rechtfertigen, kann ich mir gar nicht vorstellen. Aber der Mensch ist ein anpassungsfähiges Lebewesen und deshalb der perfekte Opportunist und Mitläufer, das ideale Herdentier.

Freitag, 17. April

Heute habe ich vier 90-minütige Webinare für unterschiedliche Universitäten und Fachhochschulen. Die Themen variieren, drehen sich aber alle um verschiedene Aspekte der Pandemie. Am Nachmittag kommt ein zweiköpfiges Team von ORF Konkret zu mir nach Hause, um über Probleme in der Regelversorgung zu reden. Auf meine Empfehlung hin waren sie am Vormittag im Sozialmedizinischen Zentrum Liebenau und haben dort unter anderen einen der engagiertesten Allgemeinmediziner interviewt, den ich kenne, Gustav Mittelbach. Die beiden sind gut drauf, und wir sind gleich per Du. Es gibt Kaffee ohne Kuchen, und das Interview ist rasch erledigt.

Auf einer extra geschaffenen internationalen Datenbank gibt es inzwischen 5.000 Publikationen, keine einzige davon aus Österreich. Die Message Control funktioniert perfekt, verhindert aber auch die dringend benötigte Forschung, um aus der Krise zu lernen und beim nächsten Mal besser vorbereitet zu sein.

Die Warnungen vor Kollateralschäden werden immer lauter. Nach der Studie von österreichischen Kardiologen in der letzten Woche, die einen Rückgang bei den Herzinfarkten um 40% zeigte, warnen nun auch andere Internisten vor den Nebenwirkungen von verschobenen Kontroll- und Operationsterminen. Menschen mit chronischen Erkrankungen, wie zum Beispiel Diabetes oder Herzinsuffizienz, brauchen ein engmaschiges Monitoring, damit sie nicht entgleisen oder dekompensieren. Wenn also immer weniger Patienten mit diagnostizierter Herzschwäche oder Herzrhythmusstörungen wie Vorhofflimmern in der Versorgung auftauchen, ist das sehr besorgniserregend. Ambulanzen die vor wenigen Wochen noch überfüllt waren, sind jetzt leer. Sorgen bereiten auch die vielen Krebspatienten, die in genau überlegten Zeitplänen Diagnostik und Therapie erhalten.

Der Salzburger Internist Jochen Schuler spricht im Kurier von »*nicht quantifizierbaren medizinischen Kollateralschäden des Shutdown*« und: »*Es gibt derzeit eine große Menge an Patienten, die nicht gut versorgt werden. Die gewohnten Wege im Gesundheitssystem sind vielen versperrt. Viele von uns haben das Gefühl, dass uns das um die Ohren fliegen wird, weil die Probleme verschwinden ja nicht.*«

Samstag, 18. April

Am 15. April hat mir Christian Körber vom ORF eine elendiglich lange E-Mail mit vielen guten Fragen geschrieben. Um meine Finger zu schonen, habe ich ihm ein Telefonat angeboten. Letztendlich haben wir uns auf ein Skype-Gespräch an diesem Abend geeinigt. Geplant waren 30 Minuten, geworden sind es gefühlte zwei Stunden. Er auf der Dachterrasse, ich in unserer Rumpelkammer. Für mich war es eines der großartigsten Gespräche über verschiedenste Aspekte der Pandemie. Wie es Christian Körber geschafft hat, das Ganze zu ordnen, ist mir bis heute ein Rätsel.

In Die Presse protestiert der Schriftsteller Egyd Gstättner gegen die Corona-Pandemie und bezieht sich auf ein historisches Vorbild, den Philosophen Voltaire. Dieser hat 1755 in einem Gedicht im Namen der Menschheit gegen das Erdbeben von Lissabon protestiert. Dieses hat über 100.000 Tote gefordert. Er schickt das Gedicht auch an seinen Bekannten Jean-Jacques Rousseau. »*Dieser schickte ihm einen langen und bösen Antwortbrief und wies ihn darauf hin, dass nicht die Natur zwanzigtausend Häuser von sechs bis sieben Stockwerken zusammengebaut hatte und dass, wenn die Einwohner dieser großen Stadt gleichmäßiger zerstreut und leichter beherbergt gewesen wären, (...) die Verheerung weit geringer ausgefallen und vielleicht gar nicht geschehen wäre.*«

Egyd schließt mit der Frage, ob Rousseau heute nicht die Globalisierung, grenzenlose Mobilität und Einwicklung des Planeten mit Fluglinien hinzufügen würde.

»*Ein Virus verschafft der Biosphäre eine Atempause*« hat der Verhaltensbiologen Kurt Kotrschal schon am 10. März geschrieben. In Graz ist es in den letzten Wochen deutlich ruhiger geworden. Die Feinstaub-Hochburg Österreichs hat Messwerte, so gut wie schon lange nicht mehr. So wie in vielen anderen Regionen Europas sind viele Menschen auf das Fahrrad umgestiegen. Die Menschen in Graz würden schon längst den Schritt in Richtung einer anderen Form der Mobilität vollziehen. Aber wie so oft ziehen die Rahmenbedingungen, in diesem Fall der Ausbau der Radwege, nicht im gleichen Tempo mit. Der Politik fehlt im Großen wie im Kleinen jegliche Vision, jegliches Bewusstsein für eine Neuorientierung, um die ökologische Belastung des Planeten zu reduzieren.

Die Pandemie hat uns gelehrt, dass es darauf ankommt, nicht den richtigen Zeitpunkt zu verpassen. Sie hat uns aber auch gezeigt, was politisch alles möglich ist, wenn es gilt, eine Bedrohung abzuwehren. Wo sind die politischen Leithammel für diese existentiellen Fragen, wo ist das gemeinsame Leadership, um die anstehenden Probleme zu lösen? Wo kein Wille ist, da geht auch beim Klimaschutz nichts weiter. Wahrscheinlich braucht es lombardische Bilder, wie einen ausgetrockneten Neusiedlersee, eine verschwundene Pasterze, Tigermücken mit Zika und Dengue Viren in Wien, Tausende Hitzetote im Sommer, warme Winter, in denen Kanonen nur mehr Wasser sprühen, und unzählige andere Augenöffner, bis dieses ebenfalls exponentielle Geschehen ernst genommen wird.

Sonntag, 19. April

Fleischhacker hat mir am Vortag seine Antwort auf mein Selbstinterview geschickt. In den frühen Morgenstunden schreibe ich an meinem bereits dritten Text für Addendum. Es macht noch immer Spaß. Eigentlich stehe ich dem Red Bull Konzern sehr kritisch gegenüber. Andererseits bin ich aber auch ein bekennender Extremsport-Junkie. Es gibt für mich nichts Faszinierenderes, als einem Fabio Widmer, Bernd Zangerl oder Paul Guschlbauer bei der Arbeit zuzuschauen. Menschen, die ihr Leben in vollen Zügen genießen, die viele Entbehrungen auf sich nehmen, um ein freies, selbstbestimmtes Leben zu führen, die Fähigkeiten perfektionieren, um bis dahin unvorstellbare sportliche Leistungen zu erbringen, waren schon immer eine Inspiration für mich. Dazu gehörte auch der von Red Bull gesponserte und leider viel zu früh verstorbene Ausnahmenathlet David Lama. Hinzu kommt, dass ich als Falter-Abonnent eigentlich journalistische Texte aus einer anderen Blase konsumiere.

Ich hatte überhaupt noch nie so viel Kontakt mit Journalisten wie in den letzten Wochen. Zugegeben, ich habe beinhart triagiert. Aber die Gespräche mit Journalisten vom Falter, Ö1, dem Standard, der Wiener Zeitung und sympathischen Typen wie Flo Rudig von Hinterzimmer.TV waren immer wertschätzend, interessiert und für beide Seiten spannend. Faktum ist, es macht Spaß, mit Fleischhacker zu debattieren, und ich schätze seine angenehme Art des Miteinander-Redens.

Nach einigen Wochen Pause lese ich am Wochenende wieder einmal Die Presse und freue mich über den Kommentar von Kurt Kotrschal. Alles was ich bis jetzt von ihm zu dieser Pandemie gelesen habe, war klug und sehr differenziert. Er wäre das perfekte Mitglied für jede Taskforce, bei der es um gesellschaftliche Fragen geht. Diesmal erläutert er, was Naturwissenschaft kann (und was nicht). Dass der Virologe Drosten von einer Sterblichkeit von 1 bis 2% und der Virologe Streek von 0,3% ausgehen, also Faktor 3 bis 7 auseinanderliegen, liegt daran, dass selbst die beste Datenlage ein Spektrum von Interpretationen generiert. *»Das ist aber nicht Schwäche, sondern die große Stärke der Naturwissenschaften; sie produzieren eben keine Glaubenssätze, Wahrheiten oder wishful thinking, sondern Aussagen, die mit einer bestimmten Wahrscheinlichkeit zutreffen. Dieses Wahrscheinlichkeitswissen macht frei, denn es erlaubt die Wahl zwischen rationalen Alternativen und führt zu (selbst-)verantwortlichen Entscheidungen.«*

Die Corona Pandemie ist um eine skurrile Geschichte reicher. In Boston wurden im Auftrag des Centers for Disease Control and Prevention (CDC) 397 Bewohnerinnen und Bewohner eines Obdachlosenheims auf das neue Coronavirus getestet. Bei 146 war Virus-Genom nachweisbar. So weit so gut. Skurril ist, dass kein Einziger der positiv Getesteten Symptome hatte.[78] Aber auch dafür gibt es sicher eine wissenschaftliche Erklärung.

Montag, 20. April

Mein Brief wird unter dem Titel »Wer nicht glaubt, wird ausgestoßen« am 20. April in der Online-Ausgabe der Rechercheplattform Addendum veröffentlicht:[79]

> *Lieber Herr Fleischhacker,*
>
> *herzlichen Dank für Ihren Brief. Irgendwie habe ich ja mit einer Antwort auf mein Selbstinterview gerechnet. Sie sind, so wie ich, einfach ein sehr neugieriger Mensch. Aber wenn ich ganz offen sein darf, es klingt ein bisschen so, als ob Sie ganz schön unter Strom stehen. Wissenschaftler sollten immer einen kühlen Kopf bewahren, heißt es. Gelingt auch nicht immer, wie wir tagtäglich sehen. Das mit dem Talk im Hangar überlege ich mir noch. Ich liebe zwar Debatten, aber die Öffentlichkeit suche ich nicht wirklich. Ich weiß, das steht im Gegensatz zur Behauptung des Chefredakteurs einer der billigsten und mit Steuergeldern am meisten geförderten Zeitungen. Aber was soll ich machen, so ist das eben in Österreich. Kommen wir also zu Ihren wie immer guten Fragen.*
>
> *Fangen wir mit dem Begriff »Herdenimmunität« an. Manche sind da sehr genau und definieren ihn*

---

78 Boston News. 15.04.2020. Online: https://bit.ly/2zXxtr4
79 Addendum. 20.04.2020. Online: www.addendum.org/coronavirus/wer-nicht-glaubt-wird-ausgestossen/

ausschließlich als exakte Kenngröße, die den Anteil Immunisierter in einer Bevölkerung festlegt, der notwendig ist, um eine Abnahme neuer Infektionen zu bewirken. Die inzwischen berühmte Zahl R0 (R-Null) unter 1 zu drücken. Andere, so wie ich, sind da eher lockerer und sehen Herdenimmunität als den Anteil einer Bevölkerung (»der Herde«), der gegenüber einer bestimmten Infektionskrankheit immun ist. Eine »ausreichende Herdenimmunität« bei SARS-CoV-2 erreichen wir bei circa 50 bis 66 Prozent.

Eines ist schon heute sicher, diese Pandemie endet nur mit der Herdenimmunität oder mit einer effektiven Impfung, die einen ausreichenden Anteil der Bevölkerung immunisiert. Wie wir das erreichen, ist noch offen. Österreich hat, erfolgreicher als viele andere Länder, den Hammer geschwungen. Zum Tanzen braucht es aber viel Beweglichkeit, Ausdauer, Kraft, Rhythmus- und Körpergefühl und geschärfte Sinne. Ob wir da wirklich so gut sind wie Singapur und Südkorea, darf ich einmal bezweifeln. Im Kontext dieser Pandemie würde ich auf jeden Fall den Begriff Hoffnung dazunehmen. Die Hoffnung auf eine baldige Impfung. Pessimistische Stimmen meinen, dass es in den letzten 17 Jahren nicht gelungen ist, eine Impfung oder einen monoklonalen Antikörper gegen Coronaviren zu entwickeln. Aber selbst Optimisten rechnen nicht mit einer Impfung vor dem Frühjahr 2021. Faktum ist, es gibt zahlreiche Ansätze für die Entwicklung einer Impfung und noch zahlreichere Firmen, die daran arbeiten. In meiner eigenen Glaskugel sehe ich eine effektive und die höchsten Sicherheitsstandards erfüllende

Impfung nicht vor dem Jahr 2021. Und ich bin, wie Sie ja inzwischen wissen, immer optimistisch.

Wie es mit dem Ausmaß der Immunität ausschaut, wissen wir noch nicht wirklich. Am 11. April hat ein Team der Stanford Universität eine serologische Studie veröffentlicht. Im Silicon Valley wurden 3.330 Freiwillige auf Antikörper getestet. Auf Basis der Ergebnisse nehmen die Autoren an, dass sich 50- bis 80-mal mehr Personen mit dem neuen Coronavirus infiziert haben, als es offiziell positiv getestete Fälle gibt. Bevor Sie das jetzt für Österreich hochrechnen, sollten Sie vorher die kritischen Stimmen zu dieser Studie lesen. Die Weltgesundheitsorganisation (WHO) geht von sehr niedrigen Werten aus. Wie auch immer, in den nächsten Wochen werden wir immer mehr Ergebnisse solcher Studien erhalten. Größere und kleinere, methodisch exzellente und methodisch fragliche, solche aus stark betroffenen Städten wie Bergamo, London, Madrid und New York sowie hoffentlich auch solche aus Österreich. Diese Studien könnten ein echter Game Changer werden. Und vielleicht komme ich dann wirklich einmal zum Corona-Talk, idealerweise nach Ischgl, wo alles begonnen hat.

Neben diesen Seroprävalenzstudien werden wir aber auch bald exzellente individuelle Antikörpertests brauchen. Zum einen, um immune Schlüsselpersonen im Gesundheits- und Sozialbereich zu identifizieren, zum anderen um soziale Interaktionen zwischen Enkeln und Großeltern wieder zu ermöglichen, und zu guter Letzt, um nationale Grenzen zu überwinden. Ob dies mit einem einzigen Test gelingen kann, oder ob es dafür wie beim HIV-Test einen zweizeitigen Test (Suchttest + Bestätigungstest) braucht, ist noch offen. Sicher ist nur, auch wenn es bereits viele Anbieter für solche Tests gibt, der ausreichend gute ist da noch nicht dabei. Spannend wird auch, wo die Testergebnisse gespeichert werden. Auf einer digitalen Immunitätskarte von der österreichischen Staatsdruckerei oder doch auf unserer E-Card.

Ja, das Konzept »the hammer and the dance« vom Verhaltenspsychologen, Designer und Storyteller Tomas Pueyo ist wirklich gut argumentiert und perfekt gestylt. Nichts tun bedeutet für ihn: Viele werden infiziert, das Versorgungssystem wird überfordert, Millionen Menschen sterben. Deshalb muss mittels dem »Hammer« R0 unter 1 gedrückt und dann, mittels erfolgreichem »Tanz«, unterhalb von 1 gehalten werden. Mit dieser Strategie, so Pueyo, könnten Millionen von Leben gerettet werden. So weit, so gut.

Das Konzept hat meiner Meinung nach nur zwei Haken, die Sie auch korrekt erkannt haben. Erstens, selbst wenn wir es schaffen, erfolgreich zu tanzen, dauert es Jahre bis zur Herdenimmunität. Und zweitens sind die dabei entstehenden Kollateralschäden, die Pueyo übrigens vollkommen ignoriert, nicht zu unterschätzen und immer zu berücksichtigen. Wo diese unerwünschten Nebenwirkungen auftreten und welche Gruppen sie hauptsächlich betreffen, habe ich in unserem letzten (fiktiven) Interview versucht zu beschreiben. Während die Notwendigkeit des Shutdowns, zumindest bis jetzt, auf breiten Konsens stößt, scheiden sich bei der Betrachtung des »Tanzes« die Geister. Die einen verwenden das Bild der Blinddarmoperation, die deutlich drastischer ist als die Bauchschmerzen zuvor, aber einen Durchbruch verhindert. Dieses Bild beschreibt den »Shutdown« korrekt, dessen positive Auswirkungen so wie bei allen präventiven Maßnahmen unsichtbar bleiben. Für den »Tanz« eignet sich dieses Bild nicht. Dieser ist vielmehr ein Abwägen von Wirkung und Nebenwirkung, von Nutzen und Schaden. So wie es bei jeder Therapie und jeder Intervention im Gesundheitsbereich gemacht werden muss. Auch in Zeiten einer Pandemie.

Sehr spannend ist in diesem Zusammenhang der vorzeitige Abfall der effektiven Reproduktionszahl R0 in Deutschland und in Österreich um den 10. März, also eine Woche vor dem Shutdown. Es müssen vor allem Maßnahmen dafür verantwortlich sein, die Ende Februar, Anfang März wirksam wurden. War es die Absage von Großveranstaltungen oder die bereits zu diesem Zeitpunkt reduzierte Mobilität, das viele Händewaschen? Oder ist es ein Berechnungsfehler, den das Robert-Koch-Institut (RKI) und die Agentur für Gesundheit und Ernährungssicherheit (AGES) gemeinsam haben? Oder ist es ein noch unbekannter Faktor? Unsere Regierung wird es den neugierigen Bürgern hoffentlich bald erklären. Auch ohne Informationsfreiheitsgesetz und mit geltender Message Control.

Im Gegensatz zum Infektionsgeschehen in Österreich hat meine Lernkurve ihren Peak noch lange nicht überschritten. Im Moment hat diese Pandemie für mich drei Hauptmerkmale. Wie inzwischen hoffentlich alle Verantwortlichen richtig erkannt haben, sind Bewohner von Pflegeheimen direkt am stärksten von der Pandemie betroffen. Indirekt am stärksten betroffen sind aber mit Sicherheit Kinder. Ein Bericht der Vereinten Nationen zeigt deutlich, wie vor allem die ärmsten Kinder aus den ärmsten Ländern darunter leiden. Die Schulschließung in 188 Ländern betrifft 1,5 Milliarden Kinder. Fast 400 Millionen Kinder sind auf Schulverpflegung angewiesen und jetzt vom Hungertod bedroht. Die daraus entstehenden negativen Effekte auf eine ganze Generation sind kaum vorstellbar. Die negativen Auswirkungen der Pandemie auf Wirtschaft und Haushaltseinkommen könnte Hunderttausenden Kindern das Leben kosten. Innerhalb eines Jahres wären damit alle Fortschritte bei der Reduktion von Säuglings- und Kindersterblichkeit zunichte gemacht.

Das dritte Hauptmerkmal dieser Pandemie betrifft die Vergrößerung von sozialen und gesundheitlichen Ungleichheiten. Der Berliner Soziologe Andreas Reckwitz meint dazu treffend: »Man muss sich immer klarmachen: nichts ist von der Virologie diktiert, alles ist eine Frage der politischen Abwägung. Und neben dem gesundheitlichen Risiko sind eben andere Faktoren wie die Bewahrung einer liberalen Demokratie mit starken Persönlichkeitsrechten sowie einer starken Wirtschaft und einem funktionierenden Arbeitsmarkt relevant. Man kann nicht alles grenzenlos einer womöglich autoritären Pandemiebekämpfung unterordnen. Nach meinem Eindruck ist in Westeuropa dafür eine Sensibilität vorhanden.« Bleibt zu hoffen, dass er recht behält. Laura Spinney vermutet im Guardian hinter sozialen Ungleichheiten sogar eine der Ursachen für Pandemien.

Ich bin ja zuletzt ein bisschen in die Schusslinie geraten, weil ich den Vorwurf, dass unsere Kinder die Virusschleudern der Nation sind, etwas relativiert habe. Dabei wollte ich nur wissen, warum die Bundesregierung die Gefahr, die von Kindern für das Infektionsgeschehen ausgeht, höher bewertet als den möglichen Schaden, den eine verspätete Schulöffnung anrichtet. Aus der Public-Health-Perspektive wäre da eine transparente Gesundheitsfolgenabschätzung angebracht gewesen. Mit der richtigen Expertise ist das in einer Woche gut machbar, hätte also schon Ende März fertig sein können. Während die Rolle der Kinder als Überträger in dieser Pandemie sowie die Effekte von Schulschließungen unklar sind, gibt es für die möglichen Risiken sowie mittel- und langfristigen Schäden von Kindern gute Evidenz. Neben der Gefahr für die psychische Gesundheit müssen vor allem die entstehenden sozialen Ungleichheiten beachtet werden, Nutzen und Schaden gegeneinander abgewogen werden. Nicht mehr, aber auch nicht weniger.

Bildung ist eine der wichtigsten Determinanten für unsere Gesundheit. Circa 20 bis 30 Prozent der arbeitenden Bevölkerung, inklusive Gesundheits- und Sozialbereich, erfüllen Kinderbetreuungsaufgaben. Eine ökonomische Kostenschätzung kam zu dem Ergebnis, dass eine Schulschließung von acht Wochen während einer Influenza-Epidemie zu Verlusten in der Höhe von 3 Prozent des BIP führen kann. Das ist ein Viertel der gesamten österreichischen Gesundheitsausgaben. Eltern und Kinder ohne Begründung einfach vor vollendete Tatsachen zu stellen, sollte in einer Demokratie und offenen Gesellschaft nicht möglich sein. Wenn die Regierung der Meinung ist, dass Kinder in Kindergärten und Volksschulen distanziert werden und Masken tragen müssen, dass die oben beschriebenen Risiken für gesunde Kinder in Kauf genommen werden müssen, um einen noch größeren Schaden zu verhindern, dann soll die Regierung diesen beziffern und den Entscheidungsfindungsprozess offenlegen. Mit Zahlen, Daten und Fakten.

Sorry, jetzt habe ich mich wieder verrannt. Aber die Gesundheit von Kindern ist hoffentlich nicht nur mir extrem wichtig. Also zurück ans andere Ende unserer Lebensspanne, ins Altersheim. Ich habe vor vier Wochen einmal meine Befürchtung geäußert, dass wenn es zu Todesfällen in Pflegeheimen kommt, sicher die Heimleitungen geklagt werden und nicht die verantwortlichen Behörden, die wochenlang nichts von sich hören ließen und nichts zum Schutz von Pflegeheimen beigetragen haben. Genauso ist es leider gekommen. Das Chaos bei den Behörden geht aber noch immer weiter. Es gibt keinen einheitlichen Standard, wer bei welchem Kontakt abgesondert oder verkehrsbeschränkt wird. Jede Behörde entscheidet nach eigenem Ermessen. Beinahe täglich erhalten die Pflegeheime neue Bestimmungen. Es wird nicht unterschieden, wo welcher Mitarbeiter gearbeitet hat, welche Schutzausrüstung beim Kontakt mit einer infizierten Person getragen wurde usw. Jetzt will die Bundesregierung alle Menschen in Alters- und Pflegeheimen testen lassen. Dazu muss man wiederum wissen, dass die Aussagekraft von Tests, neben der Sensitivität und Spezifität, ganz entscheidend von der Vortestwahrscheinlichkeit abhängt. Ist diese sehr niedrig, oder gibt es nur wenige infizierte Personen, ist die Wahrscheinlich-

keit, dass jemand falsch positiv getestet wird, also gar nicht infiziert ist, viel höher als die Wahrscheinlichkeit, dass jemand richtig positiv getestet wird, also wirklich infiziert ist. Klingt verwirrend, ist auch sehr kompliziert, sollte Menschen überlassen werden, die sich damit auskennen. Die zugehörige mathematische Beschreibung stammt von Thomas Bayes und ist über 250 Jahre alt.

Dieser unkoordinierte Testaktionismus ist also, wie schon das »Expertenpapier« und die »SORA-Studie«, wieder einmal ein zu hinterfragender politischer Aktionismus. Michael Nikbakhsh hat das darauf basierende »Killerargument« perfekt beschrieben: »Hunderttausend Tote. Bundeskanzler Sebastian Kurz hat diese Zahl längst zum Mantra seiner Tagespolitik gemacht. Er nutzt sie als Argument, um tiefe Eingriffe in unsere Grundrechte zu rechtfertigen. Und er nutzt sie als Argument, um jede Kritik daran zu entkräften. Wenn wir uns in Debatten über sein Demokratieverständnis verlieren: 100.000 Tote.«

Überhaupt fällt mir auf, dass die Regierung immer mehr auf Inszenierungen und Rituale setzt. Die täglichen Pressekonferenzen wirken wie kirchliche Messen, bei denen die Priester mit Masken einmarschieren. Am Altar, vor den Mikrofonen angekommen, werden die Masken abgelegt und der anwesenden Gemeinde wird die Botschaft verkündet. Ohne jegliche Begründung und Offenlegung der zugrundeliegenden Wissensbasis. Wer nicht an die Botschaft glaubt, wird ausgestoßen. Der Bundeskanzler spricht von Auferstehung und verwendet auch sonst gerne biblische Metaphern. Kommt nur mir das schräg vor, oder geht es Ihnen da genauso? Mit Sicherheit gehören die Schrägdenker inzwischen zu einer Minderheit und die Gläubigen zur Mehrheit. Deshalb werde ich mich aber nicht verbiegen, da haben meine Eltern schon dafür gesorgt. Die sollten Sie einmal kennenlernen, die würden Ihnen gefallen.

Also zurück zu den vielen offenen Fragen rund um diese Pandemie. Wie geht die schwedische Geschichte aus? Warum ist in Deutschland und Österreich die effektive Reproduktionszahl ein bis zwei Wochen vor dem Shutdown abgefallen? Warum bleiben die Impfaktionen der Stadt Graz und der Gesundheitskasse weiterhin ausgesetzt? Was ist in der österreichischen Regelversorgung in den letzten acht Wochen schiefgelaufen? Gehört Michael Jeannée zur Hochrisikogruppe? Wie hoch wird die Infektionssterblichkeit im Endeffekt sein? Wann wird die Bundesliga starten? Wann kommt der Sprenger endlich zu den Corona-Talks? Wie hoch wird die Übersterblichkeit in einzelnen Regionen und verschiedenen Ländern ausfallen? Wie viele Publikationen aus Österreich wird es Ende 2020 auf PubMed COVID-19 geben? Werde ich jemals mit Anders Tegnell diskutieren können?

Fragen über Fragen. Zu (fast) allen mache ich mir so meine Gedanken. Auf fast alle Antworten bin ich sehr gespannt. Ich bin schon neugierig, welche Fragen Sie mir als Nächstes stellen und ob eine von denen da oben dabei ist.

Dienstag, 21. April

Ich habe heute länger mit Martin Schenk telefoniert. Wir kennen uns schon lange, und unsere Wege kreuzen sich viel zu selten. Er ist ein großartiger Mensch und unermüdlicher Aktivist in Sachen Menschenrechte. Keine Ahnung, woher er die Energie für alle seine Tätigkeiten nimmt. Er hat unter anderem 1995 die Armutskonferenz mitbegründet. Das ist ein Netzwerk von über 40 sozialen Organisationen sowie Bildungs- und Forschungseinrichtungen. Sie thematisiert Hintergründe und Ursachen, Daten und Fakten, Strategien und Maßnahmen gegen Armut und soziale Ausgrenzung in Österreich. Gemeinsam mit Armutsbetroffenen engagiert sie sich für eine Verbesserung von deren Lebenssituation. Die Stellungnahmen der Armutskonferenz sind immer hochprofessionell und ausgezeichnet argumentiert. Wir reden über die Rolle des Sozialministers Anschober und des Sozialministeriums in der Pandemie. Für uns steht schon jetzt fest, dass dieses Ereignis die Reichen reicher und die Armen ärmer machen wird. Martin hofft, dass allen Verantwortlichen bewusst ist, dass eine soziale Sicherheit der beste Garant für den sozialen Frieden in Österreich ist. Ich hoffe das auch.

Mittwoch, 22. April

In der Früh erscheint das Interview von Christian Körber und mir unter dem Titel »Die Exitszenarien für die Pandemie« auf ORF.at. Es wird den ganzen Tag über die Headline sein. Am Nachmittag hebe ich wieder einmal eine unbekannte Nummer ab und spreche mit einem ZIB2-Redakteur. Sie wollen am Abend ein Live-Interview mit mir zu dem Artikel machen. Ich versuche, mich aus der Sache herauszuwinden, aber es gelingt mir nicht. Eine Stunde später rede ich mit

Armin Wolf persönlich. Wieder so ein nettes Gespräch mit jemandem, den man nur aus dem Fernsehen kennt. Wir einigen uns auf eine Aufzeichnung, weil ich Angst vor einem Live-Auftritt habe. Um halb neun fahre ich ins ORF-Landesstudio Steiermark. Auf der grünen Wiese vor dem gespenstisch finsteren Gebäude stehen zwei Gestalten, eine Kamera und ein Scheinwerfer. Ich stelle mich kurz vor, und schon sind wir mitten in einer Debatte über den alltäglichen Corona-Wahnsinn. Ich bin so froh über dieses herzliche und unkomplizierte Team, dass ich meine Nervosität vergesse.

Kurz vor neun schaue ich in ein grelles Licht und hab den Wolf im Ohr. Nach ein paar freundlichen Erklärungen folgt die Anmoderation, und schon geht es los mit den Fragen, die ich, vollkommen geblendet, bestmöglich beantworte. Das Gespräch dauert 15 Minuten, die mir vorgekommen sind wie fünf. Auf meine Frage, ob das Ganze irgendwie brauchbar war, gibt mir Armin Wolf noch eine nette Antwort, und weg ist er. Das ORF-Team ist begeistert, und ich schnorre mir nach vielen Jahren wieder eine Zigarette. Kaum bin ich zu Hause, kann ich mich gekürzt im Fernsehen betrachten. Obwohl ich gebeten habe, dass die MedUni Graz nicht erwähnt wird, stellt mich Armin Wolf genau so vor, und am Ende des Beitrags erwähnt er die MedUni noch einmal. Der tut das mit Absicht, habe ich mir gedacht, aber ich mag den Wolf, und ich hoffe, Österreich weiß, wie wichtig solche Journalisten sind. Zum Glück kommt keine Reaktion von der MedUni, weder positiv noch negativ.

In das Public Health Forum poste ich:

> *Ich bin leider noch immer nicht dazugekommen, an der Exit-Strategie weiterzuschreiben bzw. die vielen guten Kommentare einzubauen. Nochmals danke*

dafür! Vielleicht ist das auch gut gewesen, weil wir meiner Meinung nach in den kommenden Wochen eine deutliche Deeskalation bzw. Relativierung des Bedrohungsszenarios erleben könnten. Warum?

1) Spätestens im Mai haben wir endlich eine wissensbasierte Eingrenzung der Infektionssterblichkeit. Sollte diese, womit ich rechne, im Bereich 0,1 bis 0,3 liegen, dann hat das auch Implikationen für die Exit-Strategie.

2) Spätestens im Mai werden wir endlich mehr über das Ausmaß der Immunität (oder besser Immunreaktion) in der Bevölkerung wissen. Sollte diese, womit ich rechne, im Bereich 2% bis 20% liegen, also große regionale Unterschiede aufweisen, dann hat das auch Implikationen für die Exit-Strategie.

3) Spätestens im Mai werden wir sehen, ob das Infektionsgeschehen durch Lockerungsmaßnahmen (Unternehmens- und Schulöffnung etc.) beeinflusst wird. Sollte diese Beeinflussung, womit ich rechne, sehr gering ausfallen und sehr regional beschränkt bleiben (Cluster statt 2. Welle), hat das auch Implikationen für die Exit-Strategie.

4) Spätestens im Mai werden andere Länder ihre Exit-Strategien gemäß 1) bis 3) anpassen und Gesundheitsfolgenabschätzungen, Nutzen-Risiko-Analysen machen. Sollten diese, womit ich rechne, zu dem Schluss kommen, dass das Augenmerk v. a. auf die Minimierung des gesundheitlichen, sozialen, psychischen und ökonomischen Schadens in unseren Gesellschaften gerichtet werden muss (zurück zum Big Picture), hat das auch Implikationen für die Exit-Strategie. Soweit meine Gedanken. Ich kann mich natürlich wie immer täuschen :-)

Donnerstag, 23. April

Nach dem ZIB2-Auftritt ist mir anscheinend alles egal. Entgegen allen Vorsätzen erfülle ich Michael Fleischhacker den Wunsch an einem Talk im Hangar zum Thema »Schulen: Wie soll der Unterricht nach der Öffnung aussehen?« teilzunehmen. Statt mit dem Zug selbstständig anzureisen, nehme ich das Angebot eines Taxitransfers nach Wien dankbar an. Ich habe inzwischen ein dermaßen großes Schlafdefizit, dass ich für ein umweltbewusstes Handeln einfach zu müde bin. Im Taxi herrscht Maskenpflicht wie im Zug. Kurz nach neun sind wir vor Ort. Ich habe so etwas noch nie gemacht und bin froh, dass sich die netten Damen von der Maske gleich um mich kümmern. Dann unterhalte ich mich noch mit den Technikern und begebe mich anschließend in den VIP-Raum. Wenig später kommt Rainer Nowak, Chefredakteur der Presse. Besonders nett ist der nicht, zumindest nicht zu mir, habe ich mir gedacht. Dann kommen auch die anderen Diskutanten und Michael Fleischhacker. Nach einer Runde Small Talk geht es auf die eigentliche Bühne. Letzte Erklärungen, dann läuft der Countdown, und die Sendung beginnt.

Zum Glück sind Andrea Walach, Direktorin einer Neuen Mittelschule, und Elisabeth Rosenberger, Präsidentin des Bundeselternvereins, sehr kompetent, und das Niveau der Diskussion ist hoch. Rainer Nowak und ich gehen kurz auf Konfrontation, aber alles in allem läuft alles sehr diszipliniert und professionell ab. Den Fleischhacker mit seinen Chilisocken hat das, glaube ich, ein bisschen geärgert. Mir hat es gefallen. Nie vergessen werde ich, wie mir einer der Kameraleute ein Bier in die Hand gedrückt hat, wie gleich der Schmäh mit dem Cutter und den Technikern gelaufen ist. Ein echter Wanderzirkus von selbstständigen Profis, die gemeinsam von Auftrag zu Auftrag ziehen. Anschließend stelle ich mich noch zu Fleischhacker und Nowak, der seine Ablehnung mir gegenüber völlig aufgegeben hat. Das Dreiergespräch über Politik und Macht hat mich als naiven Bürger trotzdem sehr ernüchtert. Wenn mir die Taxifahrerin nicht leidgetan hätte, wäre ich dort als Letzter nach Hause gegangen, so aufgedreht war ich. An die Rückfahrt nach Graz kann ich mich trotzdem nicht erinnern. Um zwei Uhr in der Früh bin ich zu Hause.

Freitag, 24. April

Armin Wolf interviewt Christian Drosten in der ZIB2. Ich bewundere wieder einmal seine Eloquenz und charismatische Ausstrahlung. Trotzdem irritiert mich sein Pessimismus. Er ist der Meinung, dass die aktuellen Lockerungen entsprechende Folgen nach sich ziehen und die Infektionen wieder auf ein »*nicht mehr erträgliches Maß*« steigen werden. Dann könnte doch der Sommer aufgrund der hohen Temperaturen und der vermehrten Zeit im Freien eine Phase der Entspannung bringen. Wäre ich der Armin Wolf, würde ich ihn spätestens jetzt fragen: Was jetzt? Entspannung oder Bedrohung? Typisch Drosten. In einem Satz kalt und warm, wie eine Wechseldusche. Dann rät er absurderweise auch bei Aktivitäten im Freien zur Vorsicht. Wäre ich der Armin Wolf, würde ich ihn spätestens jetzt fragen: Gibt es dafür irgendeinen wissenschaftlichen Nachweis? Wie viele Menschen haben sich in Deutschland, in Europa oder weltweit im Freien angesteckt? Und dann kommt unvermeidlich, so wie am Strand in Griechenland, die nächste, die zweite Welle. Aber jetzt doch erst im Winter. Wäre ich der Armin Wolf, würde ich ihn spätestens jetzt fragen: Was jetzt, Sommer oder Winter? Ist ja ein Unterschied, ob in zwei oder erst in sechs Monaten. Aber Drosten redet schon weiter.

Diese zweite Welle könnte sogar heftiger ausfallen als die derzeitige, und ein neuer Lockdown könnte dann drohen. Wäre ich der Armin Wolf, würde ich ihn spätestens jetzt fragen: Glauben Sie das wirklich? Haben wir echt so wenig gelernt bis dahin? Schließlich meint Drosten noch, dass mit einem Impfstoff in relevanter Menge erst im kommenden Frühjahr zu rechnen ist. Na, hoffentlich gibt es da nicht nur genug davon, sondern der Impfstoff ist auch effektiv und supersicher. Sein Pessimismus und diese unterschwellige Panikmache nerven mich zusehends. Obwohl er seit Wochen von der Wirklichkeit ständig positiv widerlegt wird, bleiben seine Prognosen düster. Er ist und bleibt ein Virologe, der nur das Virus und dessen direkte Auswirkungen sieht, andere akute und chronische Erkrankungen existieren für ihn nicht, ganz zu schweigen von den Auswirkungen der Maßnahmen auf die Determinanten von Gesundheit. Drosten und ich, das war anfangs echt eine große Liebe, aber wir haben uns definitiv auseinandergelebt. Ihm ist das sicher vollkommen egal und mir auch.

Samstag, 25. April

Die Coronakrise hat die Ungleichheit in Österreichs Gesellschaft erstaunlich schnell wachsen lassen. Das zeigen Daten des Austrian Corona Panel Projects, einer in regelmäßigen Abständen durchgeführten Online-Befragung. »*Wer schon vor der Krise wenig Geld hatte, hat jetzt noch weniger*«, fasste Politologin Barbara Prainsack die Ergebnisse zusammen.[80] Und im Fachmagazin The Lancet Global Health erscheint

---

80 Austrian Corona Panel Project. Online: https://bit.ly/375u9pR

eine Studie[81], die zeigt, dass die Corona-Pandemie zu einer erheblichen Zunahme der Kinder- und Müttersterblichkeit in ärmeren Ländern führt. Die Sterblichkeitsrate könnte um bis zu 45% ansteigen, und in den kommenden sechs Monaten könnten in Afrika, Asien und Lateinamerika bis zu 1,2 Millionen Kinder sowie 57.000 Frauen an Komplikationen während der Schwangerschaft oder bei der Geburt sterben. Ein Grund sei die zusätzliche Belastung der ohnehin schwachen Gesundheitssysteme in ärmeren Ländern durch die Pandemie.

Kaum jemand redet oder schreibt über die globalen Folgen der Pandemie. Dabei gibt es klare Belege dafür, dass Lockdowns in Ländern, wo das Überleben der Menschen vom Straßenhandel und der Möglichkeit zur freien Bewegung abhängt, tödlich sind. Afrika hat mit seiner relativ jungen Bevölkerung wirklich andere Sorgen als das Coronavirus. Aber die von westlichen Geldern abhängigen Regierungschefs präsentieren sich wie Clowns im öffentlichen Fernsehen und kopieren Maßnahmen, deren Schaden einen möglichen Nutzen um ein Vielfaches überwiegt. Währenddessen sitzen in den reicheren Ländern privilegierte Wissenschaftler, die ernsthaft Ländern wie Nigeria empfehlen, die Zahl der Intensivbetten auszubauen.

Wenn wir in Österreich und Europa über die indirekten Schäden aufgrund der Maßnahmen zur Eindämmung der Pandemie sprechen, dann meinen wir Wirtschaftsrezession, Arbeitsplatzverlust und eingeschränkte Bewegungsfreiheit.

---

81 Roberton, T; et al. Early estimates of the indirect effects of the COVID-19 pandemic on maternal and child mortality in low-income and middle-income countries: a modelling study. The Lancet Global Health 2020.

In den ärmeren Ländern sind diese indirekten Bedrohungen ganz andere, und wir wissen schon jetzt, dass viel mehr Menschen daran versterben werden, als an dem neuartigen Coronavirus. Sie verhungern, weil sie durch Hilfsorganisationen nicht mehr erreicht werden, oder sie verhungern, weil sie aufgrund der Ausgangssperren kein Geld mehr verdienen können, um sich zu ernähren. Oder sie sterben an anderen, viel häufigeren Infektionskrankheiten, wie AIDS, Tuberkulose und Malaria, weil die ansonsten schon mangelhaften Medikamente, oder Schutznetze überhaupt, nicht mehr verfügbar sind oder Impfprogramme, wie die gegen Masern, einfach gestoppt wurden. Diese Aspekte der Pandemie werden weder in den österreichischen Medien noch im Public Health Forum diskutiert. Das ist beschämend und entlarvend zugleich.

Fleischhacker hält das Tempo hoch. Seine Antwort auf meinen Brief landet in der Mailbox. Eigentlich wollte ich mir mit einer Antwort Zeit lassen, aber am Abend schreibe ich schon zurück.

Sonntag, 26. April

Mein Brief wird unter dem Titel »Null Risiko wird es nie geben« am 27. April in der Online-Ausgabe der Rechercheplattform Addendum veröffentlicht:[82]

> *Lieber Herr Fleischhacker,*
>
> *es freut mich, von Ihnen zu hören. Nach und nach werden jetzt die Folgen dieser Pandemie immer*

---

82 Addendum. 27.04.2020. Online: www.addendum.org/coronavirus/risiko-martin-sprenger/

sichtbarer. Und damit meine ich nicht die Anzahl der Sterbefälle auf dem Dashboard. Ich meine alle gesundheitlichen, psychischen, sozialen und ökonomischen Folgen. Die wirtschaftlichen Schäden sind inzwischen absehbar und werden uns über Jahre begleiten. Die soziale Ungleichheit hat zugenommen, und die Kinderarmut in Österreich – einem der reichsten Länder der Welt – wird ebenfalls steigen. Die Auswirkungen der zum Teil bewussten Eskalation der Angst auf unsere Psyche, die Anzahl der Suizide und Suizidversuche, die Einnahme von Psychopharmaka sehen wir zum Teil jetzt schon. Die Arbeitsunfähigkeit und Frühpensionierung aufgrund von psychischen Erkrankungen werden ebenfalls steigen. Wie die Psyche von Kindern darauf reagiert, gilt es zu beobachten. Der Verlust an gesunden Lebensjahren aufgrund aller dieser Kollateralschäden ist noch gar nicht absehbar. Kurz gesagt, die Gesamtbilanz ist verheerend. Stimmt, 100.000 Tote! Also besser nicht zu laut darüber reden und schön vorsichtig darüber schreiben.

Spätestens Ende März war klar, dass das wichtigste Ziel des Shutdowns erreicht ist, unsere Krankenhäuser und Intensivstationen nicht zu überlasten. Spätestens da hätte die Deeskalation beginnen müssen, die Politik, aber auch die Regelversorgung vom Modus Rot auf Modus Gelb schalten müssen. Kurz vor Ostern war klar, dass das Infektionsgeschehen massiv eingedämmt wurde, die Reproduktionszahl unter eins gefallen ist. Spätestens da hätte die Politik, aber auch die Regelversorgung vom Modus Gelb auf Modus Grün schalten müssen. Lassen Sie mich kurz erklären, warum ich ein Ampelsystem beim Risikomanagement in dieser Pandemie so brauchbar finde.

Am Anfang steht immer die Bewertung des Risikos. Auch wenn Christian Drosten im ZIB2-Interview von einer Infektionssterblichkeit von 0,5 bis 1 Prozent spricht, dürfte die Einschätzung des Centre for Evidence-Based Medicine (CEBM) mit 0,1 bis 0,4 Prozent deutlich korrekter sein. In den nächsten Wochen wird diese Unschärfe weiter abnehmen und unser Wissen über das Ausmaß der Immunität in der Bevölkerung weiter zunehmen. Ich habe zu Armin Wolf in der ZIB2 gesagt: »Ich würde den Mai und das Ausmaß der Immunität und die Höhe der Infektionssterblichkeit abwarten, dann können wir dieses Gespräch gerne wiederholen, dann haben wir endlich die Parameter, die wir für ein vernünftiges Gespräch brauchen.« Ich habe mir anfangs fest vorgenommen, genau aus diesem Grund alle Interviews zu verweigern, abzuwarten, bis eine Risikobewertung seriös erfolgen kann. Wie so oft bin ich meinen Vorsätzen nicht treu geblieben.

Zur Bewertung des Risikos gehört aber auch die Intensität des Infektionsgeschehens. Wenn wir dieses anhand der Anzahl der positiv getesteten Fälle in den letzten vierzehn Tagen pro 10.000 Einwohner kalibrieren: Hellgrün = 0, Grün = 1–4, Gelb = 5–9 und Rot = 10 +, dann sind von den 79 politischen Bezirken in Österreich 2 hellgrün und 74 grün. In 96 Prozent der Bezirke Österreichs liegt somit die Wahrscheinlichkeit, einem positiv getesteten Fall zu begegnen, aktuell bei 1:2.500 und darüber. Ein Bezirk wäre anhand dieser Kriterien gelb, und zwei wären rot. In nur vier Prozent der Bezirke Österreichs liegt somit die Wahrscheinlichkeit, einem positiv getesteten Fall zu begegnen, aktuell bei 1:2.000 und darunter. Hätten Sie das auf Basis der aktuellen Risikokommunikation der Regierung gedacht? Eher nicht, oder?

Wir machen in Österreich derzeit keinen Unterschied zwischen Regionen, in denen die Wahrscheinlichkeit, einem positiv getesteten Fall zu begegnen, bei 1:2.500 und darüber liegt (92 Prozent), und Regionen, bei denen sie bei 1:1.000 und darunter liegt (3 Prozent). In all diesen Regionen tragen Menschen Masken, gelten in Schulen kaum administrierbare Regeln, gehen Betriebe in Konkurs oder erfüllen zum Teil existenzbedrohende Auflagen, bleiben ärztliche Ordinationen, Zahnärzte, Therapeuten, Ambulanzen, Krankenhäuser und Rehabilitationszentren in einem eingeschränkten Betrieb und ist auch sonst das öffentliche Leben beeinträchtigt. Und natürlich fürchten sich in allen diesen Regionen die Menschen in gleichem Ausmaß vor dem Virus. Auf Basis der obigen Risikobewertung ist die Verpflichtung von Schülerinnen und Schülern, als einzige Bevölkerungsgruppe im Freien Masken zu tragen, politischer Aktionismus. Aber ich kann mir vorstellen, dass uns auch diese Maßnahme als wesentlicher Erfolgsfaktor zur Eindämmung der Pandemie verkauft wird. Das warme Wetter, der Sonnenschein, die vermehrten Aufenthalte im Freien und das Ende der Virensaison haben damit sicher nichts zu tun. Ironie off.

Ich gehe viele Skitouren. Für mich ist das also so, wie wenn in zwei Regionen Österreichs die Lawinenwarnstufe 4 gilt, sich aber in 71 anderen Regionen, wo es aktuell Lawinenwarnstufe 2 hat, alle Tourengeher extrem defensiv verhalten oder gar keine Touren unternehmen. Das können jetzt

Nicht-Tourengeher super finden, aus Sicht des Risikomanagements ist es unsinnig. Da könnten wir die Lawinenwarndienste gleich abschaffen und das Tourengehen generell verbieten. Gleiches gilt dann aber auch für Segler, weil eine Sturmwarnung am Neusiedlersee natürlich auch das Segeln am Bodensee und allen anderen Seen verbietet, auch wenn dort gerade perfekte Windverhältnisse herrschen. Wir haben inzwischen viele Risikobewertungen eingerichtet, die wir jederzeit abrufen können. Sei es der Pollenwarndienst, die Hochwasserwarnung, die Wetterwarnung oder der Pflanzenschutz-Warndienst. Vielleicht sollten wir in Zukunft auch eine Viruswarnung etablieren. Vollkommen unaufgeregt und als Hintergrundinformation für Gesundheitsberufe, Entscheidungsträger und die Öffentlichkeit. Nach dieser Corona-Krise gibt es in Bezug auf Viren sowieso kein Zurück mehr in die alte Gelassenheit. Dafür werden die verschiedenen Interessengruppen schon sorgen.

Wir haben es meiner Meinung nach versäumt, eine Risikobewertung nach nachvollziehbaren Kriterien zu etablieren. Die oben vorgeschlagene Kalibrierung kann gerne nach oben oder unten angepasst werden. Hauptsache transparent und wissensbasiert. Und natürlich weiß ich, dass die Anzahl der positiv getesteten Fälle immer von der Anzahl der durchgeführten Tests abhängt. Für eine korrekte Risikobewertung braucht es also auch eine perfekt abgestimmte Teststrategie und ein exzellentes Monitoring. Idealerweise werden dazu das bestehende Sentinelpraxen-Netzwerk deutlich ausgebaut und 1450, verschiedene Syndrom-Surveillance-Systeme, aber auch Abwassertests als Frühwarnsysteme etabliert.

Sollte es regionale Auffälligkeiten geben, könnten Cluster frühzeitig erkannt und eingedämmt werden.

Das Ampelsystem eignet sich aber auch sehr gut für die darauf basierende Risikokommunikation. Schließlich ist es für alle Bereiche unserer Gesellschaft wichtig, welche Vorkehrungen getroffen und welche Regeln beachtet werden müssen, wenn sich in einer Region im Infektionsgeschehen etwas ändert. Im Modus Hellgrün, also keinem positiv getesteten Fall in den letzten vierzehn Tagen pro 10.000 Einwohner, ist fast alles erlaubt. Aber auch im Modus Grün braucht kein Mensch Masken zu tragen, herrscht in den Kindergärten und Schulen Normalbetrieb, werden in der Regelversorgung alle Menschen gut betreut, sind soziale Begegnungen, Feiern, Freizeitaktivitäten, aber auch Gasthausbesuche mit geringen Einschränkungen möglich. Auch Pflegeheime und Personen mit erhöhtem Risiko können auf dieser Basis wissensbasierte und verständliche Informationen erhalten, was im Modus Grün gefahrlos machbar ist.

Null Risiko wird es nie geben. Weder bei einer Skitour noch auf der Straße und auch nicht in anderen Bereichen des Lebens. Wer sein Leben nur damit verbringt, alle Risiken zu minimieren, wird nicht nur einmalige Erlebnisse versäumen, sondern mit hoher Wahrscheinlichkeit auch alle Überraschungen und Emotionen, die unser Leben so lebenswert machen. Motorradfahrer haben pro 1.000 gefahrenen Kilometern ein 21-mal höheres Risiko zu versterben als Autofahrer. Sollen wir deshalb das Motorradfahren verbieten? Zwischen 10 und 20 Prozent der Personen mit einer Schenkelhalsfraktur werden dauerhaft pflegebedürftig, und die Sterblichkeit liegt nach sechs Monaten bei 25 bis 30 Prozent. Sollen wir deshalb allen älteren Menschen bei Glatteis das Verlassen der Wohnung verbieten?

Weder Österreich noch Schweden kommen ohne Schaden durch diese Pandemie. Das ist unmöglich. Neben dem Schaden durch COVID-19 gibt es immer und gleichzeitig auch einen Schaden durch eine Regelversorgung im COVID-19-Modus. Und natürlich auch einen Schaden durch die Maßnahmen zur Eindämmung dieser Pandemie. In den kommenden Monaten muss Österreich ein Risikomanagement gelingen, das den gesundheitlichen, psychischen, sozialen und ökonomischen Schaden durch die SARS-CoV-2-Pandemie, insbesondere in vulnerablen Gruppen, so gut wie möglich minimiert. Neben einer möglichst geringen Anzahl an COVID-19-Sterbefällen, dem möglichst geringen Verlust an gesunden Lebensjahren, der Aufrechterhaltung einer funktionstüchtigen Krankenversorgung, Betreuung und Pflege darf es auch zu keiner weiteren Vergrößerung von bestehenden gesundheitlichen Ungleichheiten kommen.

Eines ist schon heute sicher: Diese Pandemie endet nur mit der Herdenimmunität oder mit einer effektiven und sicheren Impfung, mit der ein ausreichender Anteil der Bevölkerung immunisiert werden kann. Österreich setzt auf das Prinzip Hoffnung bzw. auf die Impfung. Schweden setzt auf das Prinzip Risiko bzw. auf die Herdenimmunität. Über den österreichischen Weg werden wir täglich via Pressekonferenz informiert. Aber auch über den sogenannten schwedischen Sonderweg wurde und wird viel geschrieben. Trotzdem kommt mir vor, als müssten die Schweden jetzt stellvertretend für den in anderen Ländern herrschenden »Glaubenskrieg« herhalten. Während die einen dem skandinavischen Land mit 10,2 Millionen Einwohnern noch immer die Katastrophe prophezeien (hoffentlich nicht wünschen), beten die anderen dafür, dass sich der schwedische Weg als richtig erweist. Noch ist, wie so oft in dieser Pandemie, alles möglich.

Der Mastermind hinter dem schwedischen Sonderweg, Anders Tegnell, sagt Mitte März: »Das Wichtigste, was wir jetzt machen können, ist zu Hause bleiben, wenn wir uns krank fühlen. Das sagen wir jeden Tag und werden das weiter tun, so lange die Epidemie anhält, denn das ist die Grundlage für alles, was wir tun.«

Und auch sein Vorgänger als staatlicher Epidemiologe, Johan Giesecke vom Stockholmer Karolinska-Institut, empfiehlt seinen Landsleuten viel frische Luft und Bewegung. »Dies ist die fünfte Pandemie während meines Berufslebens: AIDS 1982, Rinderwahn 1991, SARS 2003, Schweinegrippe 2009 und jetzt COVID-19. Schon im Mai wird die Infektionsrate deutlich zurückgehen.« Zuletzt hat Giesecke diese Sichtweise bestätigt und gemeint: »Die meisten Menschen verstehen nicht, wie ansteckend diese Krankheit ist und wie schwer es ist, sich davor zu schützen. Ich denke, das Ganze wird heute in einem Jahr zum Großteil vorbei sein.«

Giesecke und Tegnell gehören zu den allerbesten ihres Fachs. Sind sie jetzt auf einmal verrückt geworden? Ich glaube nicht. Ich habe mir zwar anfangs gedacht, ganz schön riskant, dieser Weg, aber irgendwie hat mich die Offenheit, kühle Rationalität und Entschlossenheit der Schweden immer fasziniert. Und das tut sie auch heute noch. Ich wäre wirklich neugierig, was Giesecke und Tegnell über mein Ampelsystem oder meinen Anspruch an ein erfolgreiches Risikomanagement denken würden. Falls es einmal eine wissenschaftliche Konferenz gibt, bei der diese beiden über ihre Erfahrungen berichten, weiß ich schon jetzt, dass ich dabei sein werde.

Anfang April gab es auch in Schweden klare Empfehlungen für die Bevölkerung. Allerdings ohne Angstszenarien und politisches Getöse. Dafür nüchtern, sachlich und an die Vernunft und Eigenverantwortung appellierend. Älteren Menschen und Personen mit erhöhtem Risiko wird zur Vorsicht geraten, aber auch diese Botschaft war niemals zwingend zu verstehen. Die Mobilitätsdaten zeigen auch für Schweden in Kinos, Restaurants und Einkaufszentren eine Abnahme von bis zu 40 Prozent. In Parks und auf öffentlichen Plätzen ist sie hingegen sogar um bis zu 80 Prozent gestiegen. In Österreich lag der Rückgang in Kinos, Restaurants und Einkaufszentren bei minus 80 Prozent und in Parks und auf öffentlichen Plätzen meistens bei minus 40 Prozent. Der Chef der schwedischen Gesundheitsbehörde, Johan Carlson, meint pragmatisch: »Während andere Länder den sogenannten Lockdown gewählt haben und nun einen Weg finden müssen, wie die Gesellschaft wieder geöffnet wird, hat Schweden ein Modell, das über eine lange Zeit funktionieren kann. Wir können so bis 2022 leben, wenn wir müssen.« Auch so kann ein Land auf einen Marathon eingestimmt werden.

Aber auch in Schweden gibt es keine einhellige Meinung unter Experten. So haben Ende März 2.300 Wissenschaftler einen offenen Brief an die schwedische Regierung geschrieben und zum Umdenken aufgefordert. Bei der Abwendung einer Überlastung der Krankenversorgung hat es Schweden mit fünfmal weniger Intensivbetten und dreimal weniger Krankenhausbetten als Österreich deutlich schwerer. Dafür hat Schweden mit dem Karolinska-Institut eine der zehn besten Universitäten Europas mit weltweitem Ansehen. Mit der Universität Lund und der Königlich Technischen Hochschule in Stockholm gibt es, im Gegensatz zu Österreich, noch zwei weitere akademische Einrichtungen in den Top 100 der Welt. An fast jeder schwedischen Universität findet sich ein Institut für Epidemiologie mit einer Unzahl von Expertinnen und Experten. Einer der ganz Großen war der leider viel zu früh verstorbene schwedische Epidemiologe und Public-Health-Aktivist Hans Rosling. Mit seinem Lebenswerk »Gapminder« hat er auf verständliche und unterhaltsame Weise unvergessliche Einblicke in die Welt von Epidemiologie und Statistik gegeben. Was würde er zu dieser Pandemie sagen? Wie würde er den schwedischen Weg beurteilen? Keine Ahnung. Mit Sicherheit hätte er aber niemals den Bezug zur Realität und das richtige Augenmaß verloren.

Ständig wird das Argument verwendet, dass in Schweden mehr Menschen versterben als in anderen Ländern. Das stimmt so nicht. Auch wenn es der Europäischen Union nach wie vor nicht gelungen ist, eine einheitliche Definition von »an COVID-19 verstorben« zu etablieren und die Dunkelziffer in den einzelnen Ländern unterschiedlich hoch ist, liegt Schweden bei der Sterblichkeit mit 21 COVID-19-Todesfällen pro 100.000 Einwohnern, zumindest bis jetzt, im europäischen Mittelfeld. Angeführt wird diese Statistik von Belgien mit 58 Todesfällen pro 100.000 Einwohnern, gefolgt von Spanien mit 48, Italien mit 43, Frankreich mit 33 und Großbritannien mit 29. Österreich positioniert sich mit sechs COVID-19-Todesfällen pro 100.000 Einwohnern am unteren Ende der Statistik. Relativ weniger Todesfälle gibt es nur in Estland, Norwegen und Slowenien. So wie in Österreich und dem restlichen Europa sind auch in Schweden mindestens ein Drittel aller Sterbefälle Bewohner von Alten- und Pflegeheimen. Im Gegensatz zu den Verantwortlichen hierzulande scheut sich aber ein Anders Tegnell oder Johan Giesecke nicht, diesen Fehler vor laufender Kamera einzugestehen.

Aber nur COVID-19-Todesfälle zu zählen, genügt nicht. Ein Blick auf die Übersterblichkeit bei über 65-Jährigen in den verschiedenen europäischen Ländern zeigt große Unterschiede. In Schweden lag sie kurzzeitig bei elf Prozent, in der Schweiz bei 13 Prozent, in Frankreich bei 22 Prozent, den Niederlanden bei 25 Prozent, in Belgien bei 29 Prozent, in Spanien bei 34 Prozent, in Großbritannien bei 44 Prozent und in Norditalien bei bis zu 50 Prozent.

Erfreulich ist, dass in allen europäischen Ländern wieder ein Rückgang dieser »Freak Wave« im Sterbegeschehen zu beobachten ist; unabhängig davon, ob überhaupt, wie lange und wie ausgeprägt in einem Land ein Shutdown verordnet wurde. Nachdem die Sterbefälle aber oft mit ein paar Wo-

chen Verzögerung registriert werden, kann sich das endgültige Bild noch ändern. Auf EuroMomo ist für Österreich bis jetzt bei den über 65-Jährigen keine Übersterblichkeit zu beobachten, ganz im Gegenteil. Gemäß der Statistik Austria sind allerdings in der Woche vom 30. März bis 5. April aber rund 13 Prozent mehr Menschen verstorben als durchschnittlich im Vergleichszeitraum 2016 bis 2019. Der Zuwachs an Sterbefällen betraf fast ausschließlich über 65-Jährige, während die Sterbefälle bei unter 65-Jährigen nahezu unverändert blieben.

Aber auch die Übersterblichkeit ist nur ein Teilaspekt. Bei der gesunden Lebenserwartung liegt Österreich deutlich hinter Schweden zurück. Während Frauen und Männer in Schweden mit 73 gesunden Lebensjahren rechnen können, sind es hierzulande nur 57 Jahre, also 16 gesunde Lebensjahre weniger. Es wäre wichtig zu wissen, wie viele gesunde Lebensjahre diese Pandemie insgesamt gekostet hat. Neben den Verlusten durch COVID-19 müssen auch die verlorenen gesunden Lebensjahre durch Unter- und Fehlversorgung von anderen Krankheiten sowie alle negativen Gesundheitseffekte durch die Maßnahmen zur Eindämmung der Pandemie mit einberechnet werden. Während COVID-19 vor allem hochbetagte und schwerkranke Menschen betrifft, sind es bei Mängeln in der Regelversorgung und bei den COVID-19-Abwehrmaßnahmen alle Altersgruppen.

Die Sterblichkeit an COVID-19 sollte auch immer in Relation zu anderen Sterbeursachen gestellt werden. Auch in Schweden leben die Menschen nicht ewig, und im Schnitt sterben dort jeden Tag

250 Personen. Mit oder an COVID-19 sind in Schweden also bis heute so viele Menschen gestorben wie ansonsten in nicht einmal zehn Tagen. So wie überall in Europa betrifft COVID-19 vor allem hochbetagte und multimorbide Menschen. Während jedoch in Schweden nur 32 Menschen pro einer Million Einwohner im Straßenverkehr sterben, sind es in Österreich mit 45 Personen pro einer Million Einwohner deutlich mehr. Auch bei den Schwerverletzten und durch Verkehrsunfälle ein Leben lang Behinderten liegt Österreich vorne. Ein Blick auf andere vermeidbare Todesursachen zeigt, dass Schweden meistens erfolgreicher agiert. Wer jetzt also die 2.200 COVID-19-Todesfälle in Schweden den 540 Todesfällen in Österreich gegenüberstellt und daraus schließt, dass die Schweden vollkommen verrückt und unverantwortlich handeln, argumentiert unwissenschaftlich, hat aber auch alle Relationen sowie jeglichen Überblick verloren.

Sie wollen jetzt sicher lesen, wie meine Schlussbilanz ausfällt, ob der schwedische Weg der richtige war. Wenn jemand nur auf die absoluten Sterbezahlen schaut, und das tun wir ja alle gerne, dann steht Schweden deutlich schlechter da als Österreich. Wenn wir auf die Übersterblichkeit schauen, was wesentlich aufschlussreicher ist, dann war diese in Schweden bei über 65-jährigen Menschen kurzfristig deutlich höher als in Österreich. Wie es für das gesamte Jahr 2020 ausschaut, werden wir erst nachträglich sehen. Letztendlich zählt aber nur eine gesundheitliche, soziale und ökonomische Gesamtbilanz. Da sehe ich Schweden auf keinem so schlechten Weg. Mittel- und langfristig könnte die Bilanz sogar deutlich besser ausfallen als die

> von Österreich. Johan Giesecke hat gestern in einem Interview mit einer schwedischen Zeitung gesagt: *"Only in a year from now can we know if the Swedish approach has been proven right."* Dem ist nichts hinzuzufügen.

Addendum bedeutet »das Hinzuzufügende«. Das mache ich jetzt und füge hinzu, dass dieses Ländermatch zwischen Österreich und Schweden, oder Schweden gegen den Rest der Welt, vollkommen absurd ist. Schweden ist Schweden, nicht mehr und nicht weniger. Warum wundern wir uns eigentlich so, dass die Schweden dem Staat und seinen Behörden dermaßen vertrauen? Warum macht uns das so zornig? Weil bei uns genau das Gegenteil der Fall ist, weil wir immer politikverdrossener werden und jeglicher Behörde misstrauen und Inkompetenz unterstellen? Schweden hat nicht nur die Kollateralschäden einer in Kopf und Gliedern gelähmten Gesellschaft vermieden, sondern untergräbt damit auch jeglichen Populismus, der in Österreich so reichlich sprießt. Was macht einen Schweden zum Schweden? In einer 2017 durchgeführten Umfrage antworteten 25% der Befragten mit *»im Land geboren sein«* und 95% *»unsere Regeln respektieren«*. Außerdem ticken protestantische Länder anders als katholische. Das meine ich nicht wertend, sondern beschreibend. Die Rolle der Frau ist eine andere, die Obrigkeitshörigkeit ist anders, der Umgang mit Wissenschaft ist anders, und anders als wir sind die Schweden fest davon überzeugt, dass sie in einer Gesellschaft leben, die von gegenseitigem Vertrauen und Zuverlässigkeit geprägt ist.

Während in Österreich noch immer viele Menschen in ihre diversen Titel verliebt sind, spielen solche Etiketten in Skandinavien kaum eine Rolle. Die Vorstellung, dass eine Privatperson auch nur einen einzigen Meter an einem See besitzen kann, wäre für Skandinavier vollkommen grotesk. Während bei uns auf jedem Meter Verbotsschilder stehen, sind diese im hohen Norden kaum zu sehen. Während bei uns jede gefährliche Stelle doppelt gesichert ist, Wegbesitzer aus Angst vor Klagen das Radfahren verbieten und eine Übernachtung in freier Natur eine Strafhandlung ist, setzt man dort auf Eigenverantwortung und Freiräume.

Mag sein, dass viele Schweden zum Lachen in den Keller gehen, aber wer flache Hierarchien, uneingeschränkte Naturerlebnisse und eigenverantwortliche Menschen kennenlernen will, der soll sich einmal nach Skandinavien aufmachen. Der einzige Nachteil sind die hohen Lebenskosten. Aber dafür schläft man im Auto oder Zelt, kocht selber oder bruzzelt sich einen Fisch am eigenen Lagerfeuer. Mit ein bisschen Glück kommt auch ein alter Schwede und bringt ein Bier vorbei.

Montag, 27. April

Das Public Health Forum bekommt meiner Meinung nach einen bedenklichen Spin in Richtung einer rein medizinischen Betrachtung des Geschehens. Während internationale Studien regelmäßig zerlegt werden, gibt es nach wie vor keine kritische Beurteilung der zwei politikbestimmenden österreichischen Studien; dem 100.000-zusätzliche-Tote-Papier und der SORA-Studie. Deshalb poste ich:

> »*Guten Morgen! Während hierzulande viele Wissenschaftler damit beschäftigt sind, mittels Verlinkung auf Fremdtexte ihre Kritik an diversen internationalen Publikationen kundzutun, gibt es nach wie vor keinerlei konstruktive Kritik an nationalen Studien. Es sind inzwischen exakt vier Wochen*

vergangen, seit das ›Expertenpapier‹ von Mathias Beiglböck (Uni Wien), Philipp Grohs (Uni Wien), Joachim Hermisson (Uni Wien, Max Perutz Labs), Magnus Nordborg (ÖAW), Walter Schachermayer (Uni Wien), unterstützt von den Rektoren Heinz Engl (Uni Wien) und Markus Müller (Med Uni), in einer Pressekonferenz präsentiert wurde. Obwohl diese Studie die österreichische Politik maßgeblich beeinflusst hat, gibt es bis dato keinen Volltext oder irgendeine Form von kritischer Beurteilung. Es sind inzwischen fast drei Wochen vergangen, seit die ›SORA-Studie‹ von Günther Ogris (SORA) und Christoph Hofinger (SORA) in einer Pressekonferenz präsentiert wurde. Obwohl auch diese Studie die österreichische Politik beeinflusst hat, gibt es bis dato keinen Volltext oder irgendeine Form von kritischer Beurteilung.

Die Publikation von wissenschaftlichen Arbeiten dient in erster Linie dem wissenschaftlichen Diskurs, der Verbesserung von wissenschaftlichen Methoden, der Vermeidung zukünftiger Fehler und vielem mehr. Dabei ist wichtig, dass eine Kritik immer auf akademischem Niveau erfolgt und konstruktiv zur wissenschaftlichen Lernkurve beiträgt.

Keinesfalls darf die ›message control‹ einer Regierung dazu führen, dass öffentlich finanzierte Studien geheim bleiben. Andererseits ist es ein Armutszeugnis für die österreichische Wissenschaft, wenn sie (mittels Verlinkung auf Fremdtexte) oft zu Recht internationale Studien kritisiert, aber, aus welchem Grund auch immer, wochenlang zu keiner fundierten konstruktiven Methodenkritik von nationalen Studien fähig war.«

Bundeskanzler Kurz beschwört zum 75. Jahrestag der Gründung der Zweiten Republik das »Comeback für Österreich«. Die Festrede ist gut geölt, und Kurz ist salbungsvoll wie ein Priester. Da ist keine Sekunde authentisch, da ist jede Geste, jedes Wort geplant, wie in einem Bühnenstück.

Nach Wochen der Missachtung von Eigenverantwortung und Mündigkeit von Bürgern, in denen nichts erklärt, aber viel gestraft wurde, wird der Erfolg in der Phase der Wiedereröffnung »*auch wieder vom Beitrag eines jeden Einzelnen abhängen. Da die Regeln immer weniger werden, wird es vor allem auf eine Sache ankommen: unsere Eigenverantwortung.*« Es wird von heute auf morgen nicht alles wieder so sein, wie es war, aber er verspricht: »*Genau so wie wir von Anfang an rasch und konsequent gehandelt haben, um das Virus einzudämmen, werden wir auch jetzt alles tun, um sobald wie möglich unsere Freiheit zurückzugewinnen.*«

Statt Verboten wird nun jeder und jede in die Verantwortung genommen. Je mehr jeder auch bei der Rückkehr in den Alltag »*weiterhin Abstand hält, Mund-Nasen-Schutz trägt und auf die Hygiene achtet, desto rascher und unbeschadeter werden wir voranschreiten können. Und zwar alle gemeinsam – als Team Österreich.*«[83]

Er verspricht jenen, die die Gesellschaft am Laufen halten, künftig mehr vom Leben: »*Wir haben in der aktuellen Krise wieder gesehen, dass die Menschen, die unsere Gesellschaft am Laufen halten, nicht immer auch die sind, die den größten Bonus ausbezahlt bekommen. Egal ob Pflegepersonal, Sicherheitskräfte, Supermarktmitarbeiter oder viele andere – wer hart arbeitet, soll künftig mehr zum Leben haben. Das ist eine Frage*

---

83 News ORF.at. 27.04.2020. Online: https://orf.at/stories/3163455/

der sozialen Gerechtigkeit, aber auch notwendig, um den Inlandskonsum anzukurbeln.«

Was, frage ich mich, hat ihn bisher an der Umsetzung solcher Versprechungen gehindert? Woher nimmt er die Chuzpe, jenen Gruppen, die immer an letzter Stelle auf seiner Agenda standen, plötzlich Honig ums Maul zu schmieren. Ich bin mir vollkommen sicher, dass diesen Worten genau null Taten folgen werden. Keine Ahnung, wer ihm das in die Rede hineingeschrieben hat, aber der Begriff »*soziale Gerechtigkeit*« sollte nur von Politikern verwendet werden, die auch wissen, was er bedeutet, und in ihren Handlungen dazu beitragen, den Zusammenhalt und die soziale Gerechtigkeit, das Sozialkapital in einer Gesellschaft zu stärken. Kurz hat das als Bundeskanzler bis heute kaum getan, und er wird es auch in Zukunft kaum tun. Damit sind solche Aussagen eine reine Verhöhnung jener Menschen, die unsere Gesellschaft am Laufen halten.

Dienstag, 28. April

Es sind vier Woche vergangen, seit Bundeskanzler Kurz in der ZIB Spezial gemeint hat, »*dass die schweren Zeiten noch vor uns stehen*« und »*jeder von uns jemanden kennen wird, der an Corona gestorben ist*«, und Gesundheitsminister Anschober verkündet das Auslaufen der derzeit geltenden strengen Ausgangsbeschränkungen mit 30. April, 24.00 Uhr. Ausgehen ist generell wieder erlaubt, dabei gilt es aber weiter, den Mindestabstand von einem Meter einzuhalten.

Der Mund-Nasen-Schutz ist nun »*ein wichtiger Bestandteil der Strategie*«. Der Reproduktionsfaktor fiel trotz der Öffnungen der Geschäfte und vieler Betriebe erstmals unter

0,6. Bundesministerin Köstinger präsentiert die neuen Regeln für die Gastronomie, und sie klingen so kompliziert, dass ich mir schon jetzt das gleiche Chaos erwarte wie im Bildungsbereich. Warum jemand beim Hineingehen in ein Restaurant eine Maske tragen muss und die dann am Tisch abnehmen darf, werden viele wohl nicht nachvollziehen können. Auch ich nicht.

Den Ausführungen von Wirtschaftsministerin Schramböck kann ich nur schwer folgen, hoffe aber, dass es genügend Personen, Institutionen und NGOs in Österreich gibt, die sehr genau darauf achten, dass das Richtige auch richtig passiert. Aber ich fürchte, auch hier wird es noch viele Nachbesserungen geben. Spannend wird, ob das Unterstützungspaket in Höhe von 38 Milliarden Euro ausreicht, und wer davon am meisten profitiert. Wenn viel Geld im Spiel ist, dann ist auch die Korruption nicht weit. Geld bedeutet auch Macht, und in einer Feudalgesellschaft wie Österreich ist die Versuchung groß, diese Unsummen an Steuergeld dafür zu nutzen, die Günstlinge und Gefolgsleute zu bedienen.

Am Ende der Pressekonferenz betont der Wiener Reise- und Tropenmediziner Herwig Kollaritsch, dass es auf jeden Fall zu erwarten ist, dass die Zahl der Fälle wieder ansteigen wird. Jetzt komme es auf die sorgfältige Zurückverfolgung neu auftauchender Infektionen an.[84]

Ab sofort wird bei jeder Gelegenheit die Angst vor der zweiten Welle geschürt.

---

84   ORF.at. 28.04.2020. Online: https://wien.orf.at/stories/3046148/

Mittwoch, 29. April

In der Neuen Zürcher Zeitung zitiert der stellvertretende Chefredakteur des »Schweizer Monats« Milosz Matuschek den französischen Schriftsteller Georges Bernanos »*Nicht Diktatoren schaffen Diktaturen, sondern Herden. Es gibt keine Demokratie, die auf blindem Gehorsam aufgebaut ist.*« Und Anne Siegetsleitner von der Universität Innsbruck schickt mir ihre Notizen einer Philosophin im Ausnahmezustand, in denen sie Hannah Arendt zitiert: »*Von allen spezifischen Freiheiten, die uns in den Sinn kommen mögen, wenn wir das Wort Freiheit hören, ist die Bewegungsfreiheit nicht nur die historisch älteste, sondern auch die elementarste; das Aufbrechen-Können, wohin man will, ist die ursprünglichste Gebärde des Frei-seins, wie umgekehrt die Einschränkung der Bewegungsfreiheit seit eh und je die Vorbedingung der Versklavung war.*«

Donnerstag, 30. April

Großartiges Interview mit Claudia Wild im Standard.[85] Sie beweist wieder einmal ihren unglaublichen Mut und sagt couragierte Sätze wie: »*Die Politik in Krisenzeiten ist so gut wie ihre Beraterstäbe. Wenn man nur auf Virologen hört – die sich im Übrigen auch widersprechen – und keine breitere Public-Health- oder gar gesellschaftliche Perspektive einnimmt oder zumindest zulässt, dann kommt eben genau das heraus: eine angstbesetzte Politik, die auf Kontrolle statt Vernunft setzt. Es bedürfte einer moderaten, ausbalancierten Politik: Risikogruppen und Gesundheitspersonal schützen, die Alltagsvernunft der Bevölkerung fördern.*« (…) »*Schon jetzt ist es eine Rarität, wenn Menschen sich die Hand geben. Und wenn es doch jemand tut,*

---

85 Der Standard. 30.04.2020. Online: https://bit.ly/3dCrdU7

ist bestimmt jemand im Umfeld, der sich beschwert, oder wenn jemand in der fast leeren S-Bahn keine Maske trägt. Das Klima spitzt sich zu zwischen den Obrigkeits- beziehungsweise Virushörigen und denen, die sich wirklich damit auseinandergesetzt haben, ob diese lächerlichen Masken irgendeinen Unterschied bei der Ansteckung machen. Sie sind eher infektionsfördernd als virusabstoßend, wenn sie, wie es oft passiert, immer wieder in die Handtasche gesteckt und dann wieder getragen werden.«

Gerade in diesen Tagen tut mir diese inhaltliche Unterstützung gut. Vor allem, wenn sie von einer Person kommt, die eine echte Expertin, absolut integer und frei von jeglichem Interessenskonflikt ist.

Freitag, 01. Mai

Sabine Kampmüller war 20 Jahre mit »Ärzte ohne Grenzen« in vielen Epidemien im Einsatz und stellt im Public Health Forum die berechtigte Frage: »*Wann haben wir den Blick für die Gesamtsituation verloren?*« Außerdem fragt sie sich als gelernte Evaluatorin: »*Wo stehen wir in der Zielerreichung? Die Strategien und Ziele, die uns von der Bundespolitik kommuniziert wurden, waren: 1) Epidemie-Kurve abflachen, 2) Spitalskapazitäten / Intensivbettenkapazität sichern, 3) Sterblichkeit geringhalten, 4) Risikogruppen und Gesundheitspersonal schützen.*«

Sobald die Anzahl der Fälle überschaubar ist, kann ihrer Meinung nach die Kontaktverfolgung und Isolierung erfolgreich sein. Sie hat den Eindruck, dass sich »*neue Ziele*« eingeschlichen haben, nämlich jeden einzelnen Fall zu vermeiden, bis an einem unbekannten Zeitpunkt ein erfolgreiches Medikament oder eine effektive Impfung verfügbar sind. Dann stellt sie jene Frage, die mir seit dem 30. März nicht mehr aus dem Kopf geht: War das eine strategische Entscheidung oder »*ist es passiert*«? Ich möchte sie am liebsten umarmen, als sie über unsere Vorbildwirkung als Eltern schreibt, »*und wir geben dieser nächsten Generation ein unverzeihliches Beispiel von irrationalem, ineffizientem Umgang mit einer Herausforderung, wie sie die Menschheit schon immer gekannt hat und auch jederzeit wieder erleben kann.*« Aber auch die erfahrenen Profis in den diversen Gesundheitsberufen sind Vorbilder für den Nachwuchs. Echte Profis verfallen bei keinem Gesundheitsrisiko in Panik und Hysterie. Sie bleiben auch in stürmischen Zeiten gelassen, handeln wissensbasiert und angemessen. Sie vergessen niemals auf ihre beruflichen Prinzipien und ethischen Grundsätze. Niemals!

Meine Antwort an Sabine ist bis auf Weiteres auch mein letztes Posting im Public Health Forum:

> »*DANKE für diese Einschätzung. Meine persönliche Meinung ist, wir sind zu ›Glaubenskriegern‹ geworden. Damit haben wir die Wissensbasis bei vielen Entscheidungen verlassen und handeln irrational. Motto: Schneeketten im Sommer, weil es könnte ja schneien. Ja, das österreichische Risikomanagement in der zweiten Märzhälfte war exzellent. Warum am 30. März, als die Ziele 1–3 erreicht waren, eine mathematische Modellierung mit zusätzlich 100.000 Toten präsentiert wurde, ist wissenschaftlich nicht nachvollziehbar. Warum diese unnötige Eskalation in diesem Forum niemals kritisiert wurde, ist es auch nicht. Seit Anfang April wurden Maßnahmen weiterhin verordnet, statt mehr auf Eigenverantwortung zu setzen. Statt der Öffnung des Diskurses wurde dieser noch mehr eingeengt und auch konstruktive Kritik diskreditiert.*

Statt auf rationale, nachvollziehbare Argumente wurde auf Angst gesetzt. Statt auf Bürgerbeteiligung und Partizipation auf Message Control. Die Evidenzbasierung vieler Maßnahmen wurde nicht mehr hinterfragt. Claudia Wild hat es gestern im Standard *auf den Punkt gebracht, und ich bin mir sicher, die Diffamierung auch aus der wissenschaftlichen Community hat schon begonnen.*

Ende Mai wissen wir hoffentlich endlich das Ausmaß der Immunität UND die Infektionssterblichkeit. Dann hoffe ich auf eine Rückkehr zu einer sachlicheren Diskussion, auch in Österreich. Was mich persönlich besonders schmerzt ist, wir haben in einem Public Health Forum die Public-Health-Perspektive verlassen und die für Public Health wichtigen Aspekte werden kaum bis gar nicht thematisiert. Pathogenetisches statt salutogenetisches Denken, virologische Aspekte statt soziale Determinanten von Gesundheit, absolute Zahlen statt relative, Ausnahmen statt Regeln, kein Versuch einer Gesundheitsfolgenabschätzung und kein Big Picture. In einem biomedizinischen Forum wäre das vollkommen ok, in einem Public Health Forum ist es das nicht.«

SAMSTAG, 02. MAI

Das Modell der Kurzarbeit erscheint mir als Nicht-Ökonom sehr sinnvoll. Trotzdem musste es bereits sechsmal überarbeitet werden und die dafür veranschlagten Kosten sind von 400 Millionen auf 10 Milliarden gestiegen. Das ist 25-mal mehr, und ich bin sicher, das wird immer noch nicht reichen. So wie die Arbeitslosigkeit unterliegt auch die Kurzarbeit aktuell einem exponentiellen Wachstum. Aber dafür gibt es kein Dashboard, und die Kostenentwicklung sorgt für erstaunlich wenig Sorgenfalten. Irgendwie werde ich das Gefühl nicht los, dass dieses ständige Gerede von der zweiten Welle dafür sorgt, dass Unternehmen extrem vorsichtig agieren, keine neuen Beschäftigten einstellen, Investitionen verschieben und ums Überleben kämpfen.

Arbeitslosigkeit und Gesundheit hängen kausal zusammen. Pavel Grigoriev vom Max-Planck-Institut für Demographische Forschung in Rostock hat 2018 mit Kollegen die Daten von 27 Millionen Arbeitnehmern im Alter zwischen 30 und 59 Jahren ausgewertet.[86] Das Ergebnis: Arbeitslosigkeit verdoppelt das Sterberisiko, insbesondere das von sozial benachteiligten Personen. So lag die Sterblichkeit von jenem Fünftel Männer, die am schlechtesten verdienten, um 150 Prozent über derjenigen der Männer im ersten Fünftel, die über das höchste Einkommen verfügten. Derzeit sind 600.000 Menschen in Österreich arbeitslos. Wir könnten also anfangen zu berechnen, wie viele gesunde Lebensjahre uns hier gerade verloren gehen. Aber wer will schon solche Berechnungen anstellen, die einfach nicht zur aktuellen Geschichte der Regierung passen.

SONNTAG, 03. MAI

Ich freue mich sehr über einen Artikel des Medienwissenschaftlers Bernhard Pörksen im Standard, in dem er die zu

---

86 Grigoriev, P; et al. Socioeconomic differences in mortality among 27 million economically active Germans: a cross-sectional analysis of the German Pension Fund data. BMJ Open 2018.

lang andauernde Orientierung des Journalismus an der Meinung von Virologen kritisiert: »*Bunt bedrucktes Papier ist nicht systemrelevant. Und jenseits der Details scheint es mir grundsätzlich eine Art Webfehler einer solchen Form von Medienförderung zu geben: Im Letzten ist hier die Beziehung zwischen der Politik und einzelnen Medienhäusern einfach viel zu direkt. Das schafft unvermeidlich Unfreiheiten und Fehlanreize auf allen Seiten. Aus meiner Sicht muss man hier ein unabhängiges, politikfernes Expertengremium zwischenschalten, das primär ein Ziel vor Augen hat: den Erhalt einer vitalen Öffentlichkeit. Denn diese ist so etwas wie der geistige Lebensraum einer Demokratie.*«

Pörksen hat mir Ende April eine E-Mail geschrieben. Nachdem er meinen Namen in dem Artikel erwähnt, habe ich ein schlechtes Gewissen, als ich ihm schreibe: »*Ich habe mich noch gar nicht für das Rauchzeichen bedankt, und schon lese ich das nächste im* Standard. *Danke für Ihre Unterstützung bei der Forderung nach einem offeneren Diskurs. Ihren Satz: ›Dies bedeutet, dass die Kunst des Miteinander-Redens wichtiger und schwieriger wird – und gleichzeitig effektiver werden muss.‹ unterschreibe ich gerne. Auch wenn der Vergleich hinkt, so hat diese Pandemie vor allem auch Strukturschwächen offengelegt. In den europäischen Hotspots Bergamo, Elsass, Madrid und London hat neben vielen einzelnen unglücklichen Fehlentscheidungen v. a. die Sparpolitik und Privatisierung der Krankenversorgung zu einem Teufelskreis und letztendlich Kollaps geführt. Funktionstüchtige Systeme, wie z. B. in Schweden, waren hingegen, trotz deutlich geringerer Kapazitäten als in Österreich, nur kurzzeitig an der Belastungsgrenze. Für die Pflegeheime gilt aber auch in Schweden das Gleiche wie in Österreich. Strukturschwächen, Sparpolitik und Privatisierung haben auch diese geschwächt und für die Pandemie anfälliger gemacht. Ähnliches mag wohl auch für den Qualitätsjournalismus gelten. Auch hier konkurriert Billigmasse mit Qualität.*«

Pörksen schickt mir eine nette Antwort, in der er auf den rebellischen Philosophen Ivan Illich verweist. 1975 hatte dieser mit seinem Buch »Die Nemesis der Medizin. Die Kritik der Medikalisierung des Lebens« für Aufsehen gesorgt. Illich hat den medizinisch-industriellen Komplex schon sehr früh analysiert und vor Entwicklungen gewarnt, die wenige Jahre später Wirklichkeit wurden.

Die Geschwindigkeit, mit der unsere Demokratie sich aufgrund der Pandemie in ein totalitäres System verwandelt hat, ist so verblüffend wie schockierend. Im Eiltempo werden Gesetze beschlossen, die unsere Freiheit massiv einschränken, in manchen Gegenden sogar einen Hausarrest verordnen. Die Polizei rückt aus, um die »Volksgesundheit« zu beschützen. Verhängt unsinnige Strafen. Zwei Mütter müssen jeweils 500 Euro zahlen, weil ihre Kinder gemeinsam einem Ball nachlaufen, ein einsamer Radler in Tirol wird angehalten und zur Kasse gebeten, genauso wie ein Mann auf einer Parkbank, an dem andere Personen zu knapp vorbeigegangen sind. Und ich bin sicher, dass es da noch unzählige Fälle von schikanösen Amtshandlungen gegeben hat. Jetzt war alles nur ein Missverständnis. In der Zeitung lese ich, dass es überhaupt keine Ausgangssperre gab. Das gibt's doch nicht.

Was sagt das über den Gehorsam einer Bevölkerung und das Rechtssystem eines Landes aus, wenn eine Regierung ungestraft in ihrer Kommunikation bewusst eine Verordnung *»schärfer kommuniziert«*. Da müssen Menschen wochenlang in engen Wohnungen sitzen, wird Kindern der Aufenthalt im Freien untersagt, um Wochen später zu erfahren, dass es *»die formal verhängte Ausgangssperre so ohnehin nie gegeben hat«*. Es ist eine Frechheit, dass sich die gesamte Regierung bei der Pressekonferenz nicht dafür entschuldigt hat. Anscheinend hat es auch kein Journalist eingefordert. Diese bewusste Irreführung der Bevölkerung sollte eigentlich vom Bundespräsidenten scharf kritisiert werden. Aber auch der bleibt still.

Montag, 04. Mai

Ich habe in den letzten vier Wochen Hunderte von persönlichen E-Mails erhalten. Zum Teil aufgrund meiner Texte im Recherchemagazin Addendum, zum Teil aufgrund anderer Zeitungsartikel oder Interviews. 99,9% dieser Schreiben waren nicht nur positiv, sondern auch ein Beweis dafür, wie viele kluge und interessierte Menschen es in Österreich gibt. Nicht, weil sie mit mir einer Meinung waren, sondern weil sie zeigen, wie sehr wir alle den Diskurs brauchen, wenn wir Geschehnisse besser verstehen wollen. So gesehen sind wir alle Suchende, und ich hätte mir eine Politik gewünscht, die nicht auf Inszenierung setzt, sondern ehrlich und authentisch aufklärt. Anspricht, was sie weiß, und was sie nicht weiß. Analysiert, was gut gelaufen ist, und was nicht. Ich hätte mir aber auch eine Wissenschaft gewünscht, die diesen Diskurs täglich im Internet befeuert, aus allen Perspektiven. Und ich hätte mir gewünscht, dass sich alle Fachhochschulen und Universitäten aktiv an diesem Diskurs beteiligen. Da wäre viel mehr möglich gewesen.

Ich habe alle Webinare der letzten Wochen sehr genossen. Speziell die Zusammenarbeit mit jenen Bildungseinrichtungen, an denen ich sonst auch Lehrveranstaltungen abhalte, hat ausgezeichnet funktioniert. Es gab aber auch Anfragen von neuen Stellen. So durfte ich an einem Corona-Update der Johannes-Kepler-Universität Linz teilnehmen und mit dem Gesundheitssoziologen Joachim Gerich diskutieren. Nie vergessen werde ich die Professionalität und Persönlichkeit des Rektors Meinhard Lukas, der diese Updates moderiert. Allein das Vorbereitungsgespräch war ein »Best Practice«-Beispiel, was eine akademische Debatte auszeichnet. Ein Professor für Zivilrecht an einer Rechtswissenschaftlichen Fakultät stellte mir bessere Fragen als so mancher Mediziner, und ich war beeindruckt davon, wie ein Rektor seine Rolle als gewählte akademische Führungskraft verwirklicht. Ich bin mir nicht sicher, ob er die Ausnahme oder die Regel ist, aber so einen Rektor kann man sich nur wünschen.

Dienstag, 05. Mai

Die Kanzlerberaterin Antonella Mei-Pochtler, Frau des Chefs der Wiener Industriellenvereinigung, findet, dass verpflichtende Apps zur Kontaktverfolgung ein Teil der normalen Realität sind und sich die europäischen Länder an solche digitalen Tools am Rand des demokratischen Modells gewöhnen müssten. Vielleicht hat Illich doch recht, Pandemien eignen sich perfekt, um aus einer offenen Gesellschaft lammfromme und lenkbare Herden zu machen. Ob sich dafür Österreicher besser eignen als andere Nationalitäten, weiß ich nicht und glaube ich auch nicht. Trotzdem fällt auf, dass sich in Krisen die Menschen immer nach einem Leithammel sehnen. Es ist auch nichts Neues, dass ein äußerer Feind die Herde zusammenstehen lässt. Nicht umsonst brauchen autoritäre Regenten wie Netanjahu, Orban und Trump immer eine äußere Bedrohung, egal ob real oder Fiktion. Die Geschichte zeigt, dass diese Mischung aus Krisen, Angst und Bedrohung von außen gerne von Politikern inszeniert oder schamlos ausgenützt wird. Diese Pandemie liefert also alle Ingredienzien, die sich ein Machtpolitiker in seinen kühnsten Träumen erhofft. Kein Wunder, dass da so mancher schwach wird und beginnt, sein eigenes politisches Spiel zu spielen.

Kurt Kotrschal hat wieder einen genialen Kommentar in Die Presse:

»*Die meisten Epi- und Pandemien wurden von Erregern verursacht, die von Tieren auf Menschen übersprangen. Ebola, Sars oder AIDS und – Covid-19. Aufgrund von Erderwärmung, Biodiversitätskrise und schlicht menschlichem (Fehl-)Verhalten passiert das immer häufiger.*« Und dann spricht mir Kotrschal wie so oft aus der Seele:

»*Die Schlüssel zur Zukunft liegen damit in den Händen vorwiegend universitärer Wissenschaftler. Darum ist es bedauerlich, dass die Unis in dieser Krise keine glückliche Figur machen (...) Erschreckend aber auch, dass sich dies die jungen Forschenden ohne viel Protest gefallen ließen. Diese intellektuelle Creme des Landes sollte das kritische Salz einer Zivilgesellschaft bilden, die sachlich und politisch dazu in der Lage ist, jene Herausforderungen der Zukunft anzugehen, gegen die Covid-19 bloß ein Mailüfterl bleiben wird. Mit devot-harmlosen Karrieristen kann das aber wohl nichts werden.*«

Diesmal komme ich Fleischhacker zuvor und schicke ihm in der Früh einen neuen Text. Wie immer reagiert er rasch und freut sich über den Seitenwechsel.

MITTWOCH, 06. MAI

Die AGES veröffentlicht eine wunderschöne Cluster-Analyse. Dafür wurden 3.800 von insgesamt 15.600 Infektionsfällen untersucht. Insgesamt 169 Cluster, eine gewaltige Leistung. Ein Drittel davon war Alters- und Pflegeheimen zuzuordnen. Also genau jenem Bereich, in dem das neue Coronavirus am meisten Schaden anrichten kann. Die meisten Cluster entstanden in Haushalten, allerdings waren diese sehr klein und der gesundheitliche Schaden gering.

Die drei größten Cluster nahmen in Apres-Ski-Bars ihren Ausgang. Wieder einmal bestätigt sich, dass eine Ansteckung im Freien quasi ausgeschlossen ist. Ebenso selten sind nachgewiesene Übertragungen von Kindern. Es wird immer deutlicher, dass wenige Menschen, sogenannte Superspreader, viele Menschen anstecken. Was es dazu braucht, sind geschlossene Räume mit dicht gedrängten oder eng beieinandersitzenden Menschen, die sich laut ins Gesicht schreien, sich so wie in der Apres-Ski-Bar in Ischgl mit Trillerpfeifen den Weg bahnen, oder zumindest laut miteinander reden.

Das Coronavirus liebt aber auch Krankenanstalten und Pflegeheime. Wenn es uns gelingt, die Ausbreitung in diesen Settings sehr klein zu halten, haben wir schon viel erreicht. Außerdem sollten wir nie vergessen, dass ein großes Cluster von jungen und gesunden Menschen zwar schwieriger einzudämmen ist, aber zumeist keinen einzigen Krankenhausfall verursacht. Während ein relativ kleines Cluster in einem Pflegeheim Todesfälle nach sich ziehen kann.

Mein Brief unter dem Titel »Lebensschutz als Totschlagargument« wird am 6. Mai in der Online-Ausgabe der Rechercheplattform Addendum veröffentlicht:[87]

Lieber Herr Fleischhacker,

die Lebensweisheit »Hinterher sind immer alle klüger« gilt natürlich auch für diese Pandemie. Aber nur, wenn alle hinterher klüger sind und somit etwas gelernt haben, können wir zukünftige ähnliche Herausforderungen besser bewältigen. Deshalb ist es so wichtig zurückzuschauen, kritische Fragen zu stellen, Entscheidungen zu evaluieren, vergangene

---

87 Addendum. 06.05.2020. Online: www.addendum.org/coronavirus/lebensschutz-als-totschlagargument/

Geschehnisse besser zu verstehen. Schauen wir also einmal kurz zurück auf meine drei persönlichen Schlüsselmomente.

Beginnen wir mit den Ereignissen in der Provinz Bergamo mit 1,1 Millionen Einwohnern. Nach einer eher schwachen Virensaison im Winter 2019/2020 konnte sich das neue Coronavirus SARS-CoV-2 im Jänner und Februar unerkannt in Norditalien verbreiten. Die anfängliche These, dass die relativ kleine chinesische Community für die Einschleppung verantwortlich war, hat sich bis heute nicht bestätigt. Der erste Tote Italiens wurde in Bergamo am 21. Februar registriert. Was in den darauffolgenden Wochen passierte, kann rückblickend nur als unglücklicher Teufelskreis bezeichnet werden. Zuerst füllten viele kranke, hochbetagte Menschen die in den letzten Jahren finanziell ausgehungerten Krankenhäuser der Region. Anfangs dachten die Ärzte noch an eine verspätete Grippewelle. Als die Kapazitätsgrenzen erreicht waren, beschloss die Regionalregierung am 8. März, dem Tag des Lockdowns in der Lombardei, Patienten mit milden Symptomen in die Altersheime zu verlegen.

Jedes Heim erhielt pro COVID-19-Patient 150 Euro am Tag. Die Folge war, dass Krankenhäuser und Altersheime zu Hotspots wurden und die Zahl der infizierten Personen aus der Hochrisikogruppe exponentiell stieg.

Zusätzlich wurden zahlreiche Rettungskräfte, Pflegepersonen und Ärzte infiziert. Die Krankenversorgung kollabierte, und weil die lokalen Bestatter streikten, wurden die Toten mit Militärlastern weggeführt. Die zugehörigen Bilder gingen um die Welt und hatten eine nachhaltige Wirkung. In keiner einzigen anderen Stadt in Norditalien, inklusive Mailand, kam es zu ähnlichen Szenarios. Aber diese Aspekte wurden und werden nicht beachtet, warum auch immer. Hinterher sind nicht immer alle klüger.

Auf keinen Fall sollten Politiker weiterhin pauschal von ganz Italien, Frankreich oder Spanien reden. Das ist falsch und irreführend. Faktum ist, dass es in Europa nur wenige regionale Hotspots wie das Elsass, Madrid oder eben Bergamo gab, wo aus inzwischen nachvollziehbaren Gründen die Krankenversorgung zusammenbrach. In den allermeisten Regionen Europas ist das nicht passiert, nicht einmal annähernd. Bleibt zu hoffen, dass es in den nächsten Monaten detaillierte Analysen gibt, damit wir alle aus den Fehlern, die in den wenigen Hotspots gemacht wurden, lernen können. Mit Sicherheit haben Einsparungen und Privatisierungen im Gesundheits- und Pflegebereich, ebenso wie die hohe Infektionsrate in Krankenhäusern, Alten- und Pflegeheimen eine wichtige Rolle gespielt.

Am 12. März fand die vierte Sitzung der Coronavirus-Taskforce im Bundeskanzleramt statt. 26 Personen waren anwesend, darunter Bundeskanzler, Vizekanzler, Gesundheitsminister und Innenminister. Hände wurden keine geschüttelt, Masken getragen aber auch nicht. Die Stimmung war angespannt, die Bilder aus der Lombardei waren präsent. Aber auch die Zahlen aus Tirol waren besorgniserregend, und der Druck aus den skandinavischen Ländern, die schon eine Woche zuvor Tirol als Hotspot für eigene Infektionen identifi-

ziert hatten, war spürbar. Die Sitzung wurde vom Bundeskanzler ausgezeichnet moderiert, alle Beiträge waren kompetent und sachlich. Beim Punkt Kommunikation war auch das Mittel der Angst kurz Thema. Die diesbezügliche Diskussion war für mich vollkommen adäquat, der Situation angepasst. Die Entscheidung, mittels eines Lockdowns Geschwindigkeit aus dem Infektionsgeschehen zu nehmen, wurde von allen Mitgliedern der Coronavirus-Taskforce unterstützt. Rückblickend hätte nichts besser gemacht werden können. Das Timing des Lockdowns war nahezu perfekt.

Am 30. März war klar: Die österreichischen Krankenhäuser und Intensivstationen werden bei Weitem nicht an ihre Kapazitätsgrenzen kommen. Das Ziel des Lockdowns war erreicht. Noch vor dem Wochenende hieß es, es werde keine Verschärfung der Maßnahmen geben. Das Timing der kommunikativen Deeskalation schien perfekt. Was für ein Irrtum. Am Montag traten Bundeskanzler, Vizekanzler, Gesundheitsminister und Innenminister gemeinsam vor die Presse und verkündeten »deutlich strengere Maßnahmen«.

Der Grund waren die Empfehlungen eines der Coronavirus-Taskforce niemals vorgelegten »Expertenpapiers«. Der Bundeskanzler äußerte die Befürchtung, dass es in rund zwei Wochen zu Engpässen in den Krankenhäusern und zu einer Überforderung der Intensivmedizin kommen könnte. Es herrsche die »Ruhe vor dem Sturm«, und wie »grausam dieser Sturm sein kann, sieht man, wenn man in unser Nachbarland Italien schaut«. Rückblickend war diese Eskalation der Angst nicht faktenbasiert, vollkommen unnötig und hat viel vermeidbaren gesundheitlichen, psychischen, sozialen und ökonomischen Schaden verursacht. Das Expertenpapier war schon zum Zeitpunkt der Erstellung wissenschaftlicher Unsinn, so wie die darin prognostizierten zusätzlichen (!) 100.000 Toten immer vollkommen absurd waren. Trotzdem hat dieses Papier die österreichische Politik entscheidend beeinflusst. Rückblickend ein schwerer Fehler. Viel besser wäre es gewesen, Anfang April mit einer klugen Strategie der Deeskalation zu beginnen und wissensbasiert den Lockdown schrittweise und vorsichtig aufzuheben.

Jetzt haben wir Anfang Mai. Seit dieser unsäglichen Pressekonferenz der Regierung und dem apokalyptischen ZIB2-Auftritt des Bundeskanzlers sind wieder fünf Wochen vergangen. Die Basisreproduktionszahl R0 liegt offiziell seit über drei Wochen unter 1, und die Zahl der positiv getesteten Fälle pro 10.000 Einwohner ist, bei einer relativ konstanten Anzahl von durchgeführten Tests, in den meisten Bezirken rückläufig. Viele Maßnahmen wurden gelockert, in den Einkaufszentren herrscht Hochbetrieb, die Friseure haben geöffnet, auf den Spielplätzen geht's rund, und selbst in den Pflegeheimen sind Besuche wieder erlaubt. Die Angst in den Köpfen der Menschen ist geblieben. Die angeblich nie geschlossenen Volksschulen und Unterstufen nehmen am 18. Mai wieder ihren Betrieb auf, und am 3. Juni geht's dann auch in allen anderen Schulen wieder los. Schüler müssen als einzige Bevölkerungsgruppe im Freien, auf dem Schulweg, einen Mund-Nasen-Schutz tragen. Das ist gesundheitswissenschaftlicher Unsinn. Im Gegensatz zu Österreich sind die

Empfehlungen des Bundesamts für Gesundheit in der Schweiz für die Schulen ausgewogen, wissensbasiert und öffentlich zugänglich. Wie viele Tage und Wochen es in einer Region keinen bestätigten Fall von COVID-19 mehr geben darf, bis alle Masken fallen, bleibt ungewiss. Bis auf Weiteres gilt das Vermummungsgebot. Ein Grund ist, dass sich alle vor der zweiten Welle fürchten. Diese kommt vielleicht nicht im Sommer, aber im Herbst ist sie vielen Experten zufolge relativ sicher. Spannend finde ich Sätze zum Ausmaß der Immunisierung wie: »Da liegen wir in Österreich im niedrigen einstelligen Prozentbereich, das heißt, es sind immer noch sehr viele Menschen empfänglich für das Virus.« Irgendwann werden wir auch diese Prognosen überprüfen können.

In Schweden ist inzwischen das zuvor mathematisch Unmögliche passiert und die Basisreproduktionszahl ebenfalls unter 1 gesunken. Michael Ryan, Nothilfedirektor der Weltgesundheitsorganisation, meinte zuletzt: »Ich denke, wenn wir eine neue Normalität erreichen wollen, ist Schweden ein Vorbild, wie man zu einer Gesellschaft ohne Lockdown zurückkehrt.« So etwas hören Apokalyptiker natürlich nicht gerne. Sofort wird wieder mit den 2.700 Sterbefällen argumentiert, die ja zeigen, wie unverantwortlich der schwedische Weg war. Und wiederholt werden die folgenden wichtigen Aspekte nicht beachtet. Auch in Schweden betraf fast die Hälfte aller Sterbefälle Bewohner von Alters- und Pflegeheimen. Das Durchschnittsalter der Verstorbenen beträgt 81 Jahre. In acht Wochen sind in Schweden gleich viele Menschen an COVID-19 gestorben wie ansonsten in nicht einmal zehn Tagen an anderen Ursachen, und die Altersverteilung des COVID-19-Sterberisikos entspricht auch in Schweden dem normalen Sterberisiko. Es handelt sich also um eine temporäre Übersterblichkeit in der Bevölkerungsgruppe mit dem höchsten Sterberisiko, den hochbetagten und multimorbiden Menschen. In den nächsten Wochen werden wir deshalb auf EuroMomo auch in Schweden, so wie in den Niederlanden, eine Untersterblichkeit in dieser Altersgruppe sehen. Über das Jahr gerechnet, wird 2020 in Bezug auf die Gesamtsterblichkeit auch in Schweden kein besonders auffälliges Jahr sein. Aber wer will schon so eine differenzierte Betrachtung hören. Warum manche unbedingt wollen, dass die schwedische Geschichte böse endet, habe ich noch nie verstanden.

Bevor mir jetzt wieder jemand den Vorwurf macht zu relativieren, wiederhole ich zum gefühlt tausendsten Mal: Diese Pandemie ist eine ernst zu nehmende »Freak Wave« im Erkrankungs- und Sterbegeschehen, verursacht durch ein hochansteckendes und für ältere und chronisch kranke Menschen sehr gefährliches, oft tödliches Virus. Das muss man zur Kenntnis nehmen. Wir sollten aber auch die eine Million Menschen, darunter viele Kinder, die jährlich an Malaria sterben, zur Kenntnis nehmen. Deren Anzahl könnte aufgrund der Maßnahmen zur Eindämmung der Pandemie noch einmal deutlich steigen. Neben der Malaria gehören weltweit die vermeidbaren Infektionskrankheiten HIV/AIDS, Tuberkulose, Durchfallerkrankungen und bakterielle Lungenentzündungen zu den wichtigsten Gründen für eine eingeschränkte Lebenserwartung und Lebensqualität. Diese Liste an vermeidbaren und gut behandelbaren Gesundheitsrisiken ließe sich beliebig fortsetzen. Der aktuelle Fokus auf die direkten Folgen dieser Pandemie ist verständlich, er sollte aber nicht dazu führen, dass wir alle Nebenwirkungen und Folgeschäden, die indirekt durch die Maßnahmen zur Eindämmung entstehen, aus dem Blickfeld verlieren. Diese entstehen permanent im Gesundheitssystem und allen anderen Bereichen unserer Gesellschaft. Alle diese Effekte haben kurz- und mittelfristige, ja manchmal sogar lebenslange Folgen.

Als Gesundheitswissenschaftler möchte ich noch etwas klarstellen. Der Virologe Christian Drosten hat zuletzt den Public-Health-Begriff »Präventionsparadox« verwendet, um die Maßnahmen zur Eindämmung des Coronavirus zu rechtfertigen. Der Begriff »Präventionsparadox« wurde Anfang der 1980er Jahre vom britischen Epidemiologen Geoffrey Rose geprägt. Er stellt ein grundlegendes Dilemma der Vorbeugung von Krankheit dar. Die Kernaussage ist: Eine vorbeugende Maßnahme, die für die Gemeinschaft einen hohen Nutzen hat, bringt dem einzelnen Menschen oft nur wenig und führt zu der paradoxen Wahrnehmung, dass die vorbeugende Maßnahme unwirksam war. Drosten stellt zu Recht fest, dass die frühzeitig getroffene Maßnahme des Lockdowns Schlimmeres verhindert hat.

Was er aber vollkommen übersieht, ist, dass auch bei so gravierenden Interventionen wie einem Lockdown immer darauf geachtet werden muss, dass der Nutzen größer ist als der Schaden. Die präventive Maßnahme des Lockdowns muss also insgesamt mehr gesundheitlichen Nutzen bringen als dadurch verursachten gesundheitlichen Schaden. Auch wenn eine Gesamtbilanz noch aussteht, ist der gesundheitliche, psychische, soziale und ökonomische Schaden in unseren Gesellschaften enorm und hat die soziale Ungleichheit vergrößert. Was Drosten ebenfalls übersieht, ist, dass es auch bei präventiven Maßnahmen immer auf die richtige Dosis ankommt und darauf, dass das Richtige richtig getan wird. Die präventive Maßnahme des Lockdowns hat ihr Ziel, eine Überlastung der Krankenversorgung zu verhindern, Ende März erreicht. Das Richtige wurde richtig getan, der Nutzen war größer als der Schaden. Eine Erhöhung der Dosis, eine Eskalation der Angst und weitere Verschärfung der präventiven Maßnahmen stand ab Anfang April nicht mehr in Relation zu dem damit erzielten Nutzen. Das Präventionsparadox wurde mit Anfang April ungültig. Mir ist vollkommen klar, dass es einen riesigen Unterschied macht, ob ich Analysen oder Entscheidungen als Politiker, Wissenschaftler, Journalist, Virologe oder Bürger kommuniziere und treffe. Trotzdem muss eine gesundheitswissenschaftliche Kritik erlaubt sein.

Die Vergangenheit wird in Zukunft sicher noch oft evaluiert. Blicken wir also nach vorne: Wie geht es weiter? Eines ist sicher, in Bezug auf Viren können wir nie wieder in die alte Gelassenheit zurückkehren. Teilweise finde ich das sogar gut. Die kranken Kinder bei den Großeltern oder im Kindergarten abzugeben, war nie in Ordnung. Auch die fehlende Trennung von Hochrisikopersonen und Personen mit Husten-Schnupfen-Heiserkeit in ärztlichen Wartezimmern und Ambulanzen war schon immer fahrlässig. In Zukunft werden wir in der Virensaison, in der dann auch das neue Coronavirus mit von der Partie ist, umlernen und umorganisieren müssen. Unaufgeregt, sachlich, wissensbasiert, aber auch konsequent. Schon in der Virensaison 2020/2021 werden wir auch in Österreich eine Virusüberwachung bzw. ein Viruswarnsystem brauchen. Ganz unabhängig davon, ob SARS-CoV-2 jetzt zweimal oder viermal gefährlicher für ältere oder chronisch kranke Menschen ist als die gewohnten Viren. Im letzten Brief habe ich ja schon kurz beschrieben, wie so etwas ausschauen könnte. In der letzten Woche haben das Team des Complexity Science Hub Vienna, ich und viele andere noch einmal einiges an Hirnschmalz für die Verfeinerung des Risikomanagements aufgewendet.

Die Risikobewertung muss auf Basis von ständig im Hintergrund erhobenen Daten passieren. Nachdem das »wahre« Infektionsgeschehen unbekannt ist, bleibt nur eine Annäherung. Aktuell basiert die Corona-Ampel auf den positiven Testergebnissen pro 10.000 Einwohner innerhalb der letzten 14 Tage. Das Problem ist, dass es neben den positiv getesteten Personen auch immer Infizierte gibt, die asymptomatisch oder präsymptomatisch sind, aus irgendeinem Grund nicht getestet wurden oder sich trotz Symptomatik einfach nicht gemeldet haben. Aufgrund von Verzögerungen bei der Meldung können die Zahl der neu gemeldeten Fälle und die tatsächliche Zahl der neuen Fälle erheblich voneinander abweichen. Das Institut für Statistik der LMU München hat gemeinsam mit dem Bayerischen Landesamt für Gesundheit und Lebensmittelsicherheit und der Universität Stockholm ein statistisches Verfahren entwickelt, das aus den aktuellen Meldedaten die tatsächlichen neuen Fallzahlen schätzt. Nowcasting COVID-19 funktioniert aber nur, wenn bei den gemeldeten Fällen auch der Beginn der Symptome mit erhoben wird, was in Österreich bis dato noch nicht passiert. Daraus kann die Anzahl der tatsächlichen Fälle bis zu zwei Tage vor dem Meldedatum geschätzt werden. Es handelt sich dabei nicht um eine Vorhersage (forecast), sondern um eine Schätzung zum aktuellen Zeitpunkt (nowcast). Aus diesen Daten ebenfalls abgeschätzt werden kann die zeitabhängige Reproduktionszahl R(t).

Auf Basis dieser sehr technischen Risikobewertung muss eine verständliche Risikokommunikation erfolgen. Wir haben uns für ein Ampelsystem entschieden, da sich dieses schon in anderen Bereichen bewährt hat. So wie für eine gute Gesundheitsinformation gibt es auch für die Risikokommunikation Qualitätskriterien. Das Harding-Zentrum für Risikokompetenz erforscht Möglichkeiten, den Menschen ein Gefühl dafür zu geben, wie alltägliche Risiken besser eingeschätzt werden können. Erfolgreiche und korrekte Risikokommunikation ist somit kein Problem des richtigen Tuns, sondern vor allem eine Frage des politischen Wollens. Selbstverständlich kann eine Politik auch immer angstbesetzt sein oder Risiken leugnen. Umso wichtiger ist eine unabhängige Wissenschaft, die Verzerrungen in die eine oder andere Richtung kritisiert und offenlegt. Es braucht aber auch eine gesundheitskompetente Bevölkerung, die fähig ist, Informationen zu verstehen, zu beurteilen und anzuwenden. Nicht umsonst ist Bildung eine der wichtigsten Gesundheitsdeterminanten. Ob die drei Farben Grün, Gelb und Rot für die Corona-Ampel ausreichen, muss noch intensiv diskutiert werden. Vieles spricht dafür, aber vieles spricht auch für eine verfeinerte Skala mit den

Farbtönen Hell- und Dunkelgrün oder die Farbe Orange.

Eine möglichst korrekte Risikobewertung und eine verständliche Risikokommunikation sind die Grundlagen für ein erfolgreiches Risikomanagement. Ein solches haben wir schon in vielen Bereichen unserer Gesellschaft etabliert und verbessern es ständig. Beispiele sind die Verkehrssicherheit, die Reduktion von Unfallrisiken am Arbeitsplatz oder die Patientensicherheit im Gesundheitssystem. Wie könnte also ein erfolgreiches Risikomanagement in Bezug auf zukünftige Virensaisonen ausschauen?

Das bereits erfolgreiche und inzwischen vergrößerte Frühwarnsystem für die saisonale Grippe wird in Zukunft auch andere Viren detektieren müssen. Dafür braucht es verlässliche Schnelltests für die Sentinelpraxen und andere schlaue Monitoring- und Teststrategien. Viele Regeln können und müssen auf Bundesebene festgelegt werden. Also zum Beispiel, welche Verordnung tritt in Pflegeheimen, Ambulanzen, Ordinationen oder Rehabilitationseinrichtungen in Kraft, wenn die Corona-Ampel Grün, Gelb oder Rot anzeigt. Gleiches gilt für Verordnungen im Bildungs- und Wirtschaftssystem sowie in anderen Bereichen unserer Gesellschaft. Normalerweise dauert der Höhepunkt in der Virensaison nur ein paar Wochen an. Die Kalibrierung der Corona-Ampel muss wissensbasiert und auf Basis von Realdaten angepasst werden. Bei allen Maßnahmen im Modus Rot muss der Nutzen größer sein als der Schaden. Einfach abzustimmen und zu evaluieren ist das nicht. Trotzdem müssen wir es versuchen. Keinesfalls darf es passieren, dass wir mit vollkommen übertriebenen oder fahrlässig untertriebenen, also völlig unausgewogenen Maßnahmen auf ein Risiko reagieren. Gleiches gilt natürlich auch für den Modus Gelb und Grün.

Einfach wird das nicht. Trotzdem muss es uns gelingen, weil wir, ich wiederhole mich, in Bezug auf Viren nie wieder in die alte Gelassenheit zurückkehren können. Nicht nach der Titulierung dieser Pandemie als »Jahrhundertereignis« und der damit verbundenen Verankerung in das Gedächtnis unserer Gesellschaft.

So wie in anderen Bereichen sollte die Ausführungsgesetzgebung bei den Ländern liegen. Ob diese dann ein einheitliches Risikomanagement für das gesamte Bundesland oder, wie von uns vorgeschlagen, ein regionales Management vorziehen, ist eine politische Entscheidung. Faktum ist, dass jeder Bezirk in Österreich ein Gesundheitsamt hat, mit der gesetzlichen Aufgabe, »die gesundheitlichen Verhältnisse des Bezirkes zu beobachten, die Durchführung der Gesundheitsgesetzgebung zu überwachen; sich auf Erfordern der zuständigen Behörden in Angelegenheiten des Gesundheitswesens gutachtlich zu äußern und ihnen Vorschläge zur Abstellung von Mängeln und zur Förderung der Volksgesundheit zu unterbreiten«. Ob sie dieser Aufgabe gewachsen sind, gilt es abzuwarten. Auf jeden Fall müssen wir in der kommenden Virensaison Erfahrungen sammeln und das wissenschaftliche Know-how in Österreich nutzen. Die Umsetzungspläne müssen im realen Leben funktionieren, möglichst einfach und möglichst wirkungsvoll sein.

Damit das gelingt, braucht es einen offenen Diskurs

> *mit allen Beteiligten, das Hinzuziehen von Experten für Kommunikation und Risikomanagement. Die Kunst des Miteinander-Redens muss wichtiger und effektiver werden. Es ist aber auch eine Chance, gemeinsam aus dieser Krise etwas zu lernen. So wie unser Verhalten in Bezug auf Viren früher zu nachlässig war, ist es jetzt viel zu hysterisch. Wir müssen es gemeinsam schaffen, wieder das richtige Augenmaß zu finden, so wie es uns in vielen anderen Bereichen unserer Gesellschaft gelungen ist. Einen unaufgeregten und sachlichen Umgang mit den unvermeidlichen Risiken des Lebens, das wünsche ich mir.*

An das Ende des Briefs stelle ich einige emotionale Sätze, die für viel Aufregung sorgen. Dabei leite ich diese mit dem Hinweis ein: »*Angesichts der Scheinheiligkeit, mit der aktuell von manchen Politikern, Journalisten und auch Wissenschaftlern argumentiert wird, erlauben Sie mir bitte noch einen abschließenden unwissenschaftlichen Wutausbruch.*«

Nützt nichts, Emotionen polarisieren, in die eine oder in die andere Richtung. Deshalb sollten Politiker auch sehr vorsichtig sein, wenn sie mit der Emotion Angst auf Wählerfang gehen. Sie spalten damit eine Gesellschaft und sorgen für soziale Spannungen. Politiker, die das Instrument Angst bewusst zum Ausbau ihrer Macht nutzen, sollten eigentlich entlarvt und abgewählt werden. Die Realität zeigt uns, das Gegenteil ist der Fall. Wäre eigentlich einen eigenen Wutausbruch wert. Aber inzwischen habe ich gelernt, wie gefährlich das ist.

> *»Es zipft mich schon dermaßen an, wie ihr plötzlich alle zu Moralaposteln werdet. Ja, jeder Todesfall ist tragisch, egal ob er in Österreich, Italien, Afrika*

oder den USA passiert. Aber tut doch bitte nicht so, als ob erst seit dem Jahr 2020 gestorben wird. 250.000 Todesfälle aufgrund dieser Pandemie sind tragisch, aber sind die 1,2 Millionen vorzeitigen Sterbefälle aufgrund von Tuberkulose und eine Million aufgrund von HIV/AIDS nicht auch tragisch? Was ist mit den 5,3 Millionen Kindern, die jedes Jahr vor dem 5. Lebensjahr versterben? Jedes Jahr! Immer und immer wieder! Auf dem Dashboard wären das 14.500 Sterbefälle jeden Tag! Doppelt so viel wie am Höhepunkt der Corona-Pandemie. Hat euch das bisher irgendwie gekümmert? Viele dieser Todesfälle wären vermeidbar gewesen. Hat sich irgendeiner von euch Moralaposteln jemals dazu geäußert? Ich hätte auch gut und gerne auf diese Pandemie verzichtet. Aber euch, die ihr da jetzt so politisch korrekt und pseudoempathisch in diversen Medien herumheuchelt, möchte ich am liebsten laut ins Gesicht schreien: Wo ist eure Empathie, wenn Menschen im Mittelmeer ertrinken, wo ist sie, wenn Kinder in Flüchtlingslagern, eine Flugstunde von Österreich entfernt, jämmerlich krepieren? Eure Scheinheiligkeit kotzt mich an!«

Lieber Herr Fleischhacker, bitte streichen Sie diesen Abgesang aus dem Brief, bitte zensurieren Sie mich, ich habe so eine Wut, dass ich mir im Moment selbst keinen Maulkorb oder Mundschutz verpassen kann – sorry! Schützen Sie mich bitte vor mir selbst, ich bin gerade eine verbale Hochrisikoperson – danke!

In den letzten zwei Wochen hatte ich intensiven Kontakt mit Bettina Schoeller von der WIKI Kinderbetreuungs GmbH. Sie hat mich Mitte April nach Rücksprache mit Landesrätin

Bogner-Strauß erstmals kontaktiert und mir einen langen Fragenkatalog geschickt. Ich schreibe ihr meine Einschätzung zurück und fordere einen sensiblen und vernünftigen Umgang mit Kindern im Kindergarten und in der Volksschule. »*KEINE Distanzierung und KEINE Masken in Kindergärten und Volksschulen. Körperkontakt NICHT unterbinden. Händehygiene besprechen und wie immer konsequent durchführen. Vor allem aber Coronavirus und Pandemie thematisieren und altersgerecht besprechen. Kranke Kinder und PädagogInnen bleiben zu Hause, bis sie gesund sind. Besorgte Eltern und Kinder mit Risiken dürfen frei entscheiden, auch im verpflichtenden Kindergartenjahr oder in der Volksschule. Es müssen aber individuelle Lernlösungen bis zum Sommer gefunden werden. Gleiches gilt für PädagogInnen, die zur Risikogruppe gehören. Ansonsten ganz normaler Kindergarten- und Volksschulbetrieb.*«

Gemeinsam verfassen wir eine Stellungnahme, halten zwei Webinare mit pädogogischen Führungskräften ab und versuchen alles, um die zum Teil irrationalen Ängste zu nehmen. Wieder einmal wird deutlich, was diese unnötige Eskalation der Angst in den Köpfen von Menschen, in diesem Fall gut gebildeten PädagogInnen, angerichtet hat. Und jetzt werden diese Ängste auf die Jüngsten in unserer Gesellschaft übertragen. Um eine Wissensbasierung geht es schon lange nicht mehr. Stattdessen erfolgen die emotionalen Debatten von Erwachsenen auf dem Rücken von Kindern. Sie sind die »Virenschleudern« der Nation, auch wenn viele Studien und auch Fachgesellschaften für Kinder- und Jugendheilkunde das Gegenteil behaupten. Kinder müssen Masken tragen, damit die Politik ihr Gesicht nicht verliert.

Donnerstag, 07. Mai

Mit Verwunderung lese ich, dass das Taskforce-Mitglied Günter Weiss, Direktor der Innsbrucker Uni-Klinik für Innere Medizin, bei einer Pressekonferenz in Tirol die Maskenpflicht infrage stellt. Er hält bei einem weiteren Rückgang des Infektionsgeschehens bis Ende Mai eine Rückkehr zu einer kompletten Normalität für notwendig. Auch er hält eine Übertragung im Freien für äußerst unwahrscheinlich. Auch die Mikrobiologin Cornelia Lass-Flörl regte ein Überdenken des Maskentragens bei weiterer Entspannung der Situation an.

Aus meiner Sicht machen Masken hochgradig Sinn, wenn sie im Gesundheits- und Pflegebereich von Personen eingesetzt werden, die den Umgang damit gewohnt sind. Außerdem muss in diesem Bereich ständig auf das Risiko einer Infektion geachtet werden, nicht nur in Zeiten einer Pandemie. Für das Tragen von Masken in der Öffentlichkeit ist die Evidenz widersprüchlich. Es finden sich somit Studien, die eher pro, und andere, die eher kontra sind. Einseitige Wissenschaftler können sich somit die eine oder andere Auslegung aussuchen. Ich tue das nicht. Akzeptabel für mich ist die Argumentation mit dem Vorsorgeprinzip, das auch bei mangelnder Wissensbasis eine Maßnahme empfiehlt, deren Schaden geringer ist als ein möglicher Nutzen. Masken in öffentlichen Verkehrsmitteln und Supermärkten zum richtigen Zeitpunkt eines Infektionsgeschehens halte ich für durchaus sinnvoll.

Nicht akzeptabel ist für mich, Kinder zum Tragen von Masken zu verpflichten. Hier überwiegt der potentielle Schaden den Nutzen, da Kinder nicht im Umgang mit Masken geschult sind, sich ständig ins Gesicht greifen und CO_2

rückatmen. Außerdem prägt die Maske die psychologische Wahrnehmung von Kindern, kann zu unnötigen Ängsten und deren Folgen führen. Masken bei Kindern machen genauso wenig Sinn wie Masken im Freien oder Masken, wenn kein Infektionsgeschehen mehr vorhanden ist. Ich habe das in Gesprächen öfter mit Schneeketten im Winter verglichen. Diese können die Sicherheit enorm erhöhen, wenn sie zum richtigen Zeitpunkt, also auf einer Schneefahrbahn verwendet werden. Sie im Winter im Kofferraum mitzuführen, ist ebenfalls schlau. Wenn aber der Schnee geschmolzen ist und die Wahrscheinlichkeit einer Schneefahrbahn gegen null geht, sollten die Schneeketten abmontiert oder in den Keller gelegt werden.

Manche Menschen werden ab jetzt immer Masken tragen, wenn sie das Haus verlassen. Sie werden ihre Angst vor Viren nicht mehr verlieren. Schuld daran ist eine Politik, die nicht erklärt und nicht verhältnismäßig agiert. Wenn es in ganz Kärnten mit 560.000 Einwohnern nicht einmal mehr 10 offiziell Infizierte gibt, dann ist eine Maskenpflicht nur noch grotesk. Genauso verrückt ist die Vorgabe von Spitälern, dass werdende Mütter Masken tragen müssen. Zu Recht fragt sich Beate Kayer vom Österreichischen Hebammengremium: *»Können Sie sich vorstellen, mit dieser Maske einen Marathon zu laufen?«* In den öffentlichen Wiener Spitälern müssen Frauen keine Masken tragen. Im Burgenland und Kärnten sind sie Pflicht, in Niederösterreich gibt es keine einheitlichen Vorgaben. Was können wir da machen? Uns zu Wort melden. Und ja, lachen, den Humor nicht verlieren. Den nackten Kaiser als solchen bezeichnen und den übervorsichtigen Autofahrer, der auch im Sommer mit Schneeketten unterwegs ist, auf den Winter vertrösten.

Spannend finde ich die Hinweise, dass das neue Coronavirus bereits Ende 2019 in Europa auftauchte und sich still und unerkannt ausbreitete. Ich halte das für durchaus plausibel. In einer globalisierten Welt verbreiten sich nicht nur Nachrichten, sondern auch Viren mit einer enormen Geschwindigkeit. Speziell China ist mit der gesamten Welt vernetzt. Ein Test auf das neue Coronavirus war noch nicht vorhanden, die WHO hatte noch nicht vorgewarnt, und die Symptome ähneln anderen grippalen Infekten. Ein französisches Krankenhaus hatte alte Gewebeproben von Patienten mit einer Lungenentzündung erneut getestet und dabei SARS-CoV-2 nachgewiesen. Hoffentlich finden sich noch weitere Gewebeproben in anderen Ländern, um diese Hypothese zu bestätigen oder zu widerlegen.

Freitag, 08. Mai

Die Corona-Zukunft ist ungewiss. Trotzdem haben Experten der Universität von Minnesota drei mögliche Szenarien skizziert: [88]

Szenario 1: Nach der aktuellen großen folgen viele kleine Wellen;

Szenario 2: Nach der aktuellen großen Welle folgt noch eine viel größere Welle, vergleichbar mit der Spanischen Grippe;

Szenario 3: Nach der aktuellen großen Welle folgen noch viele gleich große Wellen.

Vielleicht gibt es ja noch ein viertes Szenario: Das neuartige Coronavirus wird Teil des Virenmix in den kommenden

---

[88] Begley, S. Three potential futures for Covid-19: recurring small outbreaks, a monster wave, or a persistent crisis. STAT News 2020. Online: https://bit.ly/2Yc9P1Q

saisonalen Virensaisonen, einmal mehr und einmal weniger. Wie auch immer, wir sollten uns darauf vorbereiten, und zwar professionell und umfassend. Keinesfalls darf im kommenden Winter, vollkommen unabhängig vom Infektionsgeschehen, ein einziges Krankenhaus, eine einzige Ambulanz oder eine einzige kassenärztliche Ordination geschlossen werden. Es darf kein einziger Mensch einsam sterben, kein behindertes Kind ohne Berührung und keine akute oder chronische Erkrankung unversorgt bleiben, keine notwendige Diagnostik und Therapie verschoben werden. Es dürfen keine Ängste geschürt werden, die Menschen davon abhalten, einen Arzt oder das Krankenhaus aufzusuchen. Kindergärten und Volksschulen müssen immer offen bleiben, ohne Masken, ohne sinnlose und nicht umsetzbare Regeln, unaufgeregt alle pädagogischen und sozialen Aufgaben erfüllend. Im kommenden Winter darf es zu keinem neuerlichen Lockdown kommen.

Wie geht das? Ganz einfach. In den nächsten Monaten denken die klügsten Köpfe darüber nach, wie eine effektive, im Hintergrund agierende Test- und Monitoringstrategie für die kommenden Virensaisonen ausschauen muss. So wie wir Risiken in anderen Bereichen unserer Gesellschaft monitorisieren, wird jetzt auch das Hintergrundrisiko, das von Viren ausgeht, beobachtet. Steigt dieses an, treten auf Basis transparenter Kriterien Maßnahmen in Kraft, mit dem Ziel, oben geforderte Forderungen zu erfüllen. Das heißt, den gesundheitlichen, psychischen, sozialen und ökonomischen Schaden so gut wie möglich zu minimieren. Dazu gehört zum richtigen Zeitpunkt das Verbot von Großveranstaltungen, die Vermeidung von Superspreader-Events, wo wenige Menschen viele Menschen infizieren können, Empfehlungen zu Hygienemaßnahmen und Kontaktreduktion sowie der Schutz von Hochrisikogruppen.

Mit einem intelligenten Risikomanagement, zu dem auch, zum richtigen Zeitpunkt, die Empfehlung von Masken in öffentlichen Verkehrsmitteln und Supermärkten gehört, lässt sich jedes Infektionsgeschehen, das durch Erkältungsviren ausgelöst wird, so verflachen, dass es niemals zu einer Überlastung der Kranken- und Intensivversorgung kommt, das Erkrankungs- und Sterbegeschehen im statistischen Schwankungsbereich der letzten Winter liegt, und damit der gesundheitliche, psychische, soziale und ökonomische Schaden so gut wie möglich minimiert wird. Wenn wir im nächsten Winter nicht ohne Stillstand der Wirtschaft und des Gesundheitssystems durch die Virensaison kommen, haben wir im Risikomanagement versagt.

Wir wissen inzwischen so viel über die Übertragungswege, die Infektiosität, Risikogruppen und viele andere Parameter Bescheid – und dieses Wissen nimmt wöchentlich zu –, dass ich es als Versagen der Politik und Wissenschaft betrachten würde, wenn uns das nicht gelingt. Ganz ohne Hysterie, ohne das Schüren von Ängsten und ohne politische Spielchen, Inszenierungen und Message Control.

Montag, 11. Mai

Franz Allerberger, Leiter der Abteilung Öffentliche Gesundheit der Agentur für Gesundheit und Ernährungssicherheit (AGES), hat dem Magazin Profil ein längeres Interview gegeben.[89] Er sagt so kluge Sätze wie: »*Dieses Virus ist nicht so ansteckend, wie manche annehmen*« und: »*Im Freien ist es im Regelfall durch den Verdünnungseffekt extrem unwahrscheinlich, sich anzustecken.*« Dem verpflichtenden Mund-Na-

---

89 Profil. 10.05.2020. Online: https://bit.ly/30fsnkE

sen-Schutz steht Allerberger ebenfalls skeptisch gegenüber. Seiner Meinung nach gibt es keinen Beleg für den Nutzen einer Maskenpflicht. Überhaupt sei die Wirkung einzelner Maßnahmen gegen die Epidemie unklar: »*Niemand kann sagen, ob die Rückgänge bei den Neuinfektionen in Europa eine Folge des Lockdowns waren, oder ob es am wärmeren Wetter oder an sonst etwas liegt*« und: »*Nach meiner Meinung hätten wir nicht nur die Bundesgärten, sondern auch die Kindergärten verpflichtend offen halten müssen.*« Entschieden spricht er sich dagegen aus, alte Menschen vorsichtshalber wegzusperren: »*Wenn jemand 90 ist, hat er wahrscheinlich ein 30-prozentiges Risiko, diese Infektion nicht zu überleben. Aber das darf doch nicht heißen, dass er seine Enkel und Urenkel nie wiedersehen und umarmen darf.*«

Allerberger ist großartig, und ich bewundere seinen Mut, dass er trotz seiner Funktion in einer Bundesbehörde seine fachliche Meinung klar und deutlich äußert.

Zeitgleich erscheint in der Tiroler Tageszeitung mein Interview mit Michael Sprenger. Nicht verwandt und nicht verschwägert, anderer Tiroler Sprenger-Clan. Ich wiederhole meine Aussagen der letzten Wochen, dass der verordnete Lockdown ein einziges Ziel hatte, einen möglichen Kollaps des Versorgungssystems zu verhindern. »*Doch wir haben bereits Ende März unser Ziel erreicht. Uns war allen klar, die Maßnahmen greifen, die Infektionszahlen sind rückläufig, das Gesundheitssystem ist weit von einem Kollaps entfernt. Deshalb hätten wir Ende März/Anfang April damit beginnen müssen, die Pandemie nicht mehr nur unter virologischen und medizinischen Aspekten zu betrachten. Da hätten wir einen gesamtgesellschaftlichen Diskurs eröffnen müssen. Doch so gut die Regierung bis Ende März agiert hat, so muss auch kritisiert werden, dass sie es verabsäumt hat, mit 30. März den Schalter vorsichtig umzulegen.*«

Auf seine Frage, ob ich überrascht bin, wie rasch sich eine Bevölkerung einschüchtern lässt und Ausgangsbeschränkungen bis 23 Uhr akzeptiert, antworte ich: »*Anfangs war es gut und richtig, klar zu kommunizieren, was auf dem Spiel steht. Doch wenn man nun erwachsene Bürger um 23 Uhr nach Hause schickt, dann muss man das erklären. Vielleicht gibt es Gründe der Regierung, wissenschaftlich ist das nicht zu begründen. Wir haben eine Regierung, die verkündet, aber nicht erklärt. Das hat aber mit einer Demokratie und einer freien Gesellschaft nichts gemein. Die Erzählung der Regierung ist folgende: Alles wurde perfekt durchgeführt. Das stimmte anfangs ja. Und jetzt wird erzählt, dass die perfekte Geschichte weiter ihren Lauf nehmen muss. Doch jetzt ist vieles nicht mehr perfekt. Aber wer diese erzählte Geschichte nicht akzeptiert, sie gar hinterfragt, wird diskreditiert. Das ist in einer freien Gesellschaft unangebracht. Wir sind längst auf einer trockenen Straße unterwegs, aber die Regierung will nicht nur, dass wir mit Schneeketten unterwegs sind, sie verordnet sogar die Schneekettenpflicht.*«

Dienstag, 12. Mai

Im Falter erscheint ein langer, akribisch recherchierter Artikel zu den entscheidenden Tagen Ende März. Barbara Toth hat auch mit mir öfter telefoniert und Hintergrundgespräche geführt.

Nachdem Sitzungsprotokolle geleakt wurden und ich in der Vergangenheit öfter deren Veröffentlichung gefordert habe, war ich sofort der Hauptverdächtige. Das hat mir einige seltsame Anrufe eingehandelt, die durchaus drohend waren. Zum Glück habe ich das unschätzbare Privileg, vollkommen unabhängig zu sein von Interessensgruppen, Chefs, Parteien oder sonstigen Zwängen des Lebens. Natürlich kann mich die MedUni Graz als Lehrgangsleiter entlassen. Verhungern tun ich und meine Familie deshalb nicht. Das macht es natürlich auch leicht, kritisch zu sein und öffentlich meine Meinung zu sagen. Es ist wie ein Dreifachsalto über doppeltem Sicherheitsnetz. Schaut spektakulär aus, birgt aber null Risiko. Ganz anders ist es, wenn jemand in Abhängigkeit von Fördergeldern oder Vorgesetzten einen Salto ganz ohne Netz probiert. Wenn so ein Versuch schiefgeht, kann sich die betroffene Person schweren Schaden zufügen. Wenn sie es trotzdem tut, dann sollte man diese Person nicht reflexartig als dumm bezeichnen, vielleicht hat sie einfach nur Rückgrat und Zivilcourage.

Zurück zum Falter-Artikel.[90] Er beginnt mit der Landung von zwei Boeing-Triple-Seven-Langstreckenmaschinen der Austrian Airlines aus Xiamen, China, in Wien-Schwechat, am 23. März. An Bord: 130 Tonnen Schutzausrüstung. Einer der Piloten war Ex-Ö3-Star Hary Raithofer. Die Aktion war ein großer PR-Erfolg, der Boulevard jubelte. »*Kurz holt 130 Tonnen Schutzkleidung*«, titelte das Gratisblatt Österreich. »*Ex-Ö3-Star ein Held der ›Corona-Luftbrücke‹*«, schrieb die Kronen Zeitung.

Was die österreichische Regierung nicht so offensiv kommunizierte: Die Schutzausrüstung war gar nicht für Österreich bestimmt, sie war vom Südtiroler Unternehmen Oberalp organisiert, bestellt und bezahlt worden, die AUA flog sie als Nachbarschaftshilfe, das Bundesheer transportierte sie weiter nach Südtirol, wie auch Hary Raithofer auf Facebook postete.

Im Nachhinein stellte sich auch noch heraus, dass die

---

90   Falter. 12.05.2020. Online: https://bit.ly/3dFGqDW

Masken nicht den ursprünglich erhofften medizinischen Sicherheitsstandards entsprachen. Ich bin mir sicher, dass 99% der Österreicher auch heute noch glauben, die Ausrüstung war für unsere Krankenhäuser und unser Gesundheitspersonal bestimmt und ist dort auch angekommen. So funktioniert modernes Marketing. Neu für mich ist, dass es einen »*Staatlichen Krisen- und Katastrophenmanagement Koordinationsstab Sars-CoV-2/Covid-19*« im Innenministerium gab. Noch so eine Black Box, aus der anscheinend auch Dokumente geleakt wurden. »*I sog's glei, I woar's ned!*« Dieser Stab soll 80 Teilnehmer haben. Keine Ahnung, wie da kommuniziert wird.

Barbara Toth zitiert aus vier Protokollen der Taskforce des Gesundheitsministeriums, die mir ebenfalls zur Verfügung stehen. Nach dem 12. März habe ich keine Protokolle mehr erhalten, obwohl noch sechs Meetings stattfanden, an denen ich teilgenommen habe. Ich habe aus meiner Meinung zur unnötigen Eskalation am 30. März nie ein Geheimnis gemacht, und auch Toth hat sich die Pressekonferenz und ZIB Spezial noch einmal angeschaut. Was am 12. März adäquat und passend war, ist es am 30. März nicht mehr. Das geleakte Protokoll vom 12. März enthält aus meiner Sicht nichts Aufregendes, da ist die öffentlich zugängliche Pressekonferenz und das ZIB Spezial Interview vom 30. März zig-mal brisanter.

Mittwoch, 13. Mai

Am Vormittag kommt Michael Fleischhacker mit einem zweiköpfigen Team nach Graz, und wir führen ein längeres Gespräch im Garten. Die Stimmung ist sehr entspannt, auch wenn das eine oder andere städtische Hintergrundgeräusch für Unterbrechungen sorgt. Wie so oft zeigt sich, dass auch eine Stunde viel zu kurz ist, um die Komplexität des Geschehens zu bereden. Diese Pandemie hat so viele Aspekte, betrifft Menschen in so vielen Lebensbereichen, dass es eigentlich eines ständigen Miteinander-Redens bedürfte, einer Art von Massenpsychotherapie, um alle Sorgen und Ängste zu erkennen, zu besprechen und Lösungen anzubieten.

Ich habe große Bedenken, dass die mentalen Folgen dieser Pandemie vollkommen unterschätzt werden. Dazu passt, dass Autoren im Deutschen Ärzteblatt sachlich und unaufgeregt ihre Argumente für die Öffnung von Schulen, Kindergärten und Kinderkrippen präsentieren. Ihr Fazit: »*Nach derzeitigem Wissen scheinen Kinder in geringerem Ausmaß als Erwachsene an der Übertragung von SARS-CoV-2 beteiligt zu sein*«.[91]

Freitag, 15. Mai

Ein deutsches Forscherteam veröffentlicht eine Studie[92] im angesehenen Journal Science, die die Wirksamkeit verschiedener Maßnahmen zur Eindämmung der Pandemie in Deutschland unter die Lupe nimmt. Sie gingen bei ihren Simulationen davon aus, dass die Wirksamkeit der Maßnahmen mit einer Verzögerung von rund zwei Wochen sichtbar wird. Allein das Verbot von Großveranstaltungen reduzierte das tägliche Wachstum von 30% auf 12% und die Reproduktionszahl von 3,4 auf 2. Die Schließungen von Schu-

---

91 Schober, T; et al. Coronakrise: Kinder haben das Recht auf Bildung. Deutsches Ärzteblatt 2020.
92 Dehing, J; et al. Inferring change points in the spread of COVID-19 reveals the effectiveness of interventions. Science 2020.

len, Universitäten und Geschäften reduzierten das tägliche Wachstum auf 2% und die Reproduktionszahl auf 1,2. Aber erst der Lockdown und die damit verbundene Kontaktreduktion führten mit zweiwöchiger Verspätung zu einer täglichen Abnahme des Infektionsgeschehens von 3% und einer Absenkung der Reproduktionszahl auf 0,8. Hätte Deutschland nur fünf Tage zugewartet, wäre die Anzahl der Neuinfektionen auf 30.000 pro Tag gestiegen.

Die Studie bestätigt meine Einschätzung, dass der Lockdown in Österreich notwendig und auch das Timing perfekt war. Jetzt hätte ich aber auch gerne eine ökonomische Studie, die untersucht, wann das perfekte Timing für eine Deeskalation der Sprache gewesen wäre. Meiner Meinung nach am 30. März, also genau zwei Wochen nach dem Beginn des Lockdowns.

So wie durch den rechtzeitigen Lockdown viele Infektionen und damit auch Erkrankungs- und Sterbefälle vermieden wurden, so viel vermeidbarer Schaden wurde durch die versäumte Deeskalation angerichtet. Wie viele Arbeitslose, Konkurse, zerstörte Existenzen, Ängste, Suizide, Krankenstände etc., etc. wären Österreich erspart geblieben, wenn Kurz die Deeskalation 14 Tage vor der Auferstehung zu Ostern begonnen hätte. Wie viel zukünftige Einsparungen im Sozial-, Bildungs-, Kultur-, Gesundheits- und vielen anderen Bereichen unsere Gesellschaft wären nicht notwendig, wenn er auch im April weiterhin auf Sachpolitik und nicht auf Machtpolitik mittels Schürens von Ängsten gesetzt hätte. So wie das Team aus Göttingen die Wirksamkeit verschiedener Maßnahmen zur Eindämmung der Pandemie berechnet hat, so könnten auch Ökonomen diese Auswirkungen relativ gut abschätzen. Ich hoffe, sie tun es, und sie tun es bald.

Martin Rümmele ist eine Arbeitsbiene und hat die Texte von 37 Autoren gesichtet, die an unserem Buch »Wir denken Gesundheit Neu!« mitgearbeitet haben. Als Mitherausgeber habe ich fast ein schlechtes Gewissen, aber Martin ist einfach ein Profi, der schon viele Bücher veröffentlicht hat. Wir sind wirklich stolz auf das Ergebnis und darauf, dass das Buch lösungsorientiert in die Zukunft schaut. Es gibt eine Zeit nach Corona, auch wenn das viele nicht glauben. Und unser Gesundheitssystem hat noch viele Herausforderungen zu bewältigen, auch wenn das viele noch nicht wahrhaben wollen.

Samstag, 16. Mai

Anneliese Rohrer, die ich unglaublich schätze, schreibt in der Kolumne Quergeschrieben in Die Presse über die frivolen Züge der Diskussion um den Wert eines Menschenlebens. »In Österreich wurde in den ersten Wochen Politik mit dem Tod gemacht. Der Satz von ›viel Krankheit, Leid und Tod‹ wurde oft wiederholt; vor 100.000 Toten wurde gewarnt; ›Lebensgefährder‹ wurden bei jeder Gelegenheit an den Pranger gestellt. Der älteren Generation wurde ihr ›mögliches‹ Sterben mehrmals am Tag vor Augen geführt.« Dann erwähnt Rohrer zu meiner Überraschung meinen Namen. »Mit einiger Verzögerung tauchte die Gegenposition auf. Der Experte für öffentliche Gesundheit, Martin Sprenger, nahm sie ein: ›Menschen sterben jetzt, die im Herbst gestorben wären.‹«

Aha, denke ich mir, das muss ein Missverständnis sein, das ich so rasch wie möglich klären muss. Also schreibe ich eine E-Mail:

> »*Ich schätze seit Jahren Ihre Texte und Meinung zu wichtigen Fragen unserer Gesellschaft. Dass*

nun mein Name in Ihrer Rubrik Quergeschrieben auftaucht, ehrt mich. Trotzdem würde ich gerne ein Missverständnis aufklären. Als Arzt ist mir das Sterben von Menschen sehr bewusst und real begegnet. Am intensivsten in meiner zweijährigen notärztlichen Tätigkeit und meinem Jahr auf einer onkologischen Abteilung. Ich vertrete keine Gegenposition beim Thema Sterben. Ich sehe den Tod als Teil des Lebens. Wir haben meiner Meinung nach aber als moderne Gesellschaft jeglichen Bezug zum Sterben verloren. Wir verleugnen den Tod, solange es geht, und verlegen das Sterben in Krankenhäuser und Pflegeheime. Ja, jede Pandemie hat so wie jede Virussaison Auswirkungen auf das Sterbegeschehen. Auch in Österreich. Warum wir uns plötzlich den Fragen rund um das Sterben in Österreich so aufmerksam und so einseitig widmen, weiß ich nicht. Der Tod hat viele Ursachen und Gesichter. In Österreich, Europa und weltweit. Dazu würde ich mit Ihnen gerne einmal ausführlich diskutieren.«

Der Film »Avengers« ist ab 12 Jahren freigegeben. Mit über 1.000 Toten gehört er aber bei Weitem nicht zu den Kinofilmen mit der höchsten Sterblichkeit. Da liegen die drei Folgen von »Herr der Ringe« mit mehreren Tausend Toten schon deutlich besser im Rennen. Auch ein ganz gewöhnlicher Fernsehabend für (fast) die ganze Familie kommt locker auf 50 Todesfälle. Gestorben wird auch in den Dokumentations- und Nachrichtensendungen, weit weg, ohne Nähe, vollkommen virtuell.

Der moderne Mensch betrachtet täglich Bilder vom Sterben und hat trotzdem, oder gerade deswegen, jeden Bezug zum Sterben verloren. Was vor 50 Jahren noch selbstverständlich war, dass Sterben zum Leben dazugehört, wird heute in Institutionen abgeschoben. 50% der Österreicher versterben im Krankenhaus, 20% im Pflegeheim und 25% zu Hause. Ob Letztere eher zufällig dort sterben, oder ob dies bewusst passiert, ist nicht bekannt. Die Corona-Pandemie hat das Sterben wieder in unser Bewusstsein und auf Dashboards geholt. Einen gesunden Bezug zum Sterben bekommt man dadurch nicht, ganz im Gegenteil. Es täte so vielen, die aktuell das Sterbegeschehen in sozialen Medien kommentieren, gut, ein paar Monate ehrenamtlich auf einer Palliativstation mitzuhelfen. Sie würden als Menschen wachsen, den Tod mit anderen Augen sehen, das Leben mehr genießen.

Anneliese Rohrer schreibt mir zwei Tage später eine nette Antwort und bietet mir an, das Thema Sterben einmal substantieller zu besprechen. Das wäre ein Gespräch, auf das ich mich sehr freuen würde. Das schreibe ich ihr auch so zurück.

Samstag, 17. Mai

Diese Pandemie ist wie ein Brennglas, das soziale Ungleichheiten in unserer Gesellschaft offenlegt. Nicht nur die scheinheiligen Debatten rund um Erntehelfer und 24-Stunden-Betreuerinnen, sondern auch den Umgang mit Billiglohnkräften. Auch die aktuell in Wien identifizierte Häufung von positiven Fällen zeigt, wie prekär die Lage für viele Menschen am Arbeitsmarkt ist. Konsequenzen wird das Ganze keine haben. Dazu liegt unser Fokus viel zu sehr auf dem Virus, anstatt auf der sozialen Ungleichheit und ihren Folgen für das Infektionsgeschehen. Besonders smart ist das nicht.[93]

---

93 ORF.at. 16.05.2020. Online: https://bit.ly/2A8u5to

Was neben den vielen sozialen Fragen in der Berichterstattung vollkommen verloren geht, ist die Tatsache, dass keine einzige der positiv getesteten Personen im Krankenhaus landet. War das nicht einmal unser primäres Ziel in der Pandemie, die Krankenversorgung vor einer Überlastung zu schützen? Wenn unser neues Ziel darin besteht, den Virus zu eliminieren, dann kann ich den Jägern gleich sagen, das wird nicht funktionieren. Wenn ich Viren suche, dann werde ich sie finden.

Spätestens seit dem »Human Microbiom Project« wissen wir, dass wir mehr Bakterien in und auf uns haben, als wir eigene Körperzellen besitzen. Und davon hat der Vielzeller Mensch zirka 30 bis 100 Billionen. Schon weniger kennen das »Humane Virome Project«, das fast wöchentlich spannende neue Erkenntnisse liefert.[94] So sind zum Beispiel auch gesunde Menschen immer von unzähligen Viren und Makrophagen besiedelt. Es finden sich fast immer Herpesviren, Humane Papilloma Viren oder Adenoviren. Und wer glaubt, dass zumindest die Gehirn-Rückenmark(s)-Flüssigkeit frei von Viren ist, muss dank moderner Sequenzierungsmethoden umdenken.[95] Was lernen wir daraus? Bakterien, Viren, Makrophagen etc. sind omnipräsent im lebendigen (Öko-)System Mensch. Viren können nicht nur krank machen, sie sind auch die Treiber der Evolution. Ohne sie gäbe es keine Säugetiere und damit auch keine Menschen. Die Grenze zwischen lebensbedrohlich, pathogen, nicht-pathogen und lebensnotwendig sind unscharf. Dank moderner Diagnostik werden wir immer etwas finden, auch wenn wir gar nicht danach gesucht haben.

---

94 Garcia-Lopez, R; et al. Beyond cells – The virome in the human holobiont. Microbial Cell 2020.
95 Ghose, C; et al. The Virome of Cerebrospinal Fluid: Viruses Where We Once Thought There Were None. Frontiers in Microbiology 2020.

Das heißt nicht, dass wir aufhören sollten, auf Basis eines ausgeklügelten Überwachungssystems Cluster von Infektionen mit dem neuartigen Coronavirus rasch zu erkennen. Aufgrund der fehlenden Immunität eines Großteils der Bevölkerung wird dies so lange nötig sein, bis wir entweder eine wirksame Impfung haben oder ausreichend durchseucht sind. Wir sollten aber nicht bei jedem Cluster gleich in Panik ausbrechen und irgendwelche Maßnahmen fordern. Viel vernünftiger ist es, das Risiko klug und mit so wenig Aufregung wie möglich zu managen, wie wir es auch bei anderen, ebenso gefährlichen Risiken des Lebens tun.

Finden wir uns einfach damit ab: Viren sind Teil des Lebens- und Erkrankungsrisikos, und SARS-CoV-2 ist bis auf Weiteres ein Teil davon. Die Virensaison kann nicht abgesagt werden, nicht einmal von einem Bundeskanzler.

Montag, 18. Mai

Der Bildungswissenschaftler und Psychoanalytiker Josef Christian Aigner bringt die soziale Dimension der Pandemie und das Dilemma der Grünen Partei in einem Kommentar im Standard gut auf den Punkt. »*Ist eine derartige Selbstverleugnung wirklich notwendig? Gerade im Sinne des Wiederaufbaus von Wirtschaft und Kultur und der humanitären Sorge im Sozialbereich bräuchte das Land ›das Beste aus beiden Welten‹, nicht nur aus der türkisen. Eine Knebelkoalition, in der der kleinere Partner ›seine Welt‹ der Message-Control opfern muss, sollte einem offenen, transparenten Diskurs – das ist etwas anderes als ›Streiterei‹ – weichen. Wäre das nicht eine Chance gegen die Misere koalitionärer Selbstzensur und Unglaubwürdigkeit?*«

Ich weiß auch nicht, was los ist. Der Wissenschaft ist die Kultur der Debatte verloren gegangen, der Gesellschaft die

Kultur der offenen Meinungsäußerungen, der Kultur die analoge Kultur und den Grünen ihre Prinzipien und ihr Rückgrat.

Dienstag, 19. Mai

Nach einem intensiven Vormittag auf der Uni fahre ich in die ehemalige Steirische Gebietskrankenkasse, um den Ewald zu besuchen. Er hat den Public-Health-Lehrgang 2004–2006 besucht, und wir sind rasch enge Freunde geworden. Besonders die gemeinsamen Wochen in Neuseeland, eine Durchquerung der libyschen Sahara und zahlreiche wilde Bergtouren haben uns zusammengeschweißt. Ewald hat mich vorgewarnt, die jetzige Landesstelle der ÖGK ist zu einer Hochsicherheitseinrichtung geworden.

Die Szene, die sich mir bietet, scheint wie aus der Zeit gefallen. Was Mitte März bis Mitte April vollkommen stimmig und passend gewesen wäre, ist jetzt vollkommen absurd. Kaum betrete ich die Stiege, bellt mich schon ein maskierter Wachmann an »*Was wollen Sie?*« – »*Ich habe einen Termin.*« – »*Maske!*« – »*Wir stehen aber im Freien und sind Meter voneinander entfernt*« – »*Maske!*« – »*Ok, ich habe einen Termin.*« – »*Warten Sie hier, da müssen wir zuerst anrufen!*« Er geht in Richtung Portier, und wie sich herausstellt, steht Ewald am Hintereingang. Ich gehe also um das Gebäude herum und treffe dort auf Ewald und den Portier. Scherzhaft meine ich: »*Bei euch ist noch immer März, wie ich sehe.*« Mehr hat es nicht gebraucht, der Portier mutiert zum Blockwart und schimpft wie ein Rohrspatz. Wir verschwinden, so rasch wir können, in Richtung Ewalds Büro, aber nicht ohne uns, wie gerade befohlen, die Hände zu desinfizieren.

Vollkommen verrückt, denke ich mir. Die gleiche Einrichtung, die Mitte März für sechs Wochen jeglichen Kontakt mit der Außenwelt abgebrochen hat, von der in der schwierigen Phase der Pandemie genau nichts zu hören war, die null zur Kommunikation mit und Versorgung von Hochrisikogruppen beigetragen hat, öffnet am 18. Mai ihre Pforten in einer Art und Weise, als ob gerade die Welt untergeht. Was ich am 19. März als sensationelle Performance bewertet hätte, finde ich heute einfach nur lächerlich. Aber es ist auch symptomatisch für diese extrem hierarchische Organisation, wo jegliches Hinterfragen von Sinnhaftigkeit und selbstständiges Denken unterbunden wird. Das perfekte Milieu für Günstlinge, Opportunisten und Blockwarte.

Am Nachmittag bin ich im Forum Stadtpark. Vor zwei Wochen habe ich auf Einladung von David Steinwender, einem Grazer Multiaktivisten, an einem Online-Diskurs des Festivals Lendwirbel zum Thema »Wie schaffen wir Krisenresilienz?« teilgenommen. Nach eher gemütlichem Plaudern ging es dann in den letzten zwanzig Online-Minuten ordentlich rund. Auf Einladung von Heidrun Primas, Leiterin des Forum Stadtpark, wollten wir dort fortsetzen, wo wir aufgehört haben.

Ich schüttle inzwischen wieder Hände, was aber nur wenige irritiert. Es ist ein Treffen von Kulturschaffenden, bei dem ich mich als Alien aber recht wohlfühle. Das Kulturjahr 2020 steht unter dem Motto »Wie wir leben wollen«, für das zahlreiche Projekte eingereicht und auch einige bewilligt wurden. Aufgrund der Pandemie wurde es bis zum Sommer 2021 verlängert, und eine kulturelle (Wieder-)belebung der Stadt soll nach der Sommerpause erfolgen. Heidrun präsentiert ein spannendes Konzept und die Organisationsform der Soziokratie, um diese Projekte zu vernetzen, und so ein echtes Momentum für eine Re-Organisation der Stadt Graz auf Basis einer Partizipation der Bewohnerinnen und Bewohner zu ermöglichen. Ganz habe ich es bis zum Schluss nicht verstanden, aber macht nichts, der Weg ist auch hier das Ziel.

Mittwoch, 20. Mai

Wieder so ein Highlight in diesen verrückten Wochen. Vor einigen Tagen hat mich Erwin Wagenhofer per E-Mail kontaktiert, und wir haben vereinbart zu telefonieren. Meine Schwester wäre begeistert, sie ist ein Riesenfan seiner Filme, und ich bin es auch.

Zuerst sprechen wir über die Pandemie und Politik, Ängste und Macht, wechseln aber rasch in eine viel philosophischere Betrachtung des Geschehens. Wie kann eine Welt, die aus den Fugen geraten ist, sich wieder als einzigartiger blauer Planet wahrnehmen. Wie kann eine Geschichte erzählt werden in Zeiten, wo der mediale Scheinwerfer auf alles gerichtet wird, das kracht und Sensationen bietet. In einer Zeit der exponentiellen Beschleunigung von Nachrichten, Umweltzerstörung, Profit, Konsum und Auflösung von Gemeinschaften. Wagenhofer erzählt vom Förster Erwin Thoma, der auch in seinem Film »But Beautiful« vorkommt, der wiederum ein tibetanisches Sprichwort zititiert: »*Ein Baum, der fällt, macht mehr Krach als ein Wald, der wächst!*«

Wir sind uns einig, dass es notwendig ist, den Blick wieder auf den wachsenden Wald, die Bedeutung von Ökosystemen, die inneren Zusammenhänge der Welt und den Genuss beim Konsum von Langsamkeit zu richten. Leider zeigt ein Blick auf die Straßen von Graz, dass nach dem kurzen Innehalten wieder das Getöse und Aufwirbeln von Staub eingesetzt hat.

Im Vergessen sind wir Menschen erschreckend gut. Manchmal ist das lebensrettend, manchmal lebensgefährdend. Die Corona-Ampel ist beinahe vollkommen grün, und ich freu mich auf die kommenden Tage in der Natur.

* * *

Corona

Aus der Hand frißt der Herbst mir sein Blatt: wir sind Freunde.
Wir schälen die Zeit aus den Nüssen und lehren sie gehn:
die Zeit kehrt zurück in die Schale.

Im Spiegel ist Sonntag,
im Traum wird geschlafen,
der Mund redet wahr.

Mein Aug steigt hinab zum Geschlecht der Geliebten:
wir sehen uns an,
wir sagen uns Dunkles,
wir lieben einander wie Mohn und Gedächtnis,
wir schlafen wie Wein in den Muscheln,
wie das Meer im Blutstrahl des Mondes.

Wir stehen umschlungen im Fenster, sie sehen uns zu von der Straße:
es ist Zeit, daß man weiß!
Es ist Zeit, daß der Stein sich zu blühen bequemt,
daß der Unrast ein Herz schlägt.
Es ist Zeit, daß es Zeit wird.

Es ist Zeit.

(Paul Celan, 1952)

Epilog am Obersinger

Es ist Ende Mai. Ich sitze vor dem Bergbauernhof meiner Eltern und schaue auf den Hochaltar Tirols, hinter dem die Sonne verschwindet. Seit meinem letzten Besuch sind drei Monate vergangen. Eine unverzeihlich lange Pause. Zwar ist auf fast 1.300 m die Nachbarschaftshilfe so selbstverständlich wie notwendig, aber ich bin froh, dass ich auch selber wieder zugreifen kann. Außerdem gibt es wie immer viel zu erzählen und zu diskutieren.

Ich bin am Finalisieren meines Tagebuchs und freue mich über die Begeisterung meiner Eltern. Trotz ihres fortgeschrittenen Alters gehen sie sehr entspannt mit der Krise um. Mein Vater hat vor fünf Jahren eine riesige Photovoltaik-Anlage auf dem Dach montieren lassen, um energieautarker zu sein. Im Sommer wird das Brennholz für den Winter vorbereitet. Das war schon immer so. Alles hat seine Zeit, die hier oben genauso schnell vergeht wie weiter unten. Zum Glück hat sich das Infektionsgeschehen in Österreich immer positiver entwickelt, als selbst die größten Optimisten es erwartet hätten. Das Virus geht in die Sommerpause. Die Ängste sind geblieben und werden noch immer geschürt. Es wird Zeit, dass der Sommer kommt und der warme Wind für virusfreie Köpfe und Träume sorgt.

Am 16. April hat mich Maria Seifert aufgrund meiner Texte im Addendum kontaktiert. Das Timing hätte nicht besser sein können. Ich hatte nach meinem Ausstieg aus der Taskforce begonnen, mein loses Tagebuch zu ordnen, und die Idee eines Buches gefiel mir. Schon bald waren diese unabhängige Verlegerin und ich uns einig. Der Titel passte zu den vielen Rätseln dieser Pandemie, von denen manche bis heute nicht gelöst sind. Es bleibt also spannend, die Geschichte dieser Pandemie ist noch lange nicht zu Ende erzählt. Über viele Einzelheiten, Ereignisse und Gespräche habe ich nicht berichtet. Zum Teil, weil ich niemanden bloßstellen oder verletzen will. Aber auch, weil ich es im Schreiben nicht mehr als relevant oder einfach als zu kompliziert und erklärungsbedürftig empfand.

Ich hätte mir rückblickend gewünscht, mehr Aktennotizen und Gedächtnisprotokolle zu haben. Das hätte geholfen, die Schlüsselmomente noch präziser zu beschreiben. Ich weiß nicht, wie das Journalisten machen, aber ich lasse lieber etwas weg, bevor ich unpräzise Angaben mache.

Mein Tagebuch ist nicht die ganze Wahrheit, nicht einmal ein Bruchteil davon. Es ist ein kleiner subjektiver Einblick in die Geschehnisse der letzten drei Monate, nicht mehr und nicht weniger. Vielleicht hilft es den Lesern, so wie mir, die Chronologie der Ereignisse besser zu verstehen. Erst im Rückblick wird klar, welche Entscheidungen wann, wie und warum gefallen sind. Natürlich hätte ich auch meine Fehleinschätzungen und Fehlberechnungen noch detaillierter schildern können. Aber es ging mir nie um eine Abrechnung, weder mit mir selbst noch mit anderen. Was deutlich werden sollte, ist meine eigene Lernkurve, aber auch die der Wissenschaft, der Medien und der Politik. Die vielen offenen Fragen und ungelösten Rätsel.

»Die Lebensweisheit ›Hinterher sind immer alle klüger‹ gilt natürlich auch für diese Pandemie. Aber nur wenn alle hinterher klüger sind und somit etwas gelernt haben, können wir zukünftige ähnliche Herausforderungen besser bewältigen. Deshalb ist es so wichtig zurückzuschauen, kritische Fragen zu stellen, Entscheidungen zu evaluieren, vergangene Geschehnisse besser zu verstehen«, habe ich am Beginn meines letzten Briefes an Michael Fleischhacker geschrieben.

Die letzten drei Monate waren eine verrückte Zeit. Ich habe mich in der heißen Phase der Pandemie mit Wissenschaftlerinnen und Wissenschaftlern vernetzt, die ich vorher kannte und noch nicht kannte. Wir haben uns gemeinsam mit großem Engagement in die Auseinandersetzung mit der Pandemie gestürzt. Viele großartige Projekte und Initiativen sind daraus entstanden, von einigen habe ich im Tagebuch berichtet.

Ich habe aber auch viele großartige Menschen kennengelernt, sehr bekannte und völlig unbekannte. Manche werde ich wieder aus den Augen verlieren, manche nicht. Die letzten drei Monate haben mir nicht nur zu einer Lernkurve, sondern auch zu einem Entwicklungsschub verholfen, wie ich ihn vor ein paar Monaten nicht für möglich gehalten hätte. Schuld daran ist nicht das neuartige Coronavirus, sondern die vielen prägenden sozialen Begegnungen. Dafür möchte ich mich bedanken, von ganzem Herzen und aus tiefster Seele.

GLOSSAR

Antikörper
Antikörper sind vom Immunsystem gebildete Eiweißmoleküle (Immunglobuline) zur Bekämpfung von Krankheitserregern und anderen Fremdstoffen. Es gibt verschiedene Arten von Antikörpern, die in unterschiedlichen Regionen des Körpers zu finden sind und dort spezielle Aufgaben erfüllen. Sie werden von den B-Lymphozyten (weißen Blutkörperchen) gebildet. Es gibt unzählige Antikörper, so wie es unzählige Antigene gibt. Bei der Erstinfektion mit einem Erreger (Antigen) wird sofort IgM (Immunglobulin M) gebildet. IgM-Antikörper sind somit das Zeichen einer frischen Infektion. IgG(Immunglobulin G)-Antikörper kommen mengenmäßig am häufigsten im Blut vor. Sie werden erst zirka drei Wochen nach Infektionsbeginn gebildet. Kommt der Körper dann ein weiteres Mal mit dem gleichen Erreger in Kontakt, werden von B-Lymphozyten sofort wieder die passenden Antikörper gebildet, die vor einer Infektion schützen. Dieses immunologische Gedächtnis ist auch dafür verantwortlich, dass man Kinderkrankheiten wie Masern nur einmal im Leben bekommt.

Antikörpertest
Ein Antikörpertest dient dem Nachweis von Antikörpern im Blut. Die meisten Testsysteme weisen entweder IgG- und/oder IgM-Antikörper oder IgG- und/oder IgA-Antikörper

nach. Neutralisationstests gelten als »Goldstandard« für den Nachweis schützender Antikörper. Sie können Antikörper nachweisen, die spezifisch für einen Erreger sind.

Antigen
Antigene sind meistens Proteine, können aber auch Kohlenhydrate, Lipide oder andere Stoffe sein. Sie können entweder von B-Zell-Rezeptoren, T-Zell-Rezeptoren oder (von B-Zellen produzierten) Antikörpern erkannt bzw. gebunden werden. Antigene, welche von B-Zell-Rezeptoren oder Antikörpern erkannt werden, befinden sich auf den Oberflächen von eingedrungenen Fremdkörpern (z. B. auf Pollenkörnern, Bakterienoberflächen und im Kot von Hausstaubmilben) oder Zellen und weisen dort eine dreidimensionale Struktur auf. Sie werden deshalb auch als Oberflächenantigene bezeichnet. Auch körpereigene Strukturen sowie Antikörper selbst können als Antigene wirken, wenn sie fälschlicherweise als fremd angesehen werden (Autoantikörper). Dadurch wird eine Autoimmunreaktion ausgelöst, diese kann in schweren Fällen zu einer Autoimmunkrankheit führen.

Basisreproduktionszahl
Die Basisreproduktionszahl (R0) gibt an, wie viele Menschen von einer infektiösen Person durchschnittlich angesteckt werden, wenn kein Mitglied der Population gegenüber dem Erreger immun ist (suszeptible Population). Am Anfang einer Epidemie steht R0. Mitten in einer Epidemie ist die effektive Reproduktionszahl (Reff) zur Beurteilung des Infektionsgeschehens geeigneter. Sie gibt an, wie viele Menschen ein Infizierter unter den aktuellen Bedingungen im Durchschnitt ansteckt. Deshalb kann sie sich auch ändern, wenn Maßnahmen erlassen oder gelockert werden.

Beirat
Ein Beirat ist ein Gremium mit beratender Funktion. Beiräte haben oft wenig oder keine Entscheidungsbefugnisse und Kontrollfunktion, sondern beschränken sich auf Beratungen und Empfehlungen.

Contact-Tracing
Darunter versteht man die Rückverfolgung von Infektionsketten durch das Nachverfolgen von Kontaktpersonen sowie das aktive Ermitteln von Personen, die Kontakt zu einem Erkrankten (oder zu einem infektiösen Verdachtsfall) hatten und infiziert sein könnten.

Containment
Containment ist eine Strategie, die Ausbreitung einer Epidemie einzudämmen. Ziel ist es dabei, Infizierte und Erkrankte so schnell wie möglich zu identifizieren und deren Kontaktpersonen festzustellen. Alle Betroffenen werden sofort isoliert, damit sie keine weiteren Personen mehr anstecken können.

Coronaviren
Coronaviren wurden erstmals Mitte der 1960er Jahre identifiziert. Sie können sowohl Menschen als auch verschiedene Tiere infizieren, darunter Vögel und Säugetiere. Mit SARS-CoV-2 sind insgesamt sieben humanpathogene Coronaviren bekannt. Sie verursachen beim Menschen verschiedene Krankheiten, von gewöhnlichen Erkältungen bis hin zu gefährlichen oder sogar potentiell tödlich verlaufenden Krankheiten, wie dem Middle East Respiratory Syndrome (MERS) oder dem Severe Acute Respiratory Syndrome (SARS).

COVID-19
Akute infektiöse Lungenerkrankung bzw. akutes respiratorisches Syndrom, ausgelöst durch Infektion mit dem erstmalig im Dezember 2019 in Wuhan/China nachgewiesenen Coronavirus SARS-CoV-2.

Datenschutz-Grundverordnung
Die Datenschutz-Grundverordnung (DSGVO) ist eine Verordnung der EU, mit der die Regeln zur Verarbeitung personenbezogener Daten durch die meisten privaten wie öffentlichen Datenverarbeiter EU-weit vereinheitlicht werden. Dadurch soll einerseits der Schutz personenbezogener Daten innerhalb der EU sichergestellt und andererseits auch der freie Datenverkehr innerhalb des Europäischen Binnenmarktes gewährleistet werden.

Endemisch
Von Endemie wird in der Medizin gesprochen, wenn Fälle einer Krankheit in einer umschriebenen Population oder begrenzten Region fortwährend gehäuft auftreten, endemisch sind.

Epidemie
Eine Epidemie ist ein zeitlich und örtlich begrenztes vermehrtes Auftreten von Krankheitsfällen einheitlicher Ursache innerhalb einer Bevölkerung.

EuroMOMO
Ziel des EuroMOMO-Projekts (European monitoring of excess mortality for public health action) ist zeitnahes Monitoring und Analyse des Sterbegeschehens in europäischen Ländern. Dabei wird eine standardisierte Methode verwendet, um eine Vergleichbarkeit zu gewährleisten. Das Projekt wurde 2008 gestartet und arbeitet seit 2016 eng mit dem

Europäischen Zentrum für die Prävention und die Kontrolle von Krankheiten (ECDC) und der Europäischen Zweigstelle der Weltgesundheitsorganisation (WHO) zusammen.

Europäisches Frühwarn- und Reaktionssystem (EWRS)
Das EWRS ist ein EU-weites Schnellwarnsystem zur Meldung schwerwiegender, grenzüberschreitender Gesundheitsgefahren. Sein vertrauliches Computersystem ermöglicht eine ständige Verbindung zwischen der Europäischen Kommission und den EU-Ländern zum Zwecke der Warnmeldung, der Bewertung von Gesundheitsrisiken und der Festlegung der zum Schutz der öffentlichen Gesundheit notwendigen Maßnahmen. Das System ist Eigentum der Europäischen Kommission und wird vom Europäischen Zentrum für die Prävention und die Kontrolle von Krankheiten (ECDC) betrieben.

Europäisches Zentrum für die Prävention und die Kontrolle von Krankheiten (ECDC)
Das ECDC liefert Überwachungsdaten und wissenschaftliche Beratung zu den 52 meldepflichtigen übertragbaren Krankheiten, zu Krankheitsausbrüchen und sonstigen Bedrohungen der öffentlichen Gesundheit. Die Agentur bezieht Fachkenntnisse und Wissen von ihren Sachverständigen sowie von europaweiten Netzen für bestimmte Krankheiten und nationalen Gesundheitsbehörden.

Cluster
Eine Häufung von Krankheitsfällen in einem bestimmten Zeitraum oder Gebiet.

DALY
DALY ist ein englisches Akronym und steht für disability-adjusted life years oder auch disease-adjusted life years. Es wird

im Bereich der Medizin, Soziologie und Ökonomie verwendet. Mit DALY soll nicht nur die Sterblichkeit (Mortalität), sondern auch die Beeinträchtigung des normalen, beschwerdefreien Lebens durch eine Krankheit erfasst und in einer Maßzahl summiert werden. DALYs sind die Zahl der verlorenen Lebensjahre durch vorzeitigen Tod, kombiniert mit dem Verlust an Lebenszeit durch Behinderung. Letzterer wird auch als verlorene Lebensjahre berechnet, multipliziert mit einem bestimmten Faktor je nach Höhe der Behinderung. Ein besonderer Vorteil des DALY ist der mögliche länder- und kulturübergreifende Einsatz.

Fallsterblichkeit
Der Fall-Verstorbenen-Anteil oder (umgangssprachlich) Fallsterblichkeit, häufig auch als case fatality rate bezeichnet, ist in der Epidemiologie und medizinischen Statistik eine Maßzahl, die die Letalität einer Krankheit aus empirischen Daten schätzt, also die Wahrscheinlichkeit zu versterben unter der Bedingung, zuvor erkrankt zu sein. Eine hohe Dunkelziffer nicht diagnostizierter Fälle lässt den Fall-Verstorbenen-Anteil jedoch höher erscheinen als die tatsächliche Letalität der Krankheit. Abgekürzt wird der Fall-Verstorbenen-Anteil als CFR.

Gesundheitsfolgenabschätzung
Gesundheitsfolgenabschätzung (GFA) oder auch Health Impact Assessment (HIA) ist ein systematischer Prozess zur Analyse und Bewertung geplanter politischer Vorhaben hinsichtlich der möglichen positiven und negativen Auswirkungen auf die Gesundheit sowie deren Verteilung innerhalb der Bevölkerung. HIA dient dazu, politische Entscheidungen im Sinne einer gesundheitsfördernden Gesamtpolitik informierter zu gestalten.

Gesundheitskompetenz
Gesundheitskompetenz ist verknüpft mit allgemeiner Bildung und umfasst das Wissen, die Motivation und die Fähigkeiten von Menschen, relevante Gesundheitsinformationen zu finden, zu verstehen, zu beurteilen und anzuwenden, um im Alltag in den Bereichen Gesundheitsförderung (zur Erhaltung und Stärkung der Gesundheit), Prävention (zur Vorbeugung von Beschwerden oder Erkrankungen) und Krankenversorgung (bei bestehenden Beschwerden oder Erkrankungen) Entscheidungen treffen zu können, die zur Erhaltung oder Verbesserung der Lebensqualität und Gesundheit während des gesamten Lebensverlaufs beitragen. Gesundheitskompetenz ist einerseits eine Frage der persönlichen Fähigkeiten, hängt aber andererseits von den Anforderungen der Umgebung an diese Fähigkeiten ab.

Health Life Years (HLY)
Der Indikator Health Life Years (HLY), »gesunde Lebensjahre«, wird auch als behinderungsfreie Lebenserwartung bezeichnet. Er misst die Zahl der Jahre, die eine Person voraussichtlich in guter gesundheitlicher Verfassung leben wird.

Herdenimmunität
Wer eine Infektionskrankheit durchgemacht hat, bildet in der Regel Immunzellen aus, die sich an den Erreger erinnern und ihn bei der nächsten Begegnung effektiv bekämpfen. Nicht für alle viralen oder bakteriellen Infektionen gilt das lebenslang, ein Schutz besteht aber immer für eine ganze Weile. Wenn viele Menschen so eine Krankheit bereits hatten, sind sie nicht nur selbst geschützt, sondern geben die Erkrankung auch nicht so leicht an andere weiter. So tritt die Infektion nicht so häufig in der Bevölkerung auf. Man spricht dann von Herdenimmunität. Diese kann auch mit einer Impfung erreicht werden.

Hinterzimmer.TV
Ist ein Projekt des TV-Moderators und Journalisten Flo Rudig. Er führt Gespräche, wo andere enden, tiefgründig, faktenbasiert und auf Augenhöhe. Ein Talk hinter den Kulissen von Sport, Wirtschaft, Wissenschaft und Showbusiness. Mit Gästen, die etwas zu sagen haben.

Infektionssterblichkeit
Infizierten-Verstorbenen-Anteil oder (umgangssprachlich) Infektionssterblichkeit, häufig auch als infectious fatality rate bezeichnet, der bei den Fallzahlen auch nicht diagnostizierte Fälle einschließt, was durch epidemiologische Modellrechnungen abgeschätzt werden muss. Bei der Fallsterblichkeit stehen nur die offiziell positiv getesteten Fälle im Nenner, bei der Infektionssterblichkeit alle infizierten Personen. Das kann bei der Berechnung der Sterblichkeitsrate einen gewaltigen Unterschied machen. Vor allem wenn die sogenannte Dunkelziffer, also der Anteil der unbekannten, weil zumeist ohne Symptome verlaufenden Krankheitsfälle sehr groß ist. Abgekürzt wird der Infizierten-Verstorbenen-Anteil als IFR.

Infektiosität
Die Infektiosität beschreibt die Fähigkeit eines Pathogens, einen Wirt zu infizieren. Sie ist somit abhängig von den Pathogenitätsfaktoren, und damit von der Fähigkeit eines Pathogens zur Invasion eines Wirtes und einer Reproduktion in ihm. Die Infektiosität wird unter anderem bestimmt durch die im Labor ermittelte Anzahl neu gebildeter Pathogene pro Zelle, die minimale Infektionsdosis und den epidemiologischen R0-Wert des Pathogens.

Informationsfreiheitsgesetz
Das Informationsfreiheitsgesetz (IFG) regelt den Anspruch auf Zugang zu amtlichen Informationen gegenüber Bundes-

behörden und sonstigen Bundesorganen. Das Gesetz gewährt jeder Person einen voraussetzungslosen Rechtsanspruch auf Zugang zu amtlichen Informationen von Bundesbehörden. Eine Begründung durch Interesse rechtlicher, wirtschaftlicher oder sonstiger Art ist nicht erforderlich.

Inkubationszeit
Die Inkubationszeit (von lateinisch incubatio, »Ausbrütung«) ist ein Begriff aus der Infektiologie und beschreibt die Zeit, die zwischen Infektion mit einem Krankheitserreger und dem Auftreten der ersten Symptome vergeht. Die Inkubationszeit kann, abhängig von der Krankheit, zwischen wenigen Stunden und einigen Jahren betragen. Dies hängt davon ab, wie schnell und auf welche spezifische Weise sich die entsprechenden Erreger im Körper vermehren (Virulenz), wie sie auf den Körper wirken, bzw. wann Symptome erstmals wahrgenommen werden.

Kollateralschaden
Ein »Kollateralschaden« ist ein militärischer Begriff und bedeutet nach dem humanitären Völkerrecht einen ungewollten, aber zur Erreichung eines legalen Angriffs auf ein militärisches Ziel unvermeidbaren »Nebenschaden«. Der Kollateralschaden muss sich in engen Grenzen halten.

Landessanitätsdirektion
Die Aufgaben des Öffentlichen Gesundheitsdienstes, als Teil der öffentlichen Verwaltung, beruhen im Wesentlichen immer noch auf dem Reichssanitätsgesetz aus dem Jahr 1870. Aufgaben der Landessanitätsdirektion sind die medizinisch-fachliche Aufsicht und gutachterliche Tätigkeit im Rahmen der öffentlichen Gesundheitsverwaltung. Dazu gehören auch die fachliche Führung und Fortbildung der Amtsärzte, organisatorische und finanzielle Aufgaben, wie die Budgeterstellung und -verwaltung, und das Vertragswesen für Schulärzte.

Lockdown
In der öffentlichen Diskussion wird im Rahmen der COVID-19-Pandemie immer wieder die Bezeichnung Lockdown (englisch für »Abriegelung, Ausgangssperre«) als sprachliches Surrogat für »Massenquarantäne« verwendet. Konkurrierend wird auch der Begriff Shutdown (»Stilllegung, Abschaltung«) verwendet. Er bedeutet eigentlich »die Schließung einer Fabrik, eines Geschäftes oder anderen Unternehmens, entweder für kurze Zeit oder für immer«. Beide Bezeichnungen beziehen sich im Deutschen auf den gegenwärtigen Zustand im Rahmen der Pandemie, d. h. die Schließung nahezu aller Geschäfte und öffentlichen Einrichtungen, eine weitgehende Einstellung der Produktion, das Ausführen von Arbeit von zu Hause aus und das Zuhausebleiben der Menschen aufgrund der Corona-Pandemie.

Masterausbildung in Public Health
Diese integriert theoretisches und praktisches Wissen aus unterschiedlichen gesundheitswissenschaftlichen Disziplinen. Ziel der multidisziplinären Ausbildung ist es, ein fundiertes, handlungsleitendes Wissen und umfassende Gesundheitskompetenzen wirksam in allen gesundheitsrelevanten Bereichen unserer Gesellschaft zu verankern. Die Studierenden erhalten die Möglichkeit, sich für Rollen und Managementaufgaben im Gesundheitssystem zu qualifizieren, die eine gesundheitswissenschaftliche Expertise erfordern.

Mitigation
Kann die Ausbreitung einer Infektionskrankheit in einer Epidemie nicht mehr eingedämmt werden, beginnt die Phase der Mitigation, der Abschwächung. In dieser zielen die eingesetzten Schutzmaßnahmen darauf ab, besonders schwere Krankheitsverläufe und Krankheitsspitzen mit einer Überlastung der Versorgungssysteme zu vermeiden. In dieser

Situation steht im Mittelpunkt, weitere negative Auswirkungen auf die Gemeinschaft und das soziale Leben möglichst gering zu halten.

Nosokomiale Infektion
Eine nosokomiale Infektion ist eine Infektion, die in zeitlichem Zusammenhang mit einem Krankenhausaufenthalt oder einer stationären medizinischen Maßnahme (z. B. auch Pflegeeinrichtungen, Altenheim) steht. Hat die Infektion bereits vorher bestanden, spricht man nicht von einer nosokomialen Infektion.

Pandemie
Als Pandemie wird eine Länder und Kontinente übergreifende Ausbreitung einer Krankheit beim Menschen bezeichnet. Im Unterschied zur Epidemie ist eine Pandemie örtlich nicht beschränkt, es kann aber auch bei Pandemien Gebiete geben, die nicht von der Krankheit betroffen werden. Die Ausrufung einer Pandemie, also der Übergang von einer Epidemie zur Pandemie, erfolgt durch den Generaldirektor der WHO.

PCR-Test
Der PCR-Test (Polymerasekettenreaktion) dient dem Nachweis von Virusinfektionen. Der Test beurteilt den Ist-Zustand, kann also innerhalb weniger Tage unterschiedliche Ergebnisse bringen. Für PCR-Tests werden Proben mittels Nasen- oder Rachenabstrich entnommen. Bei den derzeit üblichen PCR-Testverfahren werden die genetischen Informationen des Virus aus geringen Probenmengen in mehreren Zyklen vervielfältigt. Die Vervielfältigung ist der Grund, warum es länger dauert als bei Standarduntersuchungen, bis die Laborergebnisse vorhanden sind. Die hochempfindlichen Tests werden in speziellen Laboren durchgeführt.

Public Health
Public Health ist die von der Gesellschaft organisierte gemeinsame Anstrengung, mit dem Ziel der Erhaltung und Förderung der Gesundheit der gesamten Bevölkerung oder von Teilen der Bevölkerung, die Vermeidung von Krankheit und Invalidität und die Versorgung der Bevölkerung mit präventiven, kurativen und rehabilitativen Diensten.

Präventionsparadox
Das sogenannte Präventionsparadox wurde Anfang der 1980er Jahre vom britischen Epidemiologen Geoffrey Rose am Beispiel der koronaren Herzkrankheiten beschrieben. Es stellt ein grundlegendes Dilemma der bevölkerungs- und risikogruppenbezogenen Prävention und Krankheitsprävention dar. Seine Kernaussage ist: Eine präventive Maßnahme, die für Bevölkerung und Gemeinschaften einen hohen Nutzen bringt, bringt dem einzelnen Menschen oft nur wenig – und umgekehrt. So wie bei Therapien auf der Behandlungsebene muss auch bei Public-Health-Maßnahmen der Nutzen immer größer sein als der Schaden. Jede Präventionsmaßnahme kann schaden oder nutzen. Wenn der Schaden einer präventiven Maßnahme größer wird als der Nutzen, wird das Präventionsparadox ungültig.

Risikobewertung
Ziel der Risikobewertung ist es, frühzeitig gesundheitliche Gefahren zu erkennen und zu quantifizieren, um das damit verbundene Risiko abzuschätzen.

Risikokommunikation
Primäres Ziel der Risikokommunikation ist es, durch Bereitstellung und Verbreitung von Informationen die Risikowahrnehmung und das Verhalten der Bevölkerung zu beeinflussen, um gesellschaftlichen Schaden zu begrenzen,

einzudämmen oder zu reduzieren. Darüber hinaus werden der Risikokommunikation drei weitere Funktionen zugeschrieben: Aufklärung über Risiken (enlightenment), Aufbau von Vertrauen in verantwortliche Institutionen (trust-building) sowie Ermöglichung eines Dialogs zwischen den am Krisenmanagement beteiligten Stakeholdern, also allen relevanten Interessengruppen und involvierten Parteien (participative function).

Risikostratifizierung
Risikostratifikation oder Risikostratifizierung ist das Abschätzen des Risikos, mit dem eine Erkrankung fortschreitet, zu Komplikationen oder zum Tod führt. Dazu werden Risikofaktoren erfasst, von denen bekannt ist, dass sie im Zusammenhang stehen mit dem Fortschreiten einer Erkrankung oder mit dem Auftreten von Komplikationen. Anhand des individuellen Risikoprofils wird mittels Tabellen, Algorithmen oder Computerprogrammen das individuelle Risiko des Patienten ermittelt.

SARS-CoV-2
Das Virus SARS-CoV-2 (Severe Acute Respiratory Syndrome Coronavirus 2) gehört zur Familie der Coronaviren. Eine Infektion mit diesem Virus verursacht die neue Atemwegserkrankung COVID-19.

Sentinelpraxis
(Haus-)Arztpraxen, die Gesundheitsindikatoren, zum Beispiel das Auftreten von Infektionserkrankungen oder den Einsatz bestimmter Therapien beispielhaft für die Gesamtbevölkerung erfassen. Sentinelpraxen liefern beispielsweise Eckdaten über die Aktivität akuter Atemwegserkrankungen und die jährliche Grippewelle, wie den Beginn der regionalen Ausbreitung und die Anzahl der Neuerkrankungen.

Soziale Distanzierung
Die räumliche Distanzierung, auch räumliche Trennung oder physische Distanzierung, beinhaltet eine Reihe von nicht-pharmazeutischen Maßnahmen zur Infektionskontrolle, die die Ausbreitung einer ansteckenden Krankheit stoppen oder verlangsamen sollen. Die Maßnahmen bezwecken, den Kontakt zwischen Menschen zu verringern und durch den Sicherheitsabstand die Anzahl von Infektionen, etwa durch Tröpfcheninfektionen, zu verringern. Der auch in deutschsprachigen Medien verwendete englische Begriff »social distancing« beziehungsweise das ins Deutsche übersetzte »soziale Distanzierung« (»Soziale Distanz«) sind missverständlich, da dies impliziert, dass Personen gesellschaftlichen Abstand zueinander halten sollen. Es geht aber nicht um eine soziale Isolation der Individuen, sondern um die räumliche Distanzierung von (möglicherweise) infizierten zu nicht infizierten Personen. Deshalb sollte der Begriff »physische Distanzierung« verwendet werden.

Superspreader
Superspreader oder Superverbreiter sind im Kontext der Epidemiologie Infizierte, die eine ungewöhnlich hohe Zahl anderer Menschen (bzw. Organismen) infizieren, bei denen also die Zahl der direkt Infizierten sehr deutlich über der Basisreproduktionszahl R0 liegt, der Zahl der im Mittel von einem Infizierten angesteckten Personen. Es ist allerdings zu betonen, dass es sich in der Regel nicht um eine Eigenschaft der betreffenden Person handelt, sondern dass zum Beispiel ebenso gut Umstände und Kontext einer Infektion maßgeblich für eine ungewöhnlich hohe Anzahl von Infektionen sein können.

Suppression
Bei der Suppression geht es darum, die Ausbreitung des Virus möglichst vollständig zu verhindern, die Pandemie also konsequent zu unterdrücken und das Virus sozusagen auszuhungern. Dazu sind sehr strikte Maßnahmen nötig.

Tröpfcheninfektion
Krankheitserreger, die im Rachen oder den Atemwegen siedeln, gelangen beim Niesen, Husten und Sprechen durch winzige Tröpfchen an die Luft. Dann können sie von einem anderen Menschen eingeatmet werden oder über die Schleimhäute in Mund und Nase in den Körper gelangen. Vor allem Viren, aber auch manche Bakterien werden auf diese Weise übertragen.

Viren
Viren entstanden aus losgelösten Genen von Lebewesen. Dabei gibt es zwei verschiedene Ansätze: Viren sind noch vor der ersten Zelle entstanden, oder sie sind ein Überbleibsel bei der Entstehung komplexerer Organismen. Viren sind infektiöse organische Strukturen, die sich als Virionen außerhalb von Zellen (extrazellulär) durch Übertragung verbreiten, aber als Viren nur innerhalb einer geeigneten Wirtszelle (intrazellulär) vermehren können. Sie enthalten ein Programm zu ihrer Vermehrung und Ausbreitung, besitzen aber weder eine eigenständige Replikation noch einen eigenen Stoffwechsel und sind deshalb auf den Stoffwechsel einer Wirtszelle angewiesen. Daher werden Viren nicht zu den Lebewesen gezählt. Man kann sie aber zumindest als »dem Leben nahestehend« betrachten, denn sie besitzen allgemein die Fähigkeit, ihre Replikation zu steuern, und die Fähigkeit zur Evolution. Bis heute wurden zirka 3.000 verschiedene Viren identifiziert.

Vortestwahrscheinlichkeit
Ist die Wahrscheinlichkeit, mit der eine bestimmte Erkrankung in einem Individuum oder einer Bevölkerung vorliegt. Die Vortestwahrscheinlichkeit ist verwandt mit der Prävalenz, allerdings gehen in die Vortestwahrscheinlichkeit außer der Epidemiologie noch zusätzliche klinische Daten, Symptome oder Scores ein.

Weltgesundheitsorganisation
Die Weltgesundheitsorganisation (WHO) wurde 1948 mit dem Ziel gegründet, für alle Völker das höchstmögliche Gesundheitsniveau zu erreichen. Mit ihren 194 Mitgliedstaaten ist die WHO federführend in globalen Gesundheitsfragen und in der Gestaltung der Forschungsagenda für Gesundheit, im Aufstellen von Normen und Standards und in der Formulierung evidenzbasierter Grundsatzoptionen. Die WHO bietet ihren Mitgliedstaaten fachliche Unterstützung, sie überwacht und bewertet gesundheitliche Entwicklungen, sie unterstützt medizinische Forschung und leistet Soforthilfe bei Katastrophen. Die WHO setzt sich weltweit für bessere Ernährung und für eine Verbesserung der Wohn- und Arbeitsbedingungen sowie der sanitären Verhältnisse ein. Ihr Hauptbüro ist in der Schweiz, in Genf, angesiedelt. Sechs Regionalbüros sind über die ganze Welt verteilt.

Wissenschaft
Das vorherrschende Verständnis der Wissenschaftlichkeit von Forschung bezieht sich auf drei Kriterien: die Allgemeingültigkeit, die Objektivität und die Ausdifferenzierung. Damit ist gemeint, dass wissenschaftliche Erkenntnisse unabhängig von einer konkreten Situation allgemeine Gültigkeit haben; unabhängig von subjektiven Meinungen und Einstellungen objektiv begründbar und nachvollziehbar sind; unabhängig

von anderen gesellschaftlichen Bereichen und Tätigkeiten in eigenständigen Forschungsprozessen gewonnen werden. Je mehr diese Kriterien erfüllt sind, umso mehr gilt die Generierung von Wissen als wissenschaftlich. Dieses Verständnis von Wissenschaft kann zwar Strukturen und Zustände erklären, aber nicht die Zufälligkeiten und komplexen Zusammenhänge von lebendigen und sozialen Systemen.